U0189225

Atlas of Robotic, Conventional, and Single-Port Laparoscopy

A Practical Approach in Gynecology

实用妇科微创手术图谱

机器人与多孔／单孔腹腔镜

·原书第 2 版·

原著　[美] Pedro F. Escobar
　　　[英] Tommaso Falcone
主审　马　丁
主译　郑　莹

中国科学技术出版社
·北京·

图书在版编目（CIP）数据

实用妇科微创手术图谱：机器人与多孔/单孔腹腔镜：原书第 2 版 /（美）佩德罗·F. 埃斯科瓦尔 (Pedro F. Escobar)，（英）托马索·法尔科内 (Tommaso Falcone) 原著；郑莹主译 . — 北京：中国科学技术出版社，2024.1

书名原文：Atlas of Robotic, Conventional, and Single-Port Laparoscopy: A Practical Approach in Gynecology, 2e

ISBN 978-7-5236-0330-7

Ⅰ.①实… Ⅱ.①佩… ②托… ③郑… Ⅲ.①妇科—显微外科学—图谱 Ⅳ.① R713.162-64

中国国家版本馆 CIP 数据核字 (2023) 第 219670 号

著作权合同登记号：01-2023-3502

策划编辑	靳　婷　孙　超
责任编辑	靳　婷
文字编辑	张　龙
装帧设计	佳木水轩
责任印制	李晓霖

出　　版	中国科学技术出版社
发　　行	中国科学技术出版社有限公司发行部
地　　址	北京市海淀区中关村南大街 16 号
邮　　编	100081
发行电话	010-62173865
传　　真	010-62179148
网　　址	http://www.cspbooks.com.cn

开　　本	889mm×1194mm　1/16
字　　数	319 千字
印　　张	13.25
版　　次	2024 年 1 月第 1 版
印　　次	2024 年 1 月第 1 次印刷
印　　刷	北京盛通印刷股份有限公司
书　　号	ISBN 978-7-5236-0330-7/R·3138
定　　价	188.00 元

译校者名单

顾　　问　曹泽毅　彭芝兰

主　　审　马　丁

主　　译　郑　莹

副 主 译　杨小芸　王　乔

译 校 者（以姓氏笔画为序）

　　　　　王　平　王　乔　王卡娜　牛晓宇　勾金海　朱仲毅　刘舰鸿　李　林

　　　　　李征宇　李金科　杨　帆　杨小芸　杨凌云　吴雨珂　何　翔　何跃东

　　　　　何政星　张家文　陈　宇　陈悦悦　陈亚丽　陈思敬　苗娅莉　易　棵

　　　　　周圣涛　郑　莹　袁嘉玲　郭　涛　郭　娜　梅　玲　崔　陶　彭鸿灵

　　　　　谢　川　楼江燕　綦小蓉　廖光东

学术秘书　周小驰　陈思敬

内容提要

　　本书引进自 Springer 出版社，是一部专门探讨妇科微创手术的实用著作。著者在前一版基础上更新了本领域的前沿进展，补充了新近的研究证据，内容更加丰富全面。全书共两篇 21 章，涵盖了传统腹腔镜、单孔腹腔镜及机器人手术下的各类妇科术式，借助清晰的手术照片和形象的解剖绘图生动展示了各类妇科微创手术的操作技巧及要点，同时列举了大量临床试验的最新数据，将科学证据与临床经验相结合，以论证妇科微创手术的临床疗效，探讨其在妇科领域的应用现状和未来展望。本书内容实用，图文并茂，可为妇科医生更好地开展各类妇科微创手术提供启迪、帮助和参考，同时也有助于读者洞悉妇科微创技术的发展方向和未来趋势。

顾问简介

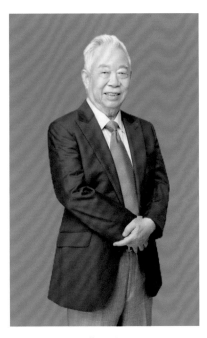

曹泽毅

教授，博士研究生导师，曾任华西医科大学（四川大学华西医学院）校长、国家卫生部副部长。中华医学会常务副会长，中华医学会妇产科学分会主任委员，妇科肿瘤学分会主任委员，香港大学及香港中文大学名誉教授，国际妇科肿瘤学会会员，瑞士妇产科学会名誉会员，美国哈佛大学医学院客座教授，美国 M. D. Anderson 肿瘤医院客座教授。《中华妇产科杂志》名誉总编辑，《国际妇产科杂志（中国版）》总编辑，《国际妇科肿瘤杂志（中国版）》总编辑，《国际妇科肿瘤杂志》资深编辑。

1956 年毕业于华西医科大学，获医学学士学位；1968 年毕业于北京医科大学，获妇科肿瘤学硕士学位；1982 年毕业于瑞士巴塞尔大学医学院，获医学博士学位；1982—1983 年，作为访问学者去往美国 M. D. Anderson 肿瘤医院、Memorial Sloan Kettering 肿瘤医院、Jackson Memorial 医院进修。

1961 年开始从事子宫颈癌的研究和临床诊疗，特别是子宫颈癌广泛性手术和淋巴转移的治疗方法；1982 年首次报道女性生殖系统生理和肿瘤病理雌激素、孕激素受体相关研究结果；1996 年首次报道通过以腹膜后间隙作为给药途径进行的淋巴结癌转移化疗；1998 年组织全国妇科肿瘤学组专家编写了我国妇科肿瘤的诊疗规范；主编多部妇产科学及妇科肿瘤学领域的重要教材和专著，其中《妇科肿瘤学》获北京市科学技术进步奖二等奖、《中华妇产科学》获全国优秀科技图书二等奖、《子宫颈癌基础与临床研究》获四川省科学技术进步二等奖。

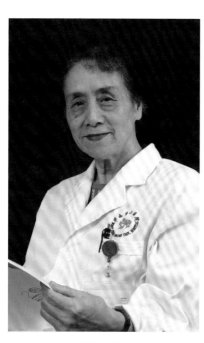

彭芝兰

教授，博士研究生导师，全国知名妇科肿瘤专家，四川省学术和技术带头人，享受国务院政府特殊津贴；曾任华西医科大学附二院（四川大学华西第二医院）院长、妇产科教研室主任、妇科肿瘤医师西部培训中心主任，中华医学会妇科肿瘤分会副主任委员，全国抗癌协会妇瘤专委会委员。《中国实用妇科与产科杂志》《国际妇科肿瘤杂志（中国版）》副主编，《中华妇产科杂志》常务编委和编委会顾问。

1976—1978 年参加中国四川省首批援助莫桑比克医疗队；1984—1987 年由国家教委派至美国 Jackson Memorial 医院进修；1996—1997 年由国家教委派至美国 Memorial Sloan Kettering 肿瘤医院访问学习；长期从事妇科恶性肿瘤的诊疗，擅长各种妇癌根治手术、重建手术及相关研究；在国内率先开展腹主动脉旁淋巴结清扫术、子宫内膜癌手术分期、卵巢癌缩瘤手术、晚期外阴癌根治术后肌皮瓣移植和外阴重建术等；在提高患者 5 年生存率等指标的基础上，更重视妇科肿瘤手术的人性化、微创化和器官功能保留，实现了子宫颈癌患者在子宫颈广泛切除术后的成功生育，率领团队在全国首批开展妇科微创手术。

培养硕士研究生、博士研究生 120 名，博士后 3 人。负责国家级、省部级课题 20 余项，获中华医学奖、省部级科技进步奖 7 项，2009 年分别被中华医学会妇科肿瘤学分会、《中国实用妇科与产科杂志》编辑部授予"杰出贡献"荣誉，2016 年获评"四川省医疗卫生终身成就奖"，现为四川大学华西第二医院临床指导教授。60 多年一直坚持工作在医、教、研一线，培养并指导妇科肿瘤医师的临床诊疗工作。在国内外刊物上发表论文 500 余篇，参编教材及论著 10 余部。

主审简介

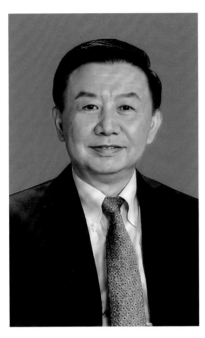

马 丁

教授，博士研究生导师，中国工程院院士，华中科技大学同济医学院附属同济医院妇产科学系主任。中华医学会妇科肿瘤学分会荣誉主任委员、国家妇产科重点学科主任，国家妇产疾病临床研究中心主任，湖北省医学会副会长，中国医疗保健国际交流促进会常务理事兼妇儿医疗保健分会主任委员。

从事临床医疗工作30余年，具有坚实理论基础和丰富临床实践经验，擅长妇科肿瘤及普通妇科疾病的诊断和治疗，精于妇科手术、腔镜及机器人手术，同时在妇科肿瘤防治和肿瘤转移及转化医学等临床科学研究方面做出卓越贡献。

以第一完成人获国家科技进步二等奖、中华医学科技奖二等奖、教育部自然科学一等奖及湖北省科技进步一等奖和二等奖多项，2015年获何梁何利基金科学与技术进步奖，在国内外妇产科学界和肿瘤研究领域具有较高的影响力和知名度。主持制订我国妇科肿瘤临床诊疗标准/指南/共识8部，主编全国医学生八年制教材《妇产科学》、医学生英文医学教材《妇产科学》和《常见妇科恶性肿瘤诊治指南（第5版）》。

主译简介

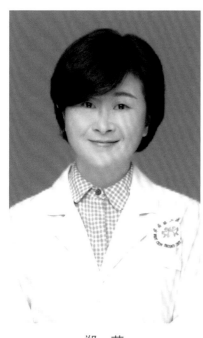

郑　莹

教授，博士研究生导师，美国 Emory 大学博士后，四川省学术和技术带头人，四川省卫生计生委学术技术带头人，四川大学华西第二医院妇产科教研室主任、妇科腔镜中心负责人。国家卫健委"一带一路"高级妇科内镜培训专家委员会副主任委员，中国妇幼保健协会腹腔镜学组常务委员，四川省医师协会机器人外科医师分会常务委员，世界华人妇产科医师协会 NOTES 微创医学专业委员会委员，中国医师协会微无创专业委员会单孔与阴道腔镜手术专业委员会委员，中国医师协会内镜医师分会委员，中华医学会计划生育分会肿瘤生殖学组委员，四川省医学会妇产科分会委员，四川省妇科内镜学组委员。

从事妇产科医、教、研工作 30 余年，主要研究方向为妇科肿瘤和妇科微创治疗，专注妇科常见疾病及妇科恶性肿瘤的微创诊疗，擅长多孔和单孔腹腔镜、v-NOTES 及机器人手术，执笔并参与制订相关领域的多项专家共识；在国际上首次报道单孔腹腔镜下免举宫子宫颈癌根治术和单孔腹腔镜下肾静脉水平淋巴结清扫的早期卵巢癌分期手术，创新性探索单孔腹腔镜下腹膜外入路淋巴结切除术。

负责及参研国家重大疾病多学科合作诊疗能力建设项目 – 妇科恶性肿瘤多学科诊疗平台建设项目、国家"十四五"重大课题、国家自然科学基金面上项目、四川省科技重点研发项目、四川省科技支撑项目、成都市科技局及世界妇产科联盟合作项目等 10 余项课题；获得发明、实用新型专利共 30 余项。《四川大学学报（华西医学版）》《实用妇产科杂志》《中国妇产科临床杂志》编委，《妇产与遗传（电子版）》常务编委，参编全国医学生八年制教材《妇产科学》等教材和专著共 8 部，主编国内外首部《妇科单孔腹腔镜手术视频集》并获四川省重点出版规划项目，单孔妇科恶性肿瘤手术视频曾获 2018 年第 27 届欧洲腔镜年会"最佳视频优胜奖"提名，在国内外刊物上发表论文 90 余篇。

副主译简介

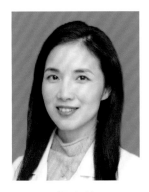

杨小芸

博士研究生，副主任医师，四川大学华西第二医院妇科副主任，中国医疗保健国际交流促进会妇产科专委会常务委员，中国整形美容协会女性生殖整复分会理事，四川省预防医学会生育力保护和女性健康专委会副主任委员，四川省预防医学会妇科肿瘤预防与控制分会委员，四川省老年医学学会妇科专委会委员。

2008 年毕业于四川大学华西临床医学院，获临床医学博士学位，2013 年国家公派至美国 M. D. Anderson 肿瘤医院访问学习。长期从事妇产科医、教、研工作，主要研究方向为妇科常见疾病及妇科恶性肿瘤的临床诊疗，擅长妇科肿瘤、子宫内膜异位症等疾病的手术治疗和微创手术。负责及参研国家自然科学基金、四川省科技厅、四川省卫生厅、成都市科技局等多项课题，参编著作 8 部，在国内外刊物上发表论文 30 余篇。

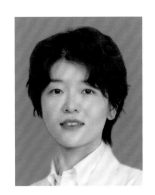

王 乔

博士研究生，副主任医师，全国老年医学会青年委员。2015 年毕业于四川大学华西临床医学院临床医学八年制专业，主要研究方向为妇科微创手术及妇科肿瘤，负责四川省科技厅研究项目 1 项、主研国家重大创新药物研究课题 1 项，参编全国高等学校"十三五"医学规划教材《妇产科学》并担任学术秘书，参编妇科专著 1 部，在国内外刊物上发表论文 10 余篇。

中文版序一

相较于传统的开腹手术，以腹腔镜为代表的微创手术具有创伤小、恢复快、疼痛少等优势。随着现代医学技术的不断进步，微创手术在妇科领域得到迅猛发展和推广，现已成为大部分妇科疾病手术治疗的首选方式。其中，机器人手术和单孔腹腔镜技术在妇科微创手术领域具有"革命性"意义，前者为微创手术带来了前所未有的操作精确性和灵活性，后者则是将妇科手术的微创性和美观性"演绎"到极致。

Atlas of Robotic, Conventional, and Single-Port Laparoscopy: A Practical Approach in Gynecology, 2e 是一部专门探讨妇科微创手术的英文著作，由时任克利夫兰医学中心妇科主任的 Tommaso Falcone 及其同事 Pedro F. Escobar 主编，汇集了众多国际妇科微创专家的临床实践经验和科学研究数据。我非常高兴能担任本书中文版译著的主审，并为之撰写序言。

妇科医生肩负着保障女性生命安全和身心健康的重任，这要求我们在追求最佳治疗效果的同时，更要兼顾女性患者的感受和体验。因此，我们需要永不停歇地探索和创新。这部著作对机器人和单孔腹腔镜手术等微创手术进行了全面细致的剖析，通过大量的手术图谱和解剖绘图，帮助读者直观学习掌握各类妇科微创手术的操作技巧和解剖要点。同时，著者还对相关临床研究进行了整理和分析，以便读者能更加科学地进行临床决策和实践。

郑莹教授及其团队长期致力于妇科肿瘤的微创治疗，不断尝试前沿微创技术并总结经验，在妇科恶性肿瘤单孔手术和单孔机器人手术方面颇有见解和造诣。她本人在该领域不断探索创新的同时，更热衷于"传道授业"，充分践行了"单人行快，众人行远"的理念。我想这大概就是她将本书翻译并推荐给国内同行的初衷吧。最后，我希望本书能成为广大妇科医生在微创手术领域探索和进步路上的一盏明灯，启发大家不断创新和追求卓越，让妇科微创技术为女性患者们带来更美好的明天！

中国工程院院士

华中科技大学同济医学院附属同济医院

中文版序二

　　国际妇科微创手术已经从传统的多孔腹腔镜手术发展为单孔腹腔镜手术和机器人腹腔镜手术。单孔腹腔镜手术主要通过微小的单个切口完成手术，不仅减少了术后疼痛和瘢痕，更利于取出标本。机器人腹腔镜手术是微创手术中更高级的形式，可以为手术医生提供更好的视野以施行更精准的操作，在困难复杂手术中极具优势。

　　作为一名美国微创妇科专科培训导师，我始终相信并推崇的一个观点是，微创技术的发展和改变在一定程度上会引领手术方式和医生发展规划的变迁。2008—2009年，美国开始发展推广单孔腹腔镜技术，并很快得到较多关注。然而，对每一位手术医生来说，熟练掌握单孔腹腔镜手术需要一个学习和训练的过程，当手术没有达到一定数量的时候，单孔手术无法展现出明显优势。曾有研究报道，在具有熟练传统腹腔镜手术技能的前提下，主刀医生平均需要完成至少20例以上单孔腹腔镜手术后才能熟练应用该技术。此外，复杂手术的学习曲线则更长。机器人腹腔镜手术平台在2005年被引入妇科领域，并在美国业界内迅猛发展，可以帮助医生克服普通腹腔镜手术学习和训练的瓶颈。2011年，美国批准机器人单孔腹腔镜技术平台可用于临床，这进一步加速了妇科单孔手术和机器人手术的发展。

　　我在美国开展妇科单孔腹腔镜手术已10余年，我们团队超过90%的手术是在单孔下完成的，其中绝大部分为机器人单孔手术。在美国，成为一名合格的微创妇科专科医生需要漫长的过程。医学生毕业后申请妇科住院医生，需要经过4年培训和轮转后才能成为普通妇产科医生，如果想要进一步成为妇科微创专科医生，还要经历2～3年的专科培训，期间需要完成一定数量和难度的手术，以及进行相关的研究并发表论文。美国每年招收进入微创妇科专科培训的学员非常少，因此竞争非常激烈。本书是一部非常适合妇科微创专科培训学员学习阅读的参考书。

　　2016年，我与郑莹教授在美国妇科腹腔镜协会年会初次相识。她带领团队在短短5年内已开展了单孔腹腔镜手术万余例，其中妇科恶性肿瘤高难度单孔手术近千例，2年内开展了机器人单孔手术近千例。她在妇科单孔手术领域勇于探索、克服困难、无私传授。我对如今国内微创妇科手术的快速发展感到非常欣喜，同时希望本书能为国内同行提供帮助和参考，更期待能有机会与郑莹教授"跨国合作"，共同打造一部凝聚中美观点和先进经验的妇科微创专著。

美国妇科腔镜协会(AAGL)微创妇科专科培训（fellowship）导师
美国贝勒医学院(Baylor College of Medicine)妇科微创部主任

中文版序三

　　妇科微创手术近30年来的蓬勃发展主要得益于两大原因：其一是科学技术的快速发展，如高清影像、能量器械、机器人手术系统等先进设备应用于临床，为手术医生提供了极大帮助和安全保障；其二是手术微创理念的建立和推广，日益增长的人文关怀需求是微创手术发展的重要动力，既要达到理想疗效又要减少医源性创伤，是妇科微创学者的追求和目标。

　　我国妇科无论是在传统腹腔镜手术，还是单孔腹腔镜或机器人腹腔镜手术等技术的水平已与国际保持同步，部分技术甚至可达国际领先。我简要以单孔腹腔镜手术为例回顾我国妇科微创手术的快速发展历程。21世纪初期，国内已开始陆续有妇科单孔腹腔镜手术的术式、案例和研究报道。2016年，中华医学会妇产科分会组织国内妇科微创领域数十名专家制订了《妇科单孔腹腔镜手术技术的专家意见》，以指导单孔手术在国内有序且规范地开展。2017年，在美国贝勒医学院关小明教授的引导下，国内妇科微创学者齐聚广州，召开了首届国际妇科经自然腔道手术大会。以此为契机，我国妇科微创手术进入迅速发展和提高的阶段，每年都有全国性或地域性的妇科单孔手术专题研讨会或培训班举办，广大妇科微创学者技术创新和研究硕果累累。经过近10年的实践和探索，包括郑莹教授在内的众多妇科微创专家已经从最初的追随者逐渐成为探索者甚至引领者，如今我国妇科微创的临床技术和科研创新水平已可比肩世界前列。

　　诚然，单孔和机器人手术是微创手术技术和理念发展进步到当代的新成果，虽然前景广阔，但也将面临新挑战。人才培养便是新挑战之一，微创专科医生需要以丰富的知识储备和扎实的实践经验作为基石，成长要求较高。*Atlas of Robotic, Conventional, and Single-Port Laparoscopy: A Practical Approach in Gynecology, 2e* 是国际妇科微创领域专家为美国专科医生培养编写的专著，理念先进，内容翔实，讲解规范，图文并茂，不失为极具参考和借鉴的指导性著作。非常感谢郑莹教授团队将其翻译并介绍给中国同道，相信中译本必将在更规范、更有层次地培养国内妇科微创人才及团队方面发挥重要作用。

中国医学科学院北京协和医院妇产科　孙大为

译者前言

微创手术是妇科疾病手术治疗中的重要领域和发展趋势。*Atlas of Robotic, Conventional, and Single-Port Laparoscopy: A Practical Approach in Gynecology, 2e* 是一部专门探讨传统和前沿妇科微创技术的学术著作。原著主编 Tommaso Falcone 教授是妇科微创领域的杰出专家之一，曾任美国克利夫兰医学中心妇科主任，现任本领域顶刊 *Journal of Minimally Invasive Gynecology* 主编。由他主编的 *Basic, Advanced, and Robotic Laparoscopic Surgery* 和 *OPERATIVE TECHNIQUES IN GYNECOLOGIC SURGERY: Gynecology* 等专著先后被翻译成中文在国内出版，深受广大读者好评，为推动妇科微创手术在我国的发展助力良多。在本书中，原著者对妇科微创手术的关键技术技巧进行了细致且形象的解析，向读者分享了他们的观点、经验及研究进展。

基于推广妇科微创手术理念和先进技术的初衷，我和团队在成功实施万余例妇科单孔手术和近千例机器人手术之际，着手翻译本书。原著涉及微创技术在妇科和生殖科疾病等众多领域中的应用，且不同章节的写作结构及写作风格各具特色。为了帮助国内妇科同道更为准确地理解相关内容并学以致用，各位译者在忠于原著的基础上，根据专业知识、中文表达的习惯和逻辑，对译稿孜孜以求，以期达到"信""达""雅"的翻译境界。此外，对于原文内容中的存疑之处，我们通过与原著者联系或查阅参考文献等多种方式进行确认。同时，我们还组建了经验丰富的校审专家团队，字斟句酌、推敲切磋，以确保中译本的专业性和准确性。

在此，衷心感谢原著主编 Tommaso Falcone、Pedro F. Escobar，以及其他著者的用心编写和创作；衷心感谢华西前辈曹泽毅教授和彭芝兰教授给予的指导和帮助；衷心感谢马丁院士的悉心审阅和斧正；衷心感谢妇科单孔微创手术先驱关小明教授和孙大为教授为中文版精心撰序；由衷感谢各位译者和校审专家的积极参与和精益求精，在繁忙的临床工作之余高效率、高质量地完成了本书的翻译和校审工作；感谢中国科学技术出版社专业的编辑团队。正是所有人的共同努力、通力协作才促成本书的"新鲜出炉"！

我们希望这部译著能为我国妇科微创手术领域的专业人士提供帮助并有所启发，能进一步增进国内外妇科同行在妇科微创前沿的互动与交流。愿妇科微创手术不断发展、进步和创新！期待在不久的将来，有更多妇科微创手术的中文著作出版，并通过多种语言向全球同行分享"中国经验"。

四川大学华西第二医院妇产科

原书第 2 版前言

我于 2012 年在克利夫兰医学中心妇科和女性健康研究院时首次构思了这部手术图谱，并于 2013 年出版了第 1 版。自那时起，妇科微创手术领域发生了巨大变化。此次修订编写第 2 版，我们的目标并没有改变，依旧是为医学生、住院医师、进修医师和专科医师展示妇科微创手术的最新技术和图片，以帮助他们更好地服务患者。

Atlas of Robotic, Conventional, and Single-Port Laparoscopy: A Practical Approach in Gynecology, 2e 在第 1 版基础上对全书内容进行了扩展，增加了新术式和新技术的介绍，如新增章节专门探讨机器人辅助下的子宫内膜异位症手术和机器人手术的新技术，并提出了一些思考：为什么我们对减孔腹腔镜手术 / 机器人手术感兴趣？外科手术创新的快速步伐还将继续吗？

增强现实（augmented reality, AR）、虚拟现实（virtual reality, VR）和人工智能（artificial intelligence，AI）等技术集成入新的机器人和腹腔镜平台中，将为外科医生提供与医学成像技术"实时"交互的新方式，并在这一领域开辟巨大潜能。这些技术将不可避免地减少手术室占地面积和平台端口数量，并推动微创手术教育、技术、应用发展的自然过渡。

本书延续了第 1 版图文并茂的特色，内容基本涵盖了当代所有妇科微创手术。再次真诚感谢来自世界各地从事多孔腹腔镜、单孔腹腔镜和机器人手术的编者。我们相信，随着微创外科领域的不断发展，对妇科专科医生相关技能的培训将变得越来越重要。

Pedro F. Escobar
MD, MHL, FACOG, FACS
San Juan, PR, USA

Tommaso Falcone
MD, FRCSC, FACOG, FRCOG (ad eundem)
Cleveland, OH, USA

原书第 1 版前言

经过多年来的快速发展，微创手术（腹腔镜手术）已成为大部分妇科疾病的标准手术治疗方式。微创手术技术的各种创新，如单孔腹腔镜使用的多通道穿刺套管，以及机器人系统的高清摄像镜头和带关节可弯曲的手术器械等，使腹腔镜手术医生能够在更微小的切口下完成更复杂的手术。本书以丰富多样的阐述性绘图和实照为特色，内容涵盖当代妇科的各种微创技术及手术方式。各位编者均为来自世界各地从事多孔腹腔镜、单孔腹腔镜和机器人腹腔镜手术的专家，我们曾一起研发手术新器械，共同参与国际合作事务。我非常荣幸能够再次与他们携手，一起为编写这部手术图谱做出贡献。

Pedro F. Escobar
MD, MHL, FACOG, FACS
Caguas, PR, USA

Tommaso Falcone
MD, FRCSC, FACOG, FRCOG (ad eundem)
Cleveland, OH, USA

目　录

第一篇　传统腹腔镜与减孔腹腔镜

第 1 章　腹腔镜手术的基本原理与解剖 ⋯⋯⋯⋯⋯⋯⋯⋯⋯⋯⋯⋯⋯⋯ 002

第 2 章　腹腔镜下子宫肌瘤切除术 ⋯⋯⋯⋯⋯⋯⋯⋯⋯⋯⋯⋯⋯⋯⋯⋯ 020

第 3 章　腹腔镜下附件手术 ⋯⋯⋯⋯⋯⋯⋯⋯⋯⋯⋯⋯⋯⋯⋯⋯⋯⋯⋯ 032

第 4 章　腹腔镜下子宫全切术及次全切除术 ⋯⋯⋯⋯⋯⋯⋯⋯⋯⋯⋯⋯ 038

第 5 章　腹腔镜下子宫内膜异位病灶切除术 ⋯⋯⋯⋯⋯⋯⋯⋯⋯⋯⋯⋯ 047

第 6 章　妇科肿瘤微创技术 ⋯⋯⋯⋯⋯⋯⋯⋯⋯⋯⋯⋯⋯⋯⋯⋯⋯⋯⋯ 055

第 7 章　妇科肿瘤腹腔镜下子宫切除术 ⋯⋯⋯⋯⋯⋯⋯⋯⋯⋯⋯⋯⋯⋯ 066

第 8 章　妇科泌尿和盆底重建手术 ⋯⋯⋯⋯⋯⋯⋯⋯⋯⋯⋯⋯⋯⋯⋯⋯ 072

第 9 章　生殖外科技术 ⋯⋯⋯⋯⋯⋯⋯⋯⋯⋯⋯⋯⋯⋯⋯⋯⋯⋯⋯⋯⋯ 083

第 10 章　子宫切口憩室修补术 ⋯⋯⋯⋯⋯⋯⋯⋯⋯⋯⋯⋯⋯⋯⋯⋯⋯⋯ 090

第 11 章　腹腔镜下子宫颈切除术 ⋯⋯⋯⋯⋯⋯⋯⋯⋯⋯⋯⋯⋯⋯⋯⋯⋯ 100

第 12 章　单孔腹腔镜下附件手术 ⋯⋯⋯⋯⋯⋯⋯⋯⋯⋯⋯⋯⋯⋯⋯⋯⋯ 108

第 13 章　单孔腹腔镜下子宫切除术 ⋯⋯⋯⋯⋯⋯⋯⋯⋯⋯⋯⋯⋯⋯⋯⋯ 118

第二篇　机器人手术

第 14 章　机器人辅助腹腔镜子宫全切术 ⋯⋯⋯⋯⋯⋯⋯⋯⋯⋯⋯⋯⋯⋯ 130

第 15 章　机器人子宫肌瘤切除术 ⋯⋯⋯⋯⋯⋯⋯⋯⋯⋯⋯⋯⋯⋯⋯⋯⋯ 139

第 16 章　机器人在子宫内膜异位症手术中的应用 ⋯⋯⋯⋯⋯⋯⋯⋯⋯⋯ 145

第 17 章　妇科泌尿和盆底重建的机器人手术 ⋯⋯⋯⋯⋯⋯⋯⋯⋯⋯⋯⋯ 152

第 18 章　机器人输卵管吻合术 ⋯⋯⋯⋯⋯⋯⋯⋯⋯⋯⋯⋯⋯⋯⋯⋯⋯⋯ 166

第 19 章　机器人附件手术 ⋯⋯⋯⋯⋯⋯⋯⋯⋯⋯⋯⋯⋯⋯⋯⋯⋯⋯⋯⋯ 171

第 20 章　并发症的管理 ⋯⋯⋯⋯⋯⋯⋯⋯⋯⋯⋯⋯⋯⋯⋯⋯⋯⋯⋯⋯⋯ 179

第 21 章　机器人手术的新技术 ⋯⋯⋯⋯⋯⋯⋯⋯⋯⋯⋯⋯⋯⋯⋯⋯⋯⋯ 188

第一篇　传统腹腔镜与减孔腹腔镜

Conventional and Reduced-Port Laparoscopy

第 1 章　腹腔镜手术的基本原理与解剖 ……………………………………………………… 002

第 2 章　腹腔镜下子宫肌瘤切除术 ………………………………………………………… 020

第 3 章　腹腔镜下附件手术 ………………………………………………………………… 032

第 4 章　腹腔镜下子宫全切术及次全切除术 ……………………………………………… 038

第 5 章　腹腔镜下子宫内膜异位病灶切除术 ……………………………………………… 047

第 6 章　妇科肿瘤微创技术 ………………………………………………………………… 055

第 7 章　妇科肿瘤腹腔镜下子宫切除术 …………………………………………………… 066

第 8 章　妇科泌尿和盆底重建手术 ………………………………………………………… 072

第 9 章　生殖外科技术 ……………………………………………………………………… 083

第 10 章　子宫切口憩室修补术 …………………………………………………………… 090

第 11 章　腹腔镜下子宫颈切除术 ………………………………………………………… 100

第 12 章　单孔腹腔镜下附件手术 ………………………………………………………… 108

第 13 章　单孔腹腔镜下子宫切除术 ……………………………………………………… 118

第1章　腹腔镜手术的基本原理与解剖
Basic Principles and Anatomy for the Laparoscopic Surgeon

Amal Saad　M. Jean Uy-Kroh　Tommaso Falcone　著

何政星　杨凌云　译　　郑　莹　校

扎实的外科学及解剖学知识是妇科医生突破微创手术障碍的基石。多孔腹腔镜、单孔腹腔镜和机器人手术的共同目标是利用安全有效的手术技术，达到最好的手术治疗效果，并缩短患者康复时间、减少患者疼痛。然而，无论采用何种入路，手术医生必须熟知腹腔和盆腔的解剖结构，确保在极具挑战的情况下依然能保证手术安全进行。本章清楚地标示了关键部位的解剖关系，对体表标志、腹壁、盆腔脏器、血管、神经系统和盆膈等内容进行了回顾，讲解了妇科、外科医生需要掌握的腹腔镜手术基本原理和实用外科解剖学知识。

一、体表标志

体表解剖和骨性结构是外科手术的重要标志。体表标志可帮助外科医生避开潜在的血管，确定安全的手术切入点。手术开始前，外科医生首先需确定仰卧位患者的腹前壁骨性标志（表1–1），其中包括剑突、第10肋软骨下缘、髂前上棘和耻骨联合等（图1–1），以帮助明确腹腔镜套管穿刺器的位置。

体表标志之间的关系是可变的，其解剖位置受患者体型、体位、皮肤及腹壁松弛状态等因素的影响。例如，脐部是一个非常重要的非骨性标志，是常见的手术切入点，其与邻近解剖结构的

表 1–1　体表标志及其所对应的锥体水平	
体表标志	**锥体水平**
剑突	T_9
第 10 肋软骨下缘	L_2/L_3
脐部	一般是变化的（正常体重下位于 L_3/L_4 椎间盘）
髂前上棘	骶岬
腹股沟韧带	—
耻骨联合	—

位置关系也受到患者体位、体型等因素的影响。脐部投影位置靠近腹主动脉分叉处（左右髂总动脉）[1, 2]，因此穿刺时需注意进入角度。在仰卧位时，约90%的患者腹主动脉分叉处位于脐部头侧，而在头低足高位时，仅70%的患者腹主动脉分叉处位于脐部头侧。当分叉处位于脐部投影下方时，髂血管（尤其是髂总静脉）容易受到穿刺器损伤。因此，在用气腹针和套管穿刺器穿刺时，患者在仰卧位可减少血管损伤风险。此外，患者体型也影响脐部的投影位置、穿刺角度，以及穿刺处与腹膜后解剖结构的距离。对于标准体重[体重指数（body mass index，BMI）<25kg/m²]的患者，脐部常位于 L_3/L_4 椎间盘水平，穿刺时应

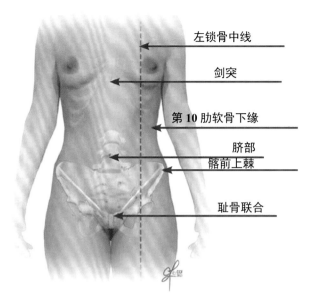

▲ 图 1-1 仰卧位腹部骨性和非骨性结构标志

（左侧标注，从上到下）左锁骨中线、剑突、第 10 肋软骨下缘、脐部、髂前上棘、耻骨联合

以 45° 进入气腹针及套管穿刺器，腹膜后大血管距皮肤最短可能仅 4cm。而对于肥胖患者，穿刺器以 90° 进入才能穿过增厚的腹壁（图 1-2）[3]。巨大盆腔肿物和大子宫需要在脐部上方穿刺（如脐上 3cm 或 5cm 处，以 45° 穿刺入腹壁）。与在脐部穿刺相比，脐部上方穿刺点距离腹膜后血管

更远[4]。

腹股沟韧带由腹外斜肌腱膜形成，标志着腹部与大腿的解剖界。腹壁中线是剑突和耻骨联合的连线。左锁骨中线是指从左锁骨中点到左腹股沟韧带中点的连线。

二、腹前壁

腹前壁由浅到深，分别是皮肤、皮下组织 / 浅筋膜、腹直肌鞘和肌肉、腹横筋膜、腹膜外筋膜和腹膜壁层，一些重要的神经和血管从其中穿过。

（一）皮下组织

Camper 筋膜是浅表的脂肪层，而 Scarpa 筋膜是较深较薄的纤维层，它们统称为"浅筋膜"或皮下组织。腹壁浅血管走行于此层筋膜内。在肥胖患者中，这层组织较厚。

（二）肌肉和筋膜

腹壁由五对相互连接的肌肉组成，有两组中线肌（腹直肌和锥形肌）和三组外侧肌（腹外斜肌、腹内斜肌和腹横肌）。在中线，腹直肌起自第 5～7 肋软骨和剑突，前、后被腹直肌鞘包裹，

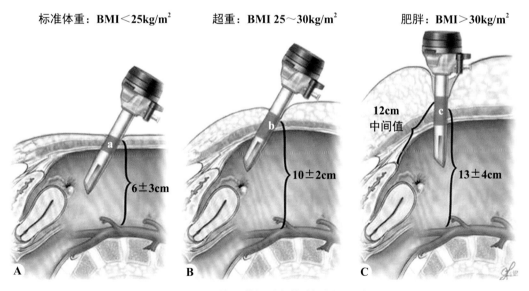

标准体重：BMI＜25kg/m² | 超重：BMI 25～30kg/m² | 肥胖：BMI＞30kg/m²

A 6±3cm B 10±2cm C 12cm 中间值 13±4cm

▲ 图 1-2 体重增加对腹前壁解剖的影响

随着患者体重指数的增加，脐部到腹膜及腹膜后结构的距离也会增加。为了适应这些厚度及距离改变，穿刺角度从标准体重患者的 45° 变为肥胖患者的 90°。套管穿刺器的紫色区域代表从脐部穿刺到腹膜的距离（a. 2±2cm；b. 3±2cm；c. 4±2cm）。如图所示，如果肥胖患者使用 45° 的穿刺角度，脐部到腹膜的距离的中间值约为 12cm[3]

并延伸至耻骨联合。腹直肌的腱膜在中线融合为白线，向外侧融合为半月线。

锥形肌是位于腹直肌鞘内小三角形肌肉，位于腹直肌尾侧前方，起源于耻骨并插入白线下部，有时锥形肌可能出现一侧或两侧缺失。

在两边外侧肌层中最浅的是腹外斜肌。腹外斜肌起源于第 8 肋骨下部，其肌纤维与前锯肌交叉向下延至白线和耻骨结节，形成宽阔的纤维腱膜。腱膜是一种类似肌腱的膜，它将肌肉和骨骼结合在一起。腹外斜肌深层是腹内斜肌，其纤维起源于腰筋膜、髂嵴和腹股沟韧带外侧 2/3 处。腹内斜肌纤维与腹外斜肌纤维走行垂直。腹内斜肌前、后两层分别延伸形成腹直肌前、后鞘，形成弓状线标志；最深的外侧肌是腹横肌，其肌纤维横向穿越，起源于第 6～8 肋软骨，与横膈膜、腰背筋膜、腹股沟韧带的外侧 1/3 相连，于髂嵴的前 3/4 处形成腱膜。腹横筋膜位于腹横肌深处，是贯穿腹盆腔的连续筋膜层（图 1-3）。

弓状线是位于脐和耻骨联合中间的一条横线。在弓状线以上，腹直肌有前、后鞘；在弓状线以下，所有的鞘层走行于腹直肌前方（无后鞘）。

腹膜外筋膜是将腹横筋膜与壁腹膜分开的一层结缔组织，包含一定的脂肪组织，分布于盆腹腔。腹后壁腹膜外筋膜中的脏器称为腹膜后脏器。腹壁最内层是壁腹膜，厚度仅为一层细胞，腹膜反折时可形成双细胞层（如肠系膜等）。

腹股沟韧带由腹外斜肌腱膜形成，起源于髂前上棘，止于耻骨结节。腹股沟管平行于腹股沟韧带，腹股沟管的典型特征是"四壁结构"，即前壁由腹外斜肌腱膜形成、下壁为腹股沟韧带、上壁由腹内斜肌和腹横肌的拱形纤维形成、后壁为腹横筋膜。

腹股沟深环是腹横筋膜管状外翻，位于髂前上棘和耻骨联合中间。腹壁下血管位于腹股沟深环内侧。圆韧带穿过深环，进入腹股沟管，穿过腹股沟浅环，止于大阴唇处。此外，髂腹股沟神经末端与生殖股神经生殖支经腹股沟浅环出腹股

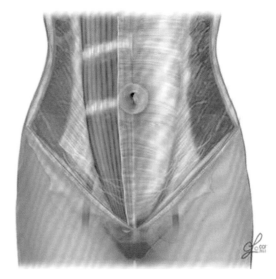

▲ 图 1-3　腹前壁肌层

沟管。腹股沟浅环由腹外斜肌腱膜形成，位于耻骨结节的上外侧（图 1-4）。

（三）神经

临床相关的上、下腹前壁神经包含运动和感觉神经纤维。胸腹神经和肋下神经分别起源于 T_7 至 T_{11} 和 T_{12}，其分布情况见表 1-2。

髂下腹神经和髂腹股沟神经起源于 L_1，并伴随胸腹神经和肋下神经在腹内斜肌和腹横肌间穿行。在髂前上棘，穿过腹内斜肌，并在腹内斜肌和腹外斜肌间穿行。髂下腹神经支配脐下侧腹壁。髂腹股沟神经在腹股沟管内穿行，从腹股沟浅环发出，为大阴唇、大腿内侧和腹股沟提供感觉神经支配。

在腹腔镜和机器人手术中，髂下腹神经、髂腹股沟神经尤其容易受到损伤，因为它们靠近传统的腹部下象限穿刺位置。神经损伤可能因穿刺器安置或继发于横向切口或瘢痕组织导致的神经压迫（表 1-3）。神经损伤通常导致慢性病理性神经疼痛 [5]（图 1-5）。

如果患者诉下腹、盆腔或大腿内侧区域有烧灼性疼痛，应怀疑术后神经损伤。Valsalva 动作可能会加重疼痛，屈曲髋关节和躯干可减轻疼痛。在受损神经起始处，即髂前上棘内侧 3cm 处，诊断性或治疗性注射局麻药可缓解疼痛。

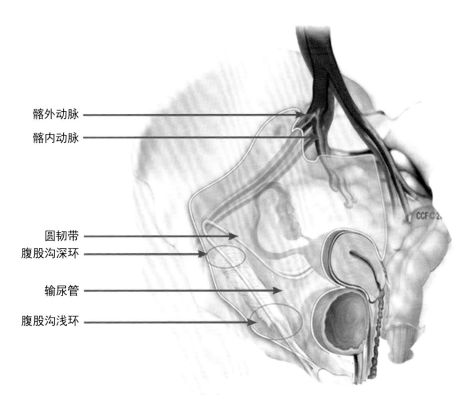

髂外动脉

髂内动脉

圆韧带

腹股沟深环

输尿管

腹股沟浅环

▲ 图 1-4 **腹膜覆盖输尿管、重要血管和盆腔脏器**
可见圆韧带进入腹股沟深环，并从腹股沟浅环离开

表 1-2 腹前壁神经支配情况	
	$T_7 \sim T_9$ 脐上
胸腹神经	T_{10} 脐水平
	T_{11} 脐下
肋下（前支和侧支）神经	T_{12} 脐以下
髂下腹神经	L_1 脐外侧和下方
髂腹股沟神经	L_1 大阴唇、大腿内侧和腹股沟

表 1-3 降低神经损伤风险的方法
• 采用横向皮肤切口和小套管，以减少髂下腹神经、髂腹股沟神经损伤的风险
• 将套管穿刺器安置于髂前上棘水平以上[6]
• 将套管穿刺器安置于髂前上棘水平以上内侧 2cm 处

（四）血管

腹前壁血管主要包括腹壁血管和旋髂血管，这两对血管可进一步分为浅表血管和深部血管。腹壁深血管包括腹壁上、下动静脉，腹壁上动脉起源于胸廓内动脉，向下进入腹直肌与腹壁下动脉吻合。腹壁上动脉伴行两条腹壁上静脉。腹壁深下动脉起源于腹股沟韧带上方的髂外动脉。腹壁下动脉和静脉沿腹膜内侧斜行穿过腹横筋膜和腹直肌。由于在弓状线以下腹直肌后鞘缺失，脐侧襞内可见腹壁下血管（表 1-4）[7]，这些血管损伤可能导致出血，需使用电外科器械或缝合止血（图 1-6）[8]。

相反，腹壁浅动脉起源于股动脉，经浅筋膜向脐部走行。在安置第二个腹腔镜套管穿刺器前，为了避免血管损伤，通常通过腹腔内透照来识别腹壁浅血管（表 1-5）[9]。浅表腹壁血管损伤可导致血肿或脓肿，在极少数情况下甚至可扩张至大阴唇[10]。

旋髂动脉由旋髂深动脉和旋髂浅动脉组成，

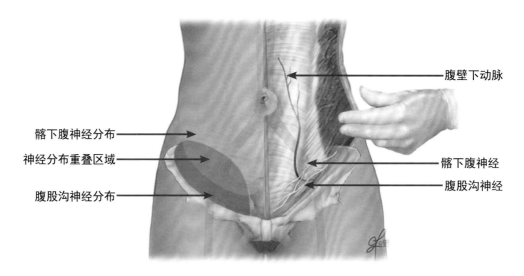

腹壁下动脉

髂下腹神经分布

神经分布重叠区域

腹股沟神经分布

髂下腹神经

腹股沟神经

▲ 图 1-5　腹腔镜套管穿刺器安置于髂前上棘上方和内侧两指宽处，通常可避开髂腹股沟神经、髂下腹神经及腹壁下血管

表 1-4　降低血管损伤风险的方法

由于腹壁下深血管走行沿着腹膜壁层，所以必须识别出腹壁下深层血管，深血管位于脐内侧皱襞外侧、腹股沟深环内侧。通过定位圆韧带进入腹股沟管并继续进入腹股沟深环区域，以确定腹股沟深环位置

如果腹壁深血管被多余组织遮蔽不易识别时，可采用以下两种策略

- 将套管穿刺器置于中线外侧约 8cm、耻骨联合上方约 5cm 处[7]，该处右侧和左侧腹壁区域相对接近"麦克伯尼点"和"赫德点"
- 将套管穿刺器置于脐内侧皱襞内侧，因下腹肌始终位于脐内侧皱襞外侧。若将套管穿刺器置于中间位置则存在"难以接近附件"的问题

分别起源于股动脉和髂外动脉。

（五）腹膜标志

即使是经验丰富的腹腔镜手术医生，手术时也面临解剖结构异常或严重手术瘢痕形成带来的挑战。当遇到困难时，必须识别关键解剖结构以保证手术安全，避免损伤腹膜后血管和脏器（表 1-6）。中线处有两个腹膜皱襞，在上腹部，镰状韧带从脐部延伸到肝脏，其中包括闭锁的脐静脉；在下腹部及盆腔，脐中襞从脐延伸至膀胱顶端并包裹脐尿管。少数情况下，脐尿管出生后不能闭合与膀胱相通。因此，在腹腔镜套管穿刺器安置过程中应避免损伤这些纤维皱襞。此外，还有位于两侧的内侧皱襞和外侧皱襞：①内侧皱襞包裹着闭锁的脐动脉，是髂内动脉的延伸；②外侧皱襞则包含腹壁下血管（图 1-7 和图 1-8）。

盆腔内有两个自然形成的腹膜陷凹，第一个陷凹为膀胱子宫陷凹，位于子宫前方、子宫和膀胱之间。在正常盆腔中，可以在腹前壁的腹膜后看到膀胱前部。然而，在剖宫产等既往腹部手术后，此区域可能留下瘢痕，膀胱前缘可能会被向上牵拉。膀胱后缘通常位于子宫下段前面，其间有一无血管夹层作为重要标志，但盆腔手术后，可能发生粘连，需要仔细分离（表 1-7）。

第二个是直肠子宫陷凹，也称道格拉斯陷凹（Douglas pouch），位于子宫、子宫颈、阴道后方，直肠前方。重度子宫内膜异位症可使子宫直肠陷凹消失，病灶可向下延伸至阴道后壁和直肠前壁。该水平以下的腹膜外筋膜层，称为直肠阴道隔（图 1-9）。

三、上腹部

在有手术史、可疑脐部粘连或盆腔巨大肿块

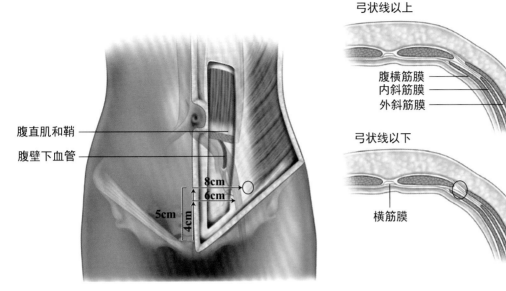

▲ 图 1-6　下腹部套管穿刺器应安置于腹壁下血管外侧

这些血管起自髂外动脉向内侧行进，并向脐部走行。血管在耻骨联合上方约 4cm、外侧 6～7cm 处穿透腹横筋膜，并继续斜行 7cm 进入腹直肌后鞘。在此解剖基础上，套管穿刺器安全区域是耻骨联合上方 5cm、外侧 8cm 处（改编自 Park and Barber[8]）

表 1-5　血管系统鉴别
为避免血管损伤，在安置第二个套管穿刺器前，应通过腹腔内透视腹壁浅血管和旋髂血管，并确定其走行

表 1-6　腹膜标志的位置及临床意义		
腹膜标志	解剖位置	临床意义
脐正中褶皱	• 中线 • 脐至膀胱顶端	含有纤维和潜在脐尿管
脐内侧褶皱	• 双侧 • 脐至髂内动脉前端	• 形成膀胱穹窿边界 • 包含闭塞的胎儿脐动脉 • 也被称为胎儿胃卜动脉闭塞
脐外侧褶皱	• 双侧 • 弓状线至腹股沟环	• 位于内侧褶襞外侧、腹股沟深环内侧 • 包含腹壁下深层血管

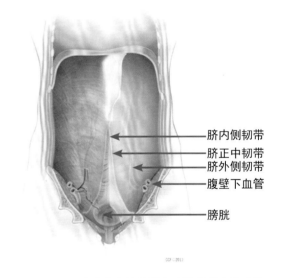

▲ 图 1-7　腹膜非中线皱襞有助于鉴别脉管系统

脐内侧皱襞从脐延伸至髂内动脉前部，内侧皱襞包含闭锁的脐动脉，形成膀胱穹窿边界；脐外侧皱襞从弓状线延伸至腹股沟环，包含腹壁下血管

的患者中，可采用左上腹作为腹腔镜手术的入路。为了实现左上腹入路，需要在 Palmer 点处穿入气腹针或穿刺器。Palmer 点位于左锁骨中线、左肋下缘下方，该穿刺点最大的风险是胃、肝左叶和结肠脾曲部位的损伤[11, 12]。因此，在尝试该入路前，患者应仰卧位行胃部减压。近年来，上腹部虽然已是较常见的手术入路区域，但肝（脾）大、门静脉高压、胃或胰腺包块等是相对的禁忌

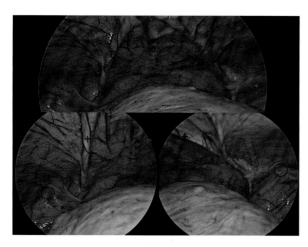

▲ 图 1-8　腹前壁腹腔镜视图
中线脐正中皱襞（^）、脐内侧皱襞（+）、脐外侧皱襞（…）和圆形韧带（*）为腹膜标志，圆韧带进入腹股沟深环（○），腹壁下血管包含在脐外侧皱襞内

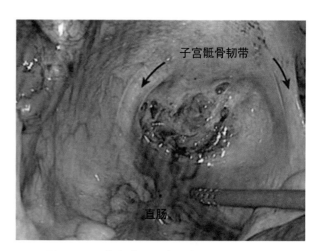

▲ 图 1-9　子宫内膜异位症切除后的直肠子宫陷凹
可见双侧子宫骶骨韧带（箭）和直肠

表 1-7　避免膀胱损伤的方法
为了减少膀胱损伤，应从侧面切开腹膜，并向内侧进行手术。膀胱顶点位于中线最高点且呈三角形。脐内侧韧带为膀胱穹窿边界的标志，并与壁腹膜相延续

证，存在该类问题的患者应谨慎选择上腹部入路（图 1-10）。

四、后腹壁和盆侧壁

充分了解后腹壁和盆侧壁的结构，对安全进行腹膜后解剖及有效处理手术并发症十分必要。

（一）血管

主动脉从胸腔下行进入腹腔，走行于腹中线略偏左侧。在 $L_4 \sim L_5$ 水平，腹主动脉分叉为左、右髂总动脉，同时发出较小的骶正中动脉（图 1-11）。下腔静脉伴行于腹主动脉右侧。在肾静脉水平处，下腔静脉走行于腹主动脉前方，在腹主动脉分叉水平处向腹主动脉后方延伸，分为左、右髂总静脉（表 1-8）。

髂总动脉在分为髂外动脉和髂内动脉之前，走行于髂总静脉前侧（图 1-12）。髂外动脉位于

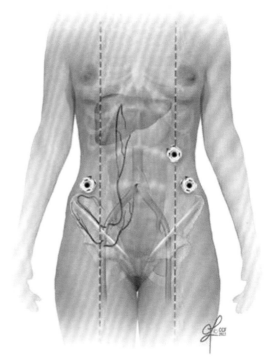

▲ 图 1-10　标准上下腹套管穿刺器安置位置与重要血管及脏器位置的关系

腰大肌内侧，有两条分支，即腹壁下动脉和旋髂深动脉。髂外动脉穿过腹股沟韧带向下成为股动脉。通常，与髂外动脉伴行的髂外静脉血管直径更粗，位于髂外动脉内后方，闭孔窝上方。

髂内动脉是盆腔内主要动脉，除为盆腔脏器供血外，其较小分支转向进出坐骨大孔和坐骨小

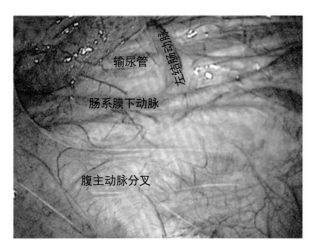

▲ 图 1-11　盆腹腔血管

腹主动脉分叉形成髂总动脉，在分叉上外侧可见左结肠动脉和肠系膜下动脉

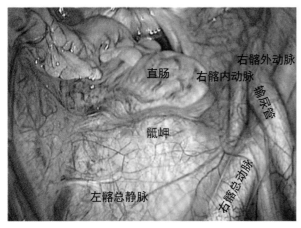

▲ 图 1-12　腹腔镜视野下，脐部投影下方血管

图为左、右髂血管，与骶岬、直肠和输尿管的关系。了解图中的解剖关系，控制穿刺器进入速度、角度和深度，是避免出现严重手术并发症所必需的

孔，为臀肌和会阴供血。

髂内动脉分为前干和后干，髂内动脉前干中有数个与妇科手术密切相关的分支。闭孔动脉为髂内动脉前外侧分支，在闭孔神经后方汇入闭孔管。闭锁的脐动脉与子宫动脉起源于同侧主干，分叉后沿着各自不同的路径走行。闭锁的脐动脉远端包含在脐内侧皱襞内，为腹前壁腹膜的标志。膀胱上动脉起源于同侧髂内动脉主干，向内侧、下方走行，为膀胱上部和输尿管远端供血。充分了解这些解剖关系，在术中处理异常解剖结构时非常

表 1-8　脐部腹腔镜套管穿刺器安置前的评估
左髂总静脉位于腹正中线上，恰好处于腹主动脉分叉和脐部投影正下方（图 1-12）。患者体型（如肥胖）可影响腹前壁的解剖结构

表 1-9　利用腹膜标志定位
在进行任何结扎或电凝前，正确识别输尿管和重要血管至关重要。当解剖结构异常导致手术困难时，首先需确定腹前壁脐内侧皱襞，然后轻轻牵拉此皱襞（及其包含的闭锁脐动脉），沿该皱襞找到起始的髂内动脉，在其附近能找到膀胱上动脉和子宫动脉，并顺着血管确定相应的器官

实用（表 1-9）。

子宫动脉为子宫和附件供血，这具有重要的临床意义。在腹膜后间隙，近端子宫动脉走行于输尿管外侧，继续下行至宫颈水平，向前内侧跨过输尿管（图 1-13）。通常，子宫动脉最远端位于主韧带内，在宫颈内口水平，形成较小的螺旋动脉，向子宫体和子宫颈延伸出血管网。

通常，阴道动脉起源于子宫动脉，但也可直接由髂内动脉发出。

髂内动脉前干的其他重要分支包括直肠中动脉、阴部内动脉和臀下动脉。臀下动脉是前干的最大分支。

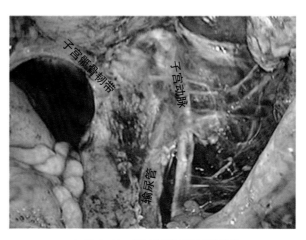

▲ 图 1-13　子宫动脉跨过输尿管

髂内动脉后干向坐骨棘方向走行，并分支形成髂腰动脉、骶外侧动脉和臀上动脉。臀上动脉是髂内动脉的最大分支，为臀部皮肤和肌肉供血。在行子宫肌瘤介入栓塞时，意外阻断臀上动脉可导致臀部坏死。

子宫动脉、阴道动脉和卵巢动脉相互吻合，为子宫和附件供血。

卵巢动脉直接起源于腹主动脉，下行经过骨盆上缘，走行于输尿管外侧、骨盆漏斗韧带内。右卵巢静脉直接汇入下腔静脉，左卵巢静脉汇入左肾静脉。

（二）输尿管

输尿管从肾盂到膀胱距离长 25～30cm。输尿管位于腹膜后间隙，偶尔在一侧或两侧发现两根输尿管。在腹部，输尿管向下走行于腰大肌内侧。通常，因腹主动脉居中线偏左，右侧输尿管在骨盆上缘跨过右髂外动脉，左输尿管与左髂总动脉交叉（图 1-14）。在盆腔，输尿管位于髂内动脉及其前干内侧，紧靠卵巢血管，常位于骨盆漏斗韧带内侧（图 1-15）。在输卵管卵巢切除术中，需要在阔韧带内识别并游离输尿管，确保安全地结扎卵巢血管（图 1-16）。在盆腔继续向下走行，输尿管深入子宫旁组织，穿行于子宫动脉下（被称为经典的"小桥流水"），穿过主韧带，越过阴道穹窿，进入膀胱三角。

一般情况下，输尿管与宫颈的平均距离超过

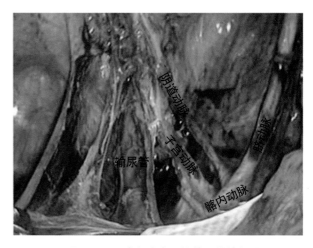

▲ 图 1-15　髂内动脉及其前干的俯视图

图中显示了子宫动脉、阴道动脉和脐动脉与输尿管的解剖关系。需要注意的是，相对髂内动脉，输尿管从骨盆上缘进入盆腔深处时，是从外侧（图 1-14）移向内侧的

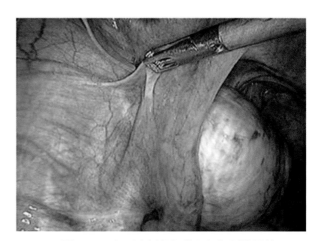

▲ 图 1-16　切开左侧阔韧带以便识别输尿管

腹膜后间隙解剖结构，可以从骨盆上缘开始，向下沿输尿管走行进行。此外，对于输卵管卵巢切除术，在钳夹卵巢血管蒂之前，可在圆韧带和骨盆漏斗韧带之间切开阔韧带，以进入腹膜后间隙。输尿管位于阔韧带的后叶上

2cm，在约 10% 的女性中，该距离可<0.5cm[13]。该距离的变化是子宫全切术中发生输尿管损伤的原因之一。

（三）肌肉

后腹壁和盆侧壁有 6 块肌肉与临床实用解剖相关。最上方的膈肌为一个圆顶状的肌肉，它将胸腔与腹腔分开。腰大肌源于腰椎横突，纵向延伸插入并连接股骨小转子。腰大肌是构成腹腔后

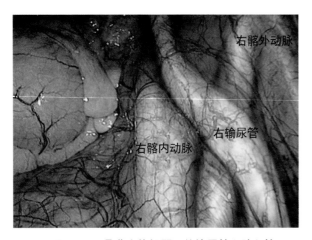

▲ 图 1-14　骨盆上缘视野下的输尿管和髂血管

壁和内侧壁的主要部分。腰小肌位于腰大肌前方，在髂外血管附近可看到其肌腱。腰方肌位于腰大肌外后方，它横跨腰椎横突和肋骨并延伸至髂嵴。髂肌为扁平的三角形肌肉，填充髂窝并与腰大肌连接形成髂腰肌。最下方是位于髂内血管正后方的梨状肌，它源于骶前，穿过坐骨大孔并连接股骨大转子。

（四）神经

盆侧壁的神经支配和走行如图 1-17 所示[14]。

深部神经，如臀上神经和臀下神经，支配盆腔肌肉，但在妇科生殖系统手术中很难见到。而闭孔神经在盆侧壁解剖中就很容易被发现，其向大腿内侧发出感觉神经，并支配大腿内收（图 1-18）。

生殖股神经（发自脊髓 L_1 和 L_2 水平）位于腰大肌的前表面，有股神经和生殖神经两个分支（图 1-19）。生殖股神经向阴阜和大腿的前、内侧表面发出感觉神经。

股外侧皮神经（发自脊髓 L_2 和 L_3 水平）位于生殖股神经上方 2～3cm 处。股外侧皮神经从腰大肌的外侧缘发出，越过髂肌到达腹股沟韧带，并向大腿外侧发出感觉神经。

股神经（发自脊髓 L_2～L_4 水平）在盆腔手术中通常不可见，但在开腹手术中可能发生损伤。股神经是腰丛的一个分支，它潜行入腰大肌，然后在腰大肌下外侧缘显现，在腰大肌和髂肌之间走行，然后经腹股沟韧带后方穿过，向大腿前侧发出运动和感觉神经。长时间压迫腰大肌可能导致股神经、股外侧皮神经和生殖股神经暂时或永久性损伤。因此，开腹手术中需确保牵开固定器的外侧叶片不会对盆侧壁施加过大的压力。

髂腹股沟神经（发自脊髓 L_1 水平）位于股外侧皮神经上方 2～3cm 处，起始于腰大肌外侧缘，斜跨髂肌和腰方肌，然后经腹股沟浅环穿出，向腹横肌和腹内斜肌发出运动和感觉纤维，并向大腿前内侧和大阴唇发出感觉纤维。

骶尾神经丛位于梨状肌的前方。坐骨神经和阴部神经是该区域最大的神经。坐骨神经（发自脊髓 L_4～S_3 水平）位于梨状肌前方，通过坐骨

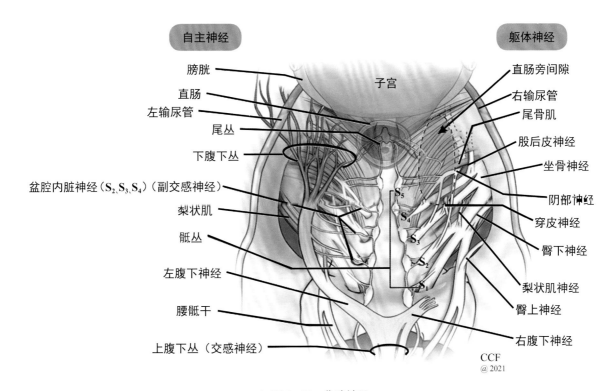

▲ 图 1-17　盆腔神经

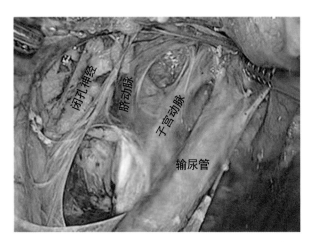

▲ 图 1-18 闭孔神经源于脊髓 $L_2 \sim L_4$ 水平，向下穿过腰大肌，并向内侧出现在闭孔内肌上方走行

闭孔神经位于髂内动脉前干和输尿管的外侧，穿过闭孔管进入大腿

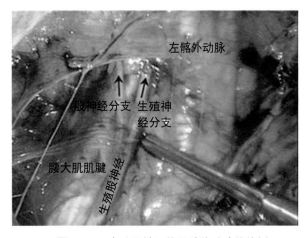

▲ 图 1-19 生殖股神经位于髂外动脉的外侧

股神经分支经腹股沟韧带下方进入大腿，生殖神经分支进入腹股沟管。当切开乙状结肠和腰大肌之间的腹膜皱襞时，可能损伤生殖股神经

大孔穿出骨盆，是人体内最大的神经。阴部神经（发自脊髓 $S_2 \sim S_4$ 水平）也位于梨状肌的前面，通过坐骨大孔穿出骨盆，然后绕过骶棘韧带和坐骨棘，穿过坐骨小孔进入会阴。子宫内膜异位症可累及坐骨神经并引起相应疼痛症状。股后皮神经（发自脊髓 S_2 和 S_3 水平）支配会阴和大腿后侧皮肤。

盆腔自主神经包括交感神经和副交感神经，支配盆腔脏器并控制其功能（表 1-10）。刺激

副交感神经能够增加肠蠕动，促进排尿和排便。刺激交感神经能够增加膀胱容量或适应性，并抑制副交感性排尿。刺激交感神经能在性高潮时调控生殖器血管扩张、黏液分泌及骨盆肌肉收缩。

向外侧牵开乙状结肠，骶岬部腹膜后间隙可显露上腹下丛。上腹下丛位于骶骨前方、直肠后方。约 75% 的患者上腹下丛神经主干位于中线左侧，并延伸至左髂总静脉周围的泡状组织[15]。阻断和切除上腹下丛是骶前神经切除术治疗中线慢性疼痛的神经解剖学目标。上腹下丛包含来自腹主动脉丛的交感神经纤维，并分为左、右腹下神经（图 1-20）。下腹交感神经下行进入盆腔，与副交感盆腔内脏神经（发自脊髓 $S_2 \sim S_4$ 水平）汇合，形成下腹下丛。下腹下丛位于两侧，沿着直肠和阴道外侧及膀胱底部走行。下腹下丛有 3 个终末分支：膀胱、子宫和直肠神经丛。

盆腔内脏神经（发自脊髓 $S_2 \sim S_4$ 水平）包含来自盆腔器官的感觉神经纤维，也称为内脏传入纤维。盆腔手术中保留自主神经可减少术后膀胱、肠道及性功能障碍，从而改善患者生活质量[14]。为防止神经损伤，需仔细解剖盆腔腹膜后间隙中的伴行神经（表 1-11）。

五、盆腔筋膜及韧带

盆腔脏器通过腹膜皱襞、盆腔筋膜束和残留胚胎结构附着于盆腔侧壁，这些结构曾被称为韧带，认为它们支撑着子宫，防止生殖器官脱垂。然而，当存在盆底缺陷时，它们并不能为盆腔脏器提供足够的支撑。

表 1-10　盆腔自主神经	
交感神经	上腹下丛
	腹下神经
副交感神经	盆腔内脏神经
交感神经和副交感神经	下腹下丛

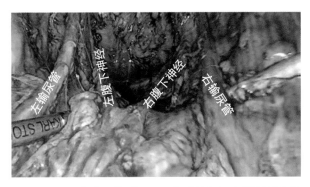

▲ 图 1-20 上腹下丛（SHP，交感神经）在骶岬部分为右腹下神经（RHN）和左腹下神经（LHN）
腹下神经走行于输尿管内侧下 2～3cm，位于子宫骶骨韧带外侧，下行进入盆腔，与下腹下丛汇合

（一）腹膜皱襞

阔韧带是腹膜的双层横向褶皱，覆盖子宫、输卵管、盆侧壁和盆底。在子宫的侧面、阔韧带之间包裹着子宫血管和输尿管。卵巢系膜将卵巢附着在阔韧带上，而输卵管系膜则将输卵管连接至卵巢系膜根部。

卵巢悬韧带（或骨盆漏斗韧带），是阔韧带在输卵管外的外侧延续，连接卵巢和骨盆缘，并包裹卵巢血管。输尿管在卵巢悬韧带止点附近向后下穿过卵巢血管进入盆侧壁（图 1-21）。

卵巢固有韧带走行于阔韧带内、输卵管下方，连接卵巢内侧与子宫外后壁。圆韧带是一纤维肌性结构，从子宫前外侧壁发出，经腹股沟深外环止于大阴唇结缔组织。

（二）筋膜韧带

主韧带和子宫骶骨韧带共同为子宫、宫颈和阴道上部提供一级支撑[16]。

主韧带是位于子宫颈外侧的致密结缔组织，向上与阔韧带相接，下与盆底相接，与宫旁组织连续，增厚形成纤维鞘包绕子宫颈下部和阴道上部。主韧带横向附着于盆侧壁，其内包含子宫血管的主要分支及横行穿入膀胱的输尿管。

子宫骶骨韧带是由结缔组织和平滑肌组成的条带，从子宫颈旁后方延伸到骶骨和直肠。

表 1-11　盆腔神经损伤		
神经损伤	临床表现	可能导致相应损伤的主要操作
腹下神经	膀胱张力增加，性交困难	• 直肠阴道韧带切开 • 子宫骶骨韧带外侧切开
盆腔内脏神经	尿潴留和阴道润滑功能不全	子宫深静脉 / 主韧带横断
下腹下丛膀胱支	尿潴留、残余尿增多	阴道旁横切
股外侧皮神经	大腿外侧感觉异常或感觉过敏	牵开器过度或长时间压迫腰大肌
生殖股神经	阴阜、阴唇和大腿内侧感觉异常或感觉过敏	• 乙状结肠和腰大肌之间的腹膜切开 • 牵开器过度或长时间压迫腰大肌
髂腹股沟神经	• 下腹壁和阴唇感觉异常或感觉过敏 • 运动无力：腹横肌和腹内斜肌	外侧腹腔镜套管穿刺器安置
闭孔神经	• 大腿前内侧感觉异常或感觉过敏 • 运动无力：大腿内收外旋	闭孔区淋巴结切除术
坐骨神经	• 后腿感觉异常或感觉过敏 • 运动无力：伸髋、屈膝	• 子宫内膜异位症切除 • 盆腔根治性手术
阴部神经	• 会阴、小阴唇和大阴唇感觉异常或感觉过敏 • 运动无力：尿道外括约肌和肛门外括约肌	• 子宫内膜异位症切除 • 盆腔根治性手术

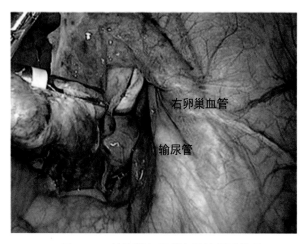

▲ 图 1-21　输尿管与卵巢血管的邻近关系
为了减少输尿管损伤，手术医生可以在结扎和切断卵巢血管前进行输尿管松解术，或者在卵巢血管和输尿管之间暴露一个清晰的间隙。输尿管损伤最常见部位：①骨盆缘钳夹卵巢血管水平；②主韧带水平（在该区域输尿管位于子宫动脉下方）；③沿盆侧壁走行的子宫骶骨韧带水平处；④阴道断端水平（通常发生在以不同角度钳夹止血时）

六、盆腔间隙

盆腔间隙是腹膜外盆腔脏器之间无血管的潜在空间，延伸到肛提肌。盆腔间隙共有 10 组，分别为位于两侧的膀胱侧间隙、直肠旁间隙和阴道旁间隙，以及位于中线的膀胱前间隙、膀胱阴道间隙、直肠阴道间隙和骶前间隙（图 1-22）[17]。

为了分离出两侧的盆腔间隙，需要在骨盆缘处识别子宫动脉和输尿管等结构，达宫旁水平。在宫旁水平，膀胱侧间隙和直肠旁间隙被子宫动脉分隔开。

膀胱侧间隙内侧为膀胱，外侧为盆侧壁，后方为子宫动脉。在脐内侧皱襞中的闭锁脐动脉进一步将膀胱侧间隙分为内侧和外侧（图 1-23）。闭孔区淋巴结切除范围位于膀胱侧间隙外侧，闭孔神经上方。为避免因解剖结构异常或致密粘连导致的输尿管或膀胱损伤，通常需要仔细解剖膀胱侧间隙内侧。

直肠侧间隙内侧为直肠，外侧为髂内动脉，前方为子宫动脉。输尿管将直肠侧间隙分为内侧和外侧。直肠侧间隙内侧，又称 Okabayashi 间隙，包含直肠中动脉、副交感盆腔内脏神经根和下腹

下丛。直肠侧间隙外侧，又称 Latzko 间隙，在横断子宫动脉经髂内动脉分支的起始部时，需游离出此间隙，该操作通常应用在根治性子宫切除术和髂内动脉结扎以控制盆腔大出血[18]（图 1-24）。

"第四间隙"，又称 Yabuki 间隙，是指腹膜外阴道旁间隙中的小型三角形区域，包含有支配膀胱的副交感神经。其内侧为被膀胱柱（膀胱子宫韧带），外侧为输尿管，后方为子宫颈和阴道。此间隙可通过仔细解剖宫颈膀胱筋膜游离出来。宫颈膀胱筋膜前叶包裹输尿管并形成膀胱宫颈韧带，宫颈膀胱筋膜后叶与肛提肌盆内筋膜毗连。

膀胱前间隙位于膀胱和耻骨联合之间，两侧由脐内侧皱襞包绕。在压力性尿失禁的手术中，常游离出该间隙以暴露膀胱颈和尿道。

膀胱阴道间隙位于膀胱后壁和阴道前壁之间，外侧被膀胱柱（膀胱子宫韧带）包绕。在子宫切除术、环扎术、剖宫产切口憩室和剖宫产瘢痕妊娠手术中，仔细解剖此间隙有利于将膀胱从子宫下段和宫颈游离开。

直肠阴道间隙位于阴道后壁和直肠之间，外侧被子宫骶骨韧带包绕。严重的子宫内膜异位症常浸润该区域。在深部子宫内膜异位症切除术、直肠阴道瘘修补术和直肠膨出手术中应充分游离该间隙。

骶前间隙位于直肠和骶骨之间。骶前区有三层筋膜，即骶前筋膜、直肠系膜筋膜和直肠骶骨筋膜或 Waldeyer 筋膜。骶前筋膜包括上腹下神经丛、腹下神经和骶正中血管。骶正中血管起源于腹主动脉，沿中线下行至骶前区。在这个既局限又深的间隙中，血管损伤有时可能致命。骶骨阴道固定术和腹主动脉旁淋巴结清扫术需在此间隙进行操作[18]。

七、盆腔脏器

盆腔内脏包括直肠、泌尿器官、阴道、子宫、输卵管和卵巢。

（一）直肠

直肠长为 12～15cm，起始于 S_3 水平的直肠

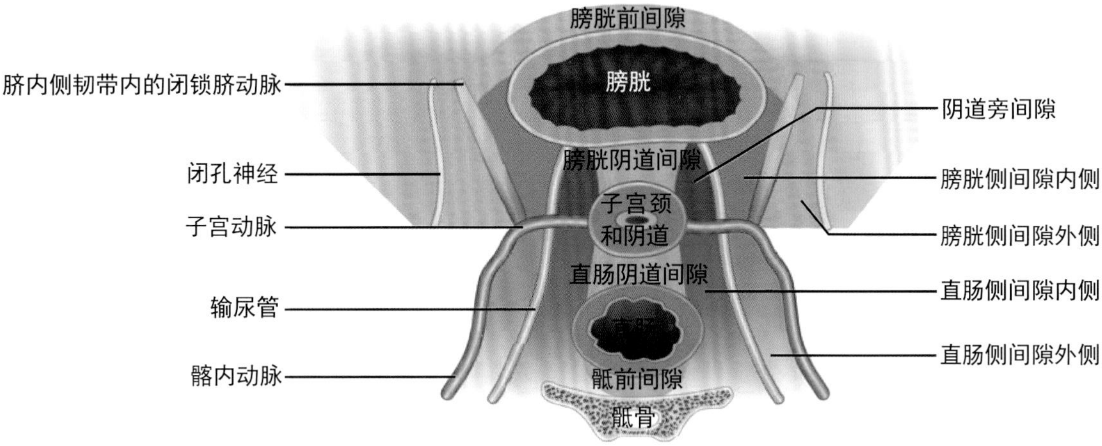

膀胱前间隙

膀胱

脐内侧韧带内的闭锁脐动脉

闭孔神经

子宫动脉

输尿管

髂内动脉

膀胱阴道间隙

子宫颈和阴道

直肠阴道间隙

直肠

骶前间隙

骶骨

阴道旁间隙

膀胱侧间隙内侧

膀胱侧间隙外侧

直肠侧间隙内侧

直肠侧间隙外侧

▲ 图 1-22 盆腔腹膜后无血管间隙

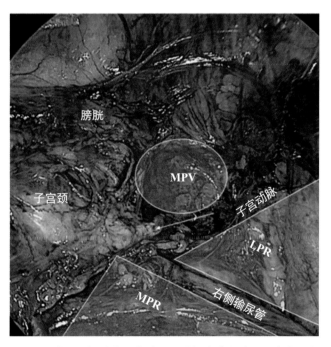

▲ 图 1-23 膀胱侧间隙内侧为膀胱，外侧为盆侧壁，后方为子宫动脉
闭锁的脐动脉将膀胱侧间隙分为内侧和外侧，右侧直肠侧间隙内侧和外侧如图所示。MPV.
膀胱侧间隙内侧；MPR. 直肠侧间隙内侧；LPR. 直肠侧间隙外侧

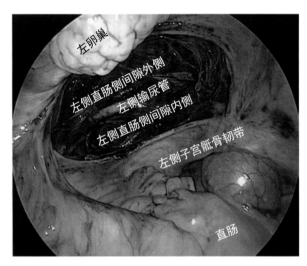

▲ 图 1-24　直肠侧间隙内侧为直肠，外侧为髂内动脉，前方为子宫动脉，输尿管将直肠侧间隙分为内侧和外侧

乙状结肠连接，止于尾骨水平。直肠与结肠的区别在于直肠上没有结肠带。

　　直肠近端 1/3 位于腹膜腔内。在其中部，直肠前壁腹膜延伸至阴道穹窿形成直肠子宫陷凹。直肠远端 1/3 位于腹膜外。

　　直肠供血包括直肠上动脉、肠系膜下动脉的分支、直肠中动脉、髂内动脉和直肠下动脉的分支及阴部内动脉的分支。下腹下丛的交感神经纤维、S_2～S_4 的副交感神经纤维和直肠的感觉神经纤维都汇聚于下腹下丛并支配直肠。

　　（二）阴道

　　阴道为一肌性膜状圆柱形管道，从子宫颈向前下延伸到会阴部前庭，长 7～9cm。阴道通过膀胱子宫陷凹和直肠子宫陷凹分别与膀胱和直肠分开。阴道血供来源于子宫动脉、阴道动脉和直肠中动脉。下腹下丛和盆腔内脏神经支配阴道。

　　（三）子宫

　　子宫是一个动态变化的纤维肌性器官，其大小和重量随着生理阶段和妊娠状态而变化。子宫由子宫体和子宫颈组成。宫底是子宫体的上部。子宫腔呈三角形。由于激素对子宫大小的重要影响，子宫腔的长度随着生理阶段而变化。初潮前女性，子宫颈外口到宫底的子宫长度为 1～3cm。

生育期女性子宫长度增加到 6～7cm，绝经后女性子宫长度缩小到 3～5cm。同样，子宫内膜也受激素水平影响而变化。育龄期女性，一个月经周期内子宫内膜厚度为 5～15mm，绝经后女性子宫内膜厚度应<5mm。

　　子宫肌层在子宫体中部最厚，在宫角部最薄。外层和内层主要由纵向肌纤维组成，而中间层由包裹血管和疏松结缔组织的环形和斜向肌纤维组成。

　　子宫的主要血供来源于子宫动脉（由髂内动脉发出）。子宫动脉沿着子宫外侧缘走行，并与卵巢动脉和阴道动脉吻合。弓状前动脉和弓状后动脉从子宫动脉分出，环绕子宫体走行，并在正中线吻合。子宫中线部位没有大血管。子宫的桡动脉由弓状动脉发出，深入子宫肌层达子宫内膜。起源于桡动脉的螺旋动脉供应子宫内膜，是子宫动脉的终末血管。

　　（四）输卵管

　　输卵管位于阔韧带的上部，长为 10～12cm。输卵管在解剖学上可分为四段，即壁内部（或间质部）、峡部、壶腹部和伞部。间质部通常长为 1.5cm，直径<1mm，可能走行曲折。峡部管腔约为 0.5mm，因此峡部通常是输卵管结扎术中被切除或结扎的部分，同时也是行输卵管吻合术的部位，峡部吻合术术后妊娠率最高。壶腹部约占输卵管长度 2/3，有 4～5 个纵向脊，为受精部位，因此也是异位妊娠最常见部位。尽管该节段管腔更大，但壶腹部结扎术后再吻合妊娠率较低。伞部是输卵管最外侧端，开口于腹腔内，管口为须状组织，管腔直径可达 10mm。输卵管壁分为三层，即黏膜层、肌层和浆膜层。肌层为外部纵向排列、内部环形排列等平滑肌层。子宫和卵巢动脉分支穿过输卵管系膜为输卵管供血。

　　（五）卵巢

　　卵巢是与性激素相关的卵圆形结构，通过卵巢系膜连接阔韧带后叶。阔韧带包含了一系列血管，卵巢固有韧带在输卵管下方进入卵巢，卵巢悬韧带（或骨盆漏斗韧带）沿盆腔侧壁走行进入卵巢，包含卵巢血管、淋巴管和神经，在骨盆缘处靠近输尿管。在妊娠子宫或平滑肌瘤子宫中，子宫和卵巢血管高度盘绕、互通吻合尤其明显。

八、盆底肌肉

盆底包含一系列肌肉和盆内筋膜，为子宫、阴道、膀胱和直肠提供骨盆支撑。破坏不同水平（一级、二级和三级水平）的盆腔支撑，可导致盆腔器官脱垂、阴道旁缺陷及排尿和排便功能障碍。盆底松弛随着年龄的增长而发生，也可能因其他压力因素而加重，如妊娠期生理性改变、多次妊娠、肥胖和产伤等[19]。

（一）盆膈

盆膈是指肛提肌复合体和尾骨肌。肛提肌由耻骨直肠肌、耻尾肌和髂尾肌组成（图1-25）。

盆筋膜腱弓和直肠阴道腱弓是由环绕阴道的白色筋膜前后聚集形成，这些筋膜与肛提肌一起，将阴道中部连接到盆侧壁，支撑膀胱和直肠。注意直立时女性的耻骨直肠肌和耻尾肌与阴道和直肠相互垂直。二级水平支撑的缺陷可导致膀胱膨出和直肠膨出（图1-26）[16]。

（二）会阴深、浅陷凹和会阴膜

"会阴陷凹"（perineal pouch）并不是指会阴有真正的陷凹。会阴深陷凹是指耻骨下支与会阴体之间，会阴膜上方的区域。该区域结缔组织在最远端水平为盆腔器官提供支持，前方有盆筋膜腱弓将阴道与尿道周围的横纹肌相连，后方有直肠阴道腱弓将阴道与会阴横深肌、会阴膜和会阴体聚合，两侧有结缔纤维将阴道连接到肛提肌上。三级水平支撑的缺陷造成会阴体下降，可导致尿道过度活动、压力性尿失禁和排便功能障碍[16]。

会阴膜是一个筋膜层，将会阴深陷凹和浅陷凹分开，但仍然允许阴道和尿道穿过，到达盆腔出口。

会阴浅陷凹包括大前庭腺（巴氏腺）、坐骨海绵体、球海绵体和会阴浅横肌。

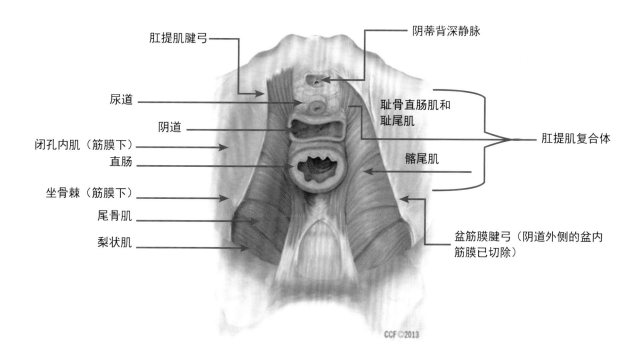

▲ 图1-25　盆膈的组成

耻骨直肠肌环绕直肠并附着于耻骨联合。耻尾肌以前后方向从耻骨向尾骨伸展，并通过被称为盆筋膜腱弓的致密结缔组织束与闭孔内肌相连。盆筋膜腱弓起于坐骨棘，止于耻骨联合，其后方由对应的直肠阴道腱弓支撑。髂尾外侧肌从盆筋膜腱弓和坐骨棘延伸至尾骨。尾骨肌是最后外侧的部分，从坐骨棘延伸至尾骨和骶骨

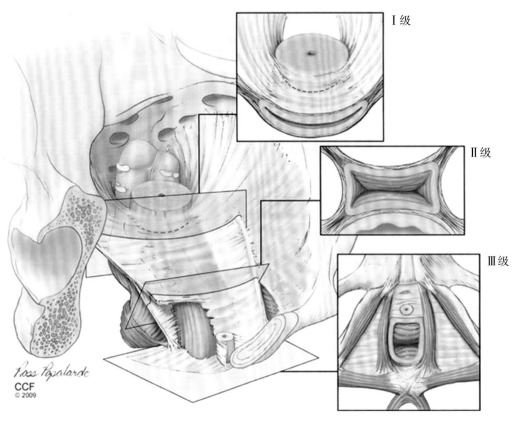

Ⅰ 级

Ⅱ 级

Ⅲ 级

▲ 图 1-26 女性直立时支撑子宫和阴道的 3 个水平

Ⅰ级水平支撑依靠子宫骶骨韧带和主韧带复合体，将子宫、子宫颈和阴道上部垂直向后悬吊于骶骨。Ⅱ级水平支撑利用盆筋膜腱弓和直肠阴道腱弓提供阴道中部的侧向支持。Ⅲ级水平支撑由阴道周围的结缔组织网提供，这些结缔组织将阴道与尿道、会阴和肛提肌结合在一起

参考文献

[1] Nezhat F, Brill AI, Nezhat CH, Nezhat A, Seidman DS, Nezhat C. Laparoscopic appraisal of the anatomic relationship of the umbilicus to the aortic bifurcation. J Am Assoc Gynecol Laparosc. 1998;5:135-40.

[2] Hurd WW, Bude RO, DeLancey JO, Pearl ML. The relationship of the umbilicus to the aortic bifurcation: implications for laparoscopic technique. Obstet Gynecol. 1992;80:4851.

[3] Hurd WW, Bude RO, DeLancey JOL, Gauvin JM, Aisen AM. Abdominal wall characterization by magnetic resonance imaging and computed tomography: the effect of obesity on laparoscopic approach. J Reprod Med. 1991;36:473-6.

[4] Stanhiser J, Goodman L, Soto E, Al-Aref I, Wu J, Gojayev A, Nutter B, Falcone T. Supraumbilical primary trocar insertion for laparoscopic access: the relationship between points of entry and retroperitoneal vital vasculature by imaging. Am J Obstet Gynecol. 2015;213(4):506.e1-5. https://doi.org/10.1016/j. ajog.2015.05.060.

[5] Stultz P. Peripheral nerve injuries resulting from common surgical procedures in the lower abdomen. Arch Surg. 1982;117:324-7.

[6] Whiteside J, Barber M, Walters M, Falcone T. Anatomy of ilioinguinal and iliohypogastric nerves in relation to trocar placement and low transverse incisions. Am J Obstet Gynecol. 2003;189:1574-8.

[7] Hurd WW, Amesse LS, Gruber JS, Horowitz GM, Cha GM, Hurteau JA. Visualization of the epigastric vessels and bladder before laparoscopic trocar placement. Fertil Steril. 2003;80:209-12.

[8] Park AJ, Barber MD. Anatomy of the uterus and its surgical removal. In: Walters MD, Barber MD, editors. Hysterectomy for benign disease: female pelvic surgery video atlas series. Philadelphia: WB Saunders; 2010.

[9] Hurd WW, Bude RO, DeLancey JOL, Newman JS. The

location of abdominal wall blood vessels in relationship to abdominal landmarks apparent at laparoscopy. Am J Obstet Gynecol. 1994;171:642-6.

[10] Hurd WW, Pearl ML, DeLancey JO, Quint EH, Garnett B, Bude RO. Laparoscopic injury of abdominal wall blood vessels: a report of three cases. Obstet Gynecol. 1993;82(4 Pt 2 Suppl):673-6.

[11] Patsner B. Laparoscopy using the left upper quadrant approach. J Am Assoc Gynecol Laparosc. 1999;6:323-5.

[12] Tulikangas PK, Nicklas A, Falcone T, Price LL. Anatomy of the left upper quadrant for cannula insertion. J Am Assoc Gynecol Laparosc. 2000;7:211-4.

[13] Hurd WW, Chee SS, Gallagher KL, Ohl DA, Hurteau JA. Location of the ureters in relation to the uterine cervix by computed tomography. Am J Obstet Gynecol. 2001;184:336-9.

[14] Fujii S, Takakura K, Matsumura N, et al. Anatomic identification and functional outcomes of the nerve sparing Okabayashi radical hysterectomy. Gynecol Oncol. 2007;107(1):4-13. https://doi.org/10.1016/j. ygyno.2007.08.076.

[15] Palomba S, Zupi E, Falbo A, et al. Presacral neurectomy for surgical management of pelvic pain associated with endometriosis: a descriptive review. J Minim Invasive Gynecol. 2006;13(5):377-85. https://doi.org/10.1016/j.jmig. 2006.06.004.

[16] DeLancey JO. Anatomic aspects of vaginal eversion after hysterectomy. Am J Obstet Gynecol. 1992;166:1717-24.

[17] Mirilas P, Skandalakis JE. Surgical anatomy of the retroperitoneal spaces part II: the architecture of the retroperitoneal space. Am Surg. 2010;76(1):33-42.

[18] Kostov S, Slavchev S, Dzhenkov D, Mitev D, Yordanov A. Avascular spaces of the female pelvis-clinical applications in obstetrics and gynecology. J Clin Med. 2020;9(5):1460. https://doi.org/10.3390/jcm9051460.

[19] Patel DA, Xu X, Thomason AD, Ransom SB, Ivy JS, DeLancey JO. Childbirth and pelvic floor dysfunction: an epidemiologic approach to the assessment of prevention opportunities at delivery. Am J Obstet Gynecol. 2006; 195: 23-8.

第2章　腹腔镜下子宫肌瘤切除术
Laparoscopic Myomectomy

Megan S. Orlando　Rosanne M. Kho　著

陈思敬　译　　杨帆　校

子宫平滑肌瘤（也称子宫肌瘤，uterine leiomyomas，uterine fibroids）估计患病率约为70%，是子宫体最常见的肿瘤[1]，主要由良性增生的平滑肌细胞和纤维细胞构成。约25%的女性因症状严重而就诊，常见症状包括异常子宫出血，盆腔脏器受压所致尿频、便秘等，以及不孕或不良妊娠结局。因此，子宫肌瘤可能会严重降低患者生活质量，如患者生理、心理、社会关系、性生活及工作效率等[2]。子宫肌瘤是子宫切除术常见的手术适应证之一。在美国，行子宫切除术的所有疾病中，子宫肌瘤占比约40%[3]。同时，子宫肌瘤的发病有明显种族差异，如黑种人比白种人发病更早、症状更重[4, 5]。

一、术前注意事项

（一）患者选择

现有治疗方案中，手术干预是子宫肌瘤最直接、有效的治疗手段。子宫肌瘤切除术（myomectomy）是经腹或经阴道切除子宫肌瘤，保留子宫的一种手术方法，手术路径包括开腹、腹腔镜（包括使用机器人手术系统）和宫腔镜。

对比开腹，微创手术具有住院时间短、围术期并发症少、死亡率低等优势[6]。然而，虽然腹腔镜下子宫肌瘤切除术（laparoscopic myomectomy）术后患者疼痛轻、康复快[7, 8]，但每位患者的

最佳手术路径仍需根据具体病情而确定，需考虑肌瘤的数目、大小、部位、分类［国际妇产科联盟（International Federation of Gynecology and Obstetrics，FIGO)］（图2-1）等因素进行全面的评估[9]。例如，腹腔镜手术适用于2~8型肌瘤[10]、0~1型肌瘤则更适合宫腔镜手术，而多发性且合并多种类型的子宫肌瘤还可尝试腹腔镜联合宫腔镜手术。

子宫肌瘤切除术适用于需要保留生育功能或希望保留子宫的患者，适应证主要包括严重影响生活质量、因肌瘤造成不孕或反复流产等[7]。对影响宫腔形态的肌壁间肌瘤，可选择经腹的手术路径[11]。从术后生育结局考虑，更年轻和肌瘤个数更少的患者更能从子宫肌瘤切除术中受益[12]。对于肌瘤负荷大的患者，术后自然妊娠率可能下降，必要时需术后进行辅助生殖[13]。

（二）术前影像学检查及子宫内膜活检

子宫肌瘤的大小、位置、数量等个体差异性较大，影像学检查是确定子宫肌瘤特征、指导选择最佳治疗方案的有效方法。其中，超声检查无创且成本低，是子宫肌瘤首选的影像学诊断方法。磁共振成像（magnetic resonance imaging，MRI）在显示子宫肌瘤与周围组织的解剖关系上有独特优势，可帮助优化治疗方案（图2-2）[14, 15]。

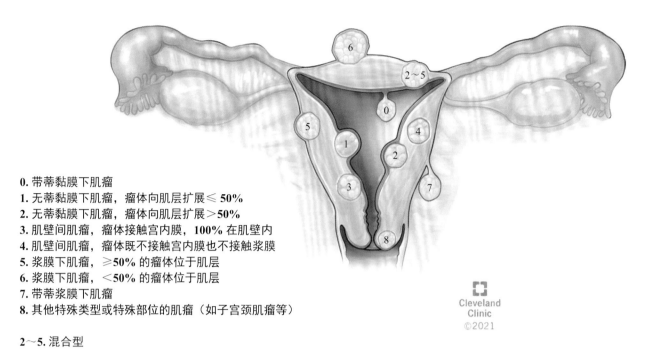

0. 带蒂黏膜下肌瘤
1. 无蒂黏膜下肌瘤，瘤体向肌层扩展≤50%
2. 无蒂黏膜下肌瘤，瘤体向肌层扩展＞50%
3. 肌壁间肌瘤，瘤体接触宫内膜，100% 在肌壁内
4. 肌壁间肌瘤，瘤体既不接触宫内膜也不接触浆膜
5. 浆膜下肌瘤，≥50% 的瘤体位于肌层
6. 浆膜下肌瘤，＜50% 的瘤体位于肌层
7. 带蒂浆膜下肌瘤
8. 其他特殊类型或特殊部位的肌瘤（如子宫颈肌瘤等）

2～5. 混合型

▲ 图 2-1 FIGO 分型（根据子宫肌瘤与宫腔和浆膜层位置关系划分）

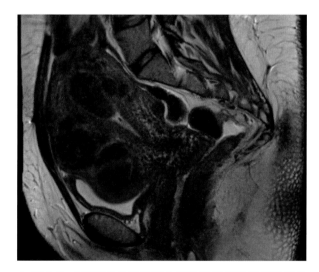

▲ 图 2-2 1 例多发性黏膜下合并肌壁间子宫肌瘤患者的 MRI，具有良性子宫肌瘤的典型影像学表现

平滑肌肉瘤（leiomyosarcoma，LMS）是一种罕见、恶性程度高的子宫体恶性肿瘤，术前不易与良性子宫肌瘤鉴别。目前已知的高危因素包括高龄（＞60 岁）、种族（黑种人）、长期使用他莫昔芬（≥5 年）、盆腔放疗、儿童视网膜母细胞瘤、遗传性平滑肌瘤病、肾细胞癌综合征等[16, 17]。手术意外发现 LMS 的风险小于 1/10 000～1/770[18]。

虽然子宫肌瘤切除术意外发现 LMS 的风险相对较低，但若使用电动粉碎器切取肌瘤时会导致组织"飞溅"，导致病灶有播散风险，一旦发生则后果严重，可导致患者生存时间缩短，有研究表明，该类患者的 5 年生存率仅为 30%（95%CI 13%～61%），而手术刀切取和整块取出的 5 年生存率分别为 59%（95%CI 33%～84%）和 60%（95%CI 24%～98%）。因此，为避免病灶播散的风险，鼓励手术医生避免使用电动粉碎器。

MRI 是鉴别病变性质的有效方法之一，LMS 在增强 MRI 和扩散加强成像（diffusion-weight imaging，DWI）上通常表现为 T_2W 中等信号强度、占位边缘不规则、表观扩散系数（apparent diffusion coefficient，ADC）值低、局部区域出血、坏死、增强扫描明显强化等（图 2-3）[19-21]。因此，妇科医生应积极联合影像学专科医生会诊，对特征不典型的子宫肌瘤进行鉴别诊断。

子宫内膜活检是鉴别诊断 LMS 的另一有效方法，术前检出率为 35.3%～66.7%，经宫腔镜下取样可使检出率提高 3 倍[22]。目前，对 LMS 术前仍无特异性诊断方法，临床上主要依据详细

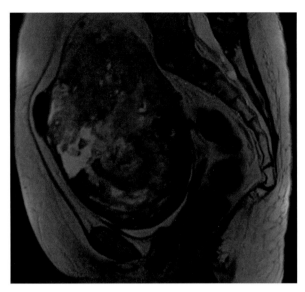

▲ 图 2-3　1 例子宫平滑肌肉瘤患者的 MRI，肿块表现为混杂信号，有出血和囊性成分，增强后明显强化伴弥散受限

的病史采集、相对精准的影像学检查和活检等手段辅助诊断。

（三）GnRHa 的应用

促性腺激素释放激素激动剂（Gonadotropin-releasing hormone agonists，GnRHa）通过抑制促性腺激素，降低卵巢类固醇激素，使体内维持低雌激素状态。术前使用 GnRHa 可使子宫肌瘤体积缩小，为手术创造条件，还可纠正贫血、降低手术风险和难度；其药物效果可逆，停药 3～9 个月后可恢复[18]。2017 年的一项研究表明，与安慰剂相比，术前使用 GnRHa 可使患者术前血红蛋白升高、术中出血量减少，但在围术期输血比例、术后并发症发生率等方面无明显差异[23]。

妇科医生对腹腔镜下子宫肌瘤切除术前是否应使用 GnRHa 尚存争议。术前 3 月开始使用 GnRHa，可缩小子宫和子宫肌瘤体积[23]，缩小的子宫和肌瘤降低了手术难度，也为患者选择微创手术路径创造了条件，亦可改善围术期结局，达到快速康复（enhanced recovery after surgery，ERAS）的目的。但是，GnRHa 的使用会导致子宫肌瘤质地变软、假包膜与肌层分界不清等，不

利于手术操作，这也是部分术者不推荐术前应用 GnRHa 原因之一。然而，上述弊端仅为临床经验，尚缺乏循证学证据。此外，术前 GnRHa 预处理还会使部分缩小的肌瘤在术中难以发现，增加肌瘤持续存在或复发风险。一项回顾性研究表明，在机器人系统辅助下的腹腔镜子宫肌瘤切除术后，GnRHa 预处理组的患者更易出现肌瘤复发或再次手术[24]。鉴于现有证据与利弊争议，GnRHa 术前使用时需患者的充分知情同意。

（四）术前其他处理

根据妇科微创手术 ERAS 原则，尚有其他重要的术前措施以优化围术期结局，如术前口服或输液补充铁剂以纠正贫血，控制血糖以降低感染风险等[25]。

二、腹腔镜下子宫肌瘤切除术

（一）患者体位和穿刺部位选择

麻醉后，可将患者置于截石位（dorsal lithotomy），以便必要时安置举宫器，帮助手术。在众多举宫器类型中，著者青睐一种简单的举宫器（可参考第 4 章图 4-1），该举宫器可暴露宫颈，便于注射染色剂（如亚甲蓝等）标记宫壁帮助识别子宫肌瘤的界限。

腹腔镜下子宫肌瘤切除术一般不会暴露阴道，为清洁类手术。美国妇产科学会（American College of Obstetricians and Gynecologists，ACOG）不推荐对腹腔镜下子宫肌瘤切除术患者预防性使用抗菌药物，但对开腹路径患者可选择预防性使用一代头孢菌素类药物（如头孢唑啉）[26]。此外，对瘤体位于肌壁间、压迫宫腔及子宫内膜的肌瘤切除术的患者，术中穿透内膜风险高，可预防性使用抗菌药物。

第一穿刺部位应选择相对安全、进腹后可提供最佳视野的位置。脐部或 Palmer 点（左肋弓下缘 3cm、左腹直肌外侧的锁骨中线处）是首选位置。对于子宫较大（至脐水平或以上）、腹腔粘连风险高的患者，为充分暴露操作野、减少穿刺出血风险，常选腹部左上限部位作为第一穿刺

孔。脐部穿刺孔多选择 10～12mm 的套管，以便后续经脐取出标本或放入缝针。当肌瘤较大时脐部穿刺孔可向头侧上移，以扩大手术视野、充分暴露肌瘤。

腹腔镜下子宫肌瘤切除术中需要切除肌瘤并缝合瘤腔，所以除第一穿刺孔外还应布置 2～3 个 5mm 的操作孔，操作孔位置应互相间隔至少 8～10cm，以有效避免术中器械碰撞干扰。实际操作中进行缝合时，手术医生常选择其同侧、对侧或耻骨上位置布置辅助穿刺孔（图 2-4）。

（二）减少术中出血

子宫肌瘤含丰富的侧支血管，丰富的血供可刺激平滑肌细胞增生。因此，肌瘤切除术中大出血是常见的围术期并发症之一。失血程度通常与肌瘤的数量、大小和位置有关。目前，已有大量"如何有效减少术中出血量"的研究。一项研究报道分析了 8 项前瞻性试验，该研究认为与安慰剂相比，肌壁内注射垂体后叶加压素（vasopressin）可有效减少出血。一项随机对照试验，对比了用不同浓度的垂体后叶加压素对术中出血量或术后血红蛋白水平的影响，发现高浓度组（60ml 生理盐水稀释 20U 垂体后叶加压素）与低浓度组（400ml 生理盐水稀释 20U 垂体后叶

加压素）的效果无明显差异[27]。另有一项研究表明，布比卡因联合肾上腺素或术前 1h 予以米索前列醇联合术中使用缩宫素，可有效减少术中出血量[28]。此外，还有研究表明，静脉注射氨甲环酸可减少开腹路径的子宫肌瘤切除术中出血量，但对腹腔镜手术可能无明显效果[28-30]。

除应用药物外，多个队列和对照试验证明，临时或永久性双侧子宫动脉阻断可在不影响生育功能的前提下有效减少术中出血[31-33]。例如，可在术中使用可拆卸血管夹（哈巴狗钳血管夹）钳夹血管、临时阻断血流，或者通过电凝、缝合结扎动脉以永久阻断血流（图 2-5）。止血带环扎法在开腹肌瘤切除术中具有良好的止血效果，但其腹腔镜路径下的应用研究较少[28]，主要原因在于腹腔镜下止血带难以维持足够的张力。另一种可以有效减少术中失血的重要方法是使用倒刺线缝合瘤腔，倒刺线缝合时无须打结，组织抓持力强，缝合拉紧后不易松脱，可有效缩短手术时间、减少出血[30, 34]。

除上述手段外，精准细致的手术操作在减少出血方面也发挥着重要作用。肌瘤核周围有假包膜包绕，与肌壁间界限清楚。肌瘤切除时应正确识别肌瘤界限，切开肌壁至瘤核后肌层收

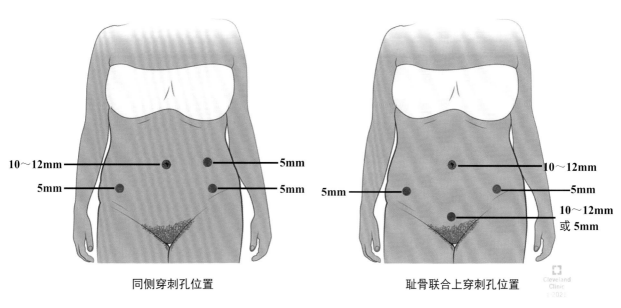

同侧穿刺孔位置　　　　　　　　　　　耻骨联合上穿刺孔位置

▲ 图 2-4　子宫肌瘤切除术中常见穿刺孔位置选择，可满足视觉三角和腹腔镜下缝合要求

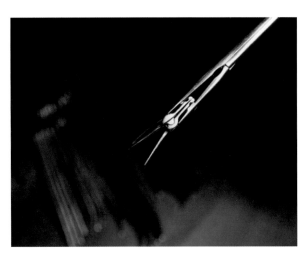

▲ 图 2-5　使用哈巴狗钳临时阻断双侧子宫动脉血流

缩、假包膜回缩、瘤核自然挤出，有助于减少出血。在医疗设备完善地区，对预计术中出血量大的患者，还可考虑使用自体血回输（cell salvage, CS）。

综上所述，临床上可应用多种手段减少腹腔镜下子宫肌瘤切除术中出血量，虽然目前大多为经验性方法，尚缺乏高级别循证医学证据，但已成为被很多机构及专科医生认可的普遍做法。

（三）子宫肌瘤切除和子宫创面缝合

腹腔镜下子宫肌瘤切除术中，在切开肌层前，可对局部子宫肌层注射垂体后叶加压素（图 2-6）。垂体后叶加压素的代谢半衰期较快，约 20min，在适当间隔时间后重复使用，其发生不良反应（如高血压、心脏毒性）的风险低。子宫肌瘤表面切口的选择在手术中非常关键，切口方向需与肌瘤长径平行，这利于缝合操作（虽然横切口有利于缝合，但应避免切口延长至子宫外侧血供丰富区域，如圆韧带、输卵管、卵巢固有韧带等）。

子宫肌瘤切除术的关键是正确寻找肌瘤与正常肌层的界限。自肌瘤突出位置切开肌层至瘤核，沿分界线将瘤体与周围组织分离，再用抓钩或肌瘤螺钉钳夹不断拧转肌瘤，辅助使用超声刀或高频电刀等能量器械分离粘连，最终取出肌瘤。一项随机对照研究，对比了超声刀和高频电

刀在腹腔镜下子宫肌瘤切除术中的应用效果，发现超声刀可缩短手术时间、减少出血量、降低术后疼痛[35]。然而，器械的具体选择也应充分考虑到术者操作经验和习惯要求。

子宫创面缝合是腹腔镜下子宫肌瘤切除术的重要步骤，与手术出血量、子宫切口愈合相关。与传统可吸收缝合线（如聚乳酸材料或与聚二氧六环酮材料）相比，延迟吸收的倒刺线具有缝合牢固、无须打结、缩短手术时间、减少术中出血量等优势[36]。一些手术医生在闭合创面时，更青睐对子宫肌层进行多层缝合、单独缝合浆肌层的方法，其可使组织对合整齐，避免血肿形成，减少术后妊娠子宫破裂风险。

（四）标本取出

腹腔镜手术的标本取出问题是一个持续进步、发展的领域。过去，腹腔镜电动粉碎器广泛应用于临床，而在 2014 年，美国食品药品管理局（Food and Drug Administration, FDA）发布了关于子宫肌瘤手术使用电动粉碎器的警告：不推荐在肌瘤切除术或子宫切除术中使用电动粉碎器，因其可能导致病灶或隐匿的恶性肿瘤组织发生盆腹腔内播散。FDA 安全声明曾使一些手术医生放弃腹腔镜路径的子宫肌瘤切除术，转而选择开腹手术[37]，这也引起一波围绕肌瘤标本取出技术改进与相关器械研发的浪潮。

在传统多孔腹腔镜手术中，可延长腹壁穿

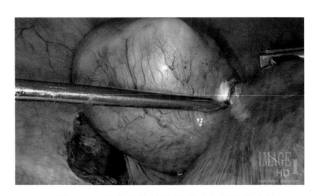

▲ 图 2-6　子宫体注射垂体后叶加压素的方法
使用腹腔镜针经穿刺管套进入，也可使用脊柱针或腹腔镜针经腹壁穿刺进入

刺孔，建立"微小开腹切口"，其长度一般为 2～3cm（图 2-7），以取出肌瘤标本。切口位置可选在脐部或耻骨联合上，脐部本身为天然瘢痕，切口可自然隐蔽于此，达到美容效果。一项队列研究曾比较这两种切口在临床中应用效果，发现耻骨联合上切口通常更明显，但是经该切口取出的肌瘤体积更大；两组间切口并发症无明显差异，经脐切口并不增加脐疝发生率[38]。与子宫切除术不同，子宫肌瘤切除术没有阴道断端，但仍可选择经阴道后穹窿切开取出肌瘤，该方案不增加疝气发生风险。经阴道取出这一手段更适用于经产妇或阴道较松的患者，也有一些手术医生选择直接在手术开始时将腹腔镜第一穿刺切口直接延长（达 2～3cm），置入切口保护套以维持密闭性（类似于经脐单孔腹腔镜手术），同时便于进行肌瘤切除和标本取出（图 2-8）。

为满足妇科手术标本装取需求，现已研发出多款标本取物袋。大多数取物袋在开口处有一半钢性圆环，将取物袋经腹壁 / 阴道切口置入腹腔后钢环自动弹开，利于腹腔镜下将标本放入袋中（图 2-9）。随后将标本袋边缘牵出达切口处，在袋内切割或完整取出标本。

人工体外粉碎肌瘤的方法是将肌瘤装袋后从腹壁小切口牵拉出，使用手术刀将肌瘤滚动旋切，标本呈 C 形长条状取出[39, 40]（图 2-10）。一项纳入 184 项研究的系统性综述探讨了微创手术下子宫肌瘤切除术或子宫切除术的安全性，但该报道发现相关研究的数据质量较低，存在肌瘤粉碎技术非标准化、并发症发生率不明确等问题[41]。

2020 年 2 月，FDA 修改了其在 2014 年发布的安全警告，建议：若需在腹腔镜手术中使用电动粉碎器，必须在有相匹配的密闭式标本取物袋中操作。2021 年 3 月 ACOG 委员会更新建议：密闭式标本取物袋仍有泄露或穿孔风险，腹腔镜下任何标本取出方式均存在病灶或恶性肿瘤的播散风险[42]，术者应将这些风险告知患者，经充分知情同意后制订合适的手术方案。

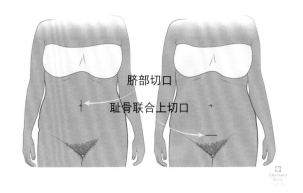
▲ 图 2-7　腹腔镜手术中可利于取出标本的"微小开腹切口"常见位置

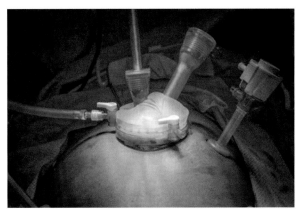
▲ 图 2-8　在手术开始时即建立脐部长切口，放置单孔手术的一次性穿刺套管，允许一个通道多个器械进入

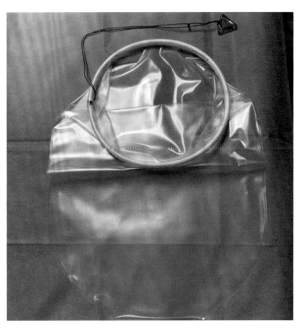
▲ 图 2-9　标本取物袋在开口处有一半钢性圆环，可经切口置入腹腔后装取标本

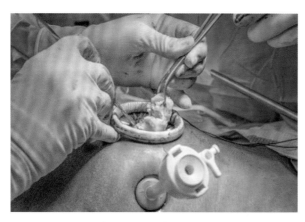

▲ 图 2-10　经脐部切口保护套，使用手术刀片在体外对子宫肌瘤标本进行人工、冷刀粉碎

（五）预防粘连

术后粘连是指手术创伤造成的腹膜或组织器官损伤后，出现的异常纤维连接。二次腹腔镜检查发现子宫肌瘤切除术后粘连发生率为 30%～50%[43, 44]。术后粘连会引起小肠梗阻、盆腹腔疼痛、不孕等并发症。术中预防是减少术后粘连的关键步骤。现有多种防粘连材料应用于临床。一项回顾性研究显示，腹腔镜下子宫肌瘤切除术中使用可吸收纤维素防粘连膜，可有效防止粘连[43]。也有证据表明，透明质酸钠、聚乙二醇和甘油等亦可改善肌瘤切除后的生育结局[12]。此外，肌瘤相关特性与术后发生粘连密切相关。例如，肌瘤数量多、体积大，导致子宫创面大、出血多、创面缝合后浆膜层不连续，发生术后粘连风险增高[44]。所以，在腹腔镜下子宫肌瘤切除术中应充分止血、注意浆肌层对接缝合、减少创面等，良好的手术操作是减少粘连的基础。

三、微型开腹子宫肌瘤切除术

（一）患者选择

传统腹腔镜技术持续革新，可在保留微创手术优势的同时，逐步改善其在缝合、手术时长上的困境。微型开腹是手术优化后，介于微创与开腹的手术操作。目前，微型开腹手术尚无规范化操作标准，一般是经脐部或耻骨联合上行长 2～6cm 的切口[45, 46]。该切口可用于肌瘤取

出，甚至作为肌瘤切除、创面缝合等主要手术操作的入路。一项队列研究表明，与传统腹腔镜相比，微型开腹子宫肌瘤切除术可缩短手术操作时间，但可能会延长患者住院时间[45]。术者经验和偏好会影响手术路径的选择，但该术式对于子宫前壁肌瘤、浆膜下肌瘤、带蒂肌瘤的切除具有独特优势（图 2-11）。子宫后壁肌瘤可经腹壁小切口、在举宫器的辅助下切除，但其创面缝合仍具有挑战性。此外，多发性子宫肌瘤也适用微型开腹手术，因为传统腹腔镜手术路径需要较长的肌瘤切除和创面缝合时间。2 型黏膜下肌瘤也可行小切口经腹手术切除，必要时可联合宫腔镜进行。

（二）微型开腹手术技巧

微型开腹可以尝试联合腹腔镜手术操作。第一穿刺孔选择脐部或左上腹，经此位点进腹后可以提供最佳视野以充分评估子宫肌瘤、附件及其他盆腔脏器情况。其他操作孔位置应根据手术操作需要（如辅助松解粘连、暴露病灶等）来设定。

微型开腹手术常在耻骨联合上 2～3cm 处行2～4cm 皮肤横切口，皮肤下方筋膜可向两侧稍

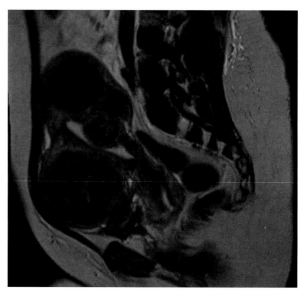

▲ 图 2-11　MRI 显示子宫前壁和宫底部肌瘤，这是小切口开腹手术最佳适应证

延伸，以扩大手术操作野。对于较大或宫底部肌瘤，切口一般选择更靠近头侧的位置。进腹后放置切口保护套进行手术操作，在进行子宫肌瘤切除前，应先充分暴露盆腔脏器结构。若联合腹腔镜手术，视野更清晰，可进一步辅助暴露。

传统腹腔镜与微型开腹的子宫肌瘤切除术有较多相同的手术原则，如减少术中出血、肌壁内注射垂体后叶加压素等。一些术者使用 2~4cm 的小切口作为其主要操作孔，单极电钩切开肌壁后使用 Crile 止血钳或小牵引器牵开，暴露肌瘤假包膜，使用 Lahey 止血钳，钳夹瘤核，钝锐性器械结合切除肌瘤。

微型开腹子宫肌瘤切除术的操作方法与传统腹腔镜操作略有不同。当肌瘤体积较大、超过腹壁切口长度时，可尝试进行原位肌瘤组织粉碎，即切开部分肌壁至瘤核，钳夹瘤核后，用刀片环形切取肌瘤（图 2-12），由于肌瘤组织直接从肌壁上切取出，操作时一般未接触其他部位，故可不使用密闭标本取物袋。

微型开腹手术建议使用倒刺线（图 2-13），因为倒刺线可维持组织牵拉力、使肌壁切口良好对合。对于子宫后壁或较深肌壁切口的缝合，必要时也可用举宫器或子宫牵开器辅助暴露。

四、术后管理和并发症处理

（一）术后管理

腹腔镜下子宫肌瘤切除术和微型开腹手术患者通常在手术当天出院。根据 ERAS 原则，为保证医疗安全，需要对患者进行全面的术前评估和知情同意、解决术后疼痛、制订个性化用药方案、指导进食、叮嘱尽早下床活动等 [23]。据报道，ERAS 可降低麻醉阵痛药物使用，也不增加并发症发生率和再次住院率 [47]。

（二）并发症的处理

一项前瞻性队列研究，曾对比腹腔镜与开腹路径下的子宫肌瘤切除术的并发症发生情况，共纳入了 2050 例患者，结果表明常见的并发症是术后发热（体温高于 38℃者达 5.1%）和膀胱炎（3.4%），术中出血发生率为 0.7%，0.14% 的患者术后需要输血 [48]。相关研究结果表明，与开腹路径相比，腹腔镜手术术后发热风险更低，其原因可能与炎症因子释放和瘤腔血肿形成等相关 [36]，大部分患者可在术后 2 周内恢复生活质量，术后并发症发生率与肌瘤大小、数量和手术时长相关，上述指标也可被用于评估手术复杂程度 [48, 49]。长期随访表明，腹腔镜下子宫肌瘤切除术可帮助患者改善症状、提高生活质量。一项前瞻性研究表明，腹腔镜手术患者在术后 6~12

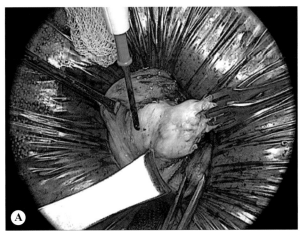
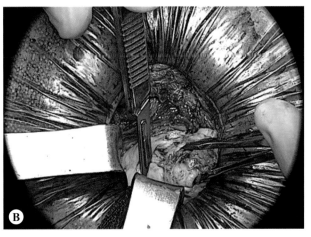

▲ 图 2-12　小切口开腹手术中使用滚动旋切肌瘤的方法，将肌瘤沿肌核边缘从肌层剖出
图片由 Miguel Luna Russo 和 Cara King 提供

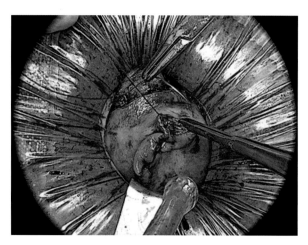

▲ 图 2-13 小切口开腹肌瘤切除中使用倒刺线缝合瘤腔，以维持组织牵拉张力

图片由 Miguel Luna Russo 和 Cara King 提供

一项回顾性研究结果显示术后妊娠率约 50%[36]，而另一项系统性回顾认为手术路径与妊娠率和经阴道分娩成功率无关[12]。子宫破裂是妊娠期较严重的并发症之一，经深层肌壁切除的子宫肌瘤患者术后更易出现妊娠相关子宫破裂。有报道指出，子宫肌瘤切除术后发生子宫破裂风险为 0.93%，当孕妇规律产检后该风险下降至 0.47%[54]，风险下降的原因则可能是患者选择剖宫产终止妊娠，未阴道试产。对于如何有效预防子宫肌瘤切除术发生子宫破裂，相关研究仍有限，但多数手术医生主张提高缝合技术，进行深层、多层缝合，减少电器械使用，以促进切口愈合、降低子宫破裂风险[36]。

五、总结

子宫肌瘤是女性生殖器常见的良性肿瘤，子宫肌瘤切除术是一种有效改善症状（如异常子宫出血、盆腔脏器压迫等）的治疗方法，适用于希望保留子宫的患者。腹腔镜下子宫肌瘤切除术是一种安全可行的方法，其中术前评估与患者选择等因素对手术成功完成、减少术中出血、降低病灶在盆腹腔播散风险等至关重要。微型开腹手术是传统腹腔镜路径的一种变体，具有方便瘤腔缝合、缩短手术时间的优势。综上所述，腹腔镜下子宫肌瘤切除术是一种有效的治疗手段，可有效控制患者临床症状，显著提升患者生活质量。

周的生活质量、肌瘤相关临床症状均有显著改善[50]，1 年后生活质量仍能持续提升[51]，但随着时间推移，肌瘤复发风险仍会增高，术后 5 年肌瘤复发率约 53%[52]。

（三）术后妊娠计划

子宫肌瘤切除术主要适用于希望保留生育功能的患者，所以术后妊娠计划至关重要。考虑到术前影像学检查的影响、术后子宫修复需要一定时间等因素，一般建议术后至少避孕 3 个月[53]。具体避孕时间建议根据个体手术情况确定（如延长至 6~24 个月），以使肌层充分愈合。

腹腔镜子宫肌瘤切除术后妊娠率差异较大，

参考文献

[1] Stewart E, Cookson C, Gandolfo R, Schulze-Rath R. Epidemiology of uterine fbroids: a systematic review. BJOG. 2017;124:1501-12. https://doi.org/10.1111/1471-0528.14730.

[2] Fortin C, Flyckt R, Falcone T. Alternatives to hysterectomy: the burden of fbroids and the quality of life. Best Pract Res Clin Obstet Gynaecol. 2018;46:31-42.

[3] Merrill RM. Hysterectomy surveillance in the United States, 1997 through 2005. Med Sci Monit. 2008;14(1):CR24-31. http://www.medscimonit.com/abstract/index/idArt/636058.

[4] Baird D, Dunson D, Hill M, Cousins D, Schectman J. High cumulative incidence of uterine leiomyoma among black and

white women: ultrasound evidence. Am J Obstet Gynecol. 2003;188(1):100-7.

[5] Pavone D, Clemenza S, Sorbi F, Fambrini M, Petraglia F. Epidemiology and risk factors of uterine fbroids. Best Pract Res Clin Obstet Gynaecol. 2018;46:3-11. https://doi.org/10.1016/j.bpobgyn.2017.09.004.

[6] Sood A, Meyer CP, Abdollah F, et al. Minimally invasive surgery and its impact on 30-day postoperative complications, unplanned readmissions and mortality. Br J Surg. 2017; 104: 1372-81. https://doi.org/10.1002/bjs.10561.

[7] Falcone T, Parker WH. Surgical management of leiomyomas

for fertility or uterine preservation. Obstet Gynecol. 2013; 121(4):856-68. https://doi. org/10.1097/AOG. 0b013e3182888478.

[8] Jin C, Hu Y, Chen XC, et al. Laparoscopic versus open myomectomy--a meta-analysis of randomized controlled trials. Eur J Obstet Gynecol Reprod Biol. 2009;145(1):14-21. https://doi.org/10.1016/j. ejogrb.2009.03.009.

[9] Munro MG, Critchley HO, Fraser IS. The two FIGO systems for normal and abnormal uterine. Int J Gynecol Obstet. 2018; 143:393-408.

[10] Committee on Practice Bulletins. Management of symptomatic uterine leiomyomas. Obstet Gynecol. 2021;137(6):e100-15. https://www.acog.org/clinical/clinical-guidance/practice-bulletin/articles/2020/07/diagnosis-and-management-of-vulvar-skin-disorders.

[11] Penzias A, Bendikson K, Butts S, et al. Removal of myomas in asymptomatic patients to improve fertility and/or reduce miscarriage rate: a guideline. Fertil Steril. 2017;108(3):416-25. https://doi.org/10.1016/j. fertnstert.2017.06.034.

[12] Orlando M, Kollikonda S, Hackett L, Kho R. Nonhysteroscopic myomectomy and fertility outcomes: a systematic review. J Minim Invasive Gynecol. 2021; 28(3):598-618.e1. https://doi.org/10.1016/j.jmig. 2020. 10.006.

[13] Shue S, Radeva M, Falcone T. Comparison of longterm fertility outcomes after myomectomy: relationship with number of myomas removed. J Minim Invasive Gynecol. 2018;25(6):1002-8.

[14] Dueholm M, Lundorf E, Hansen ES, Ledertoug S, Olesen F. Accuracy of magnetic resonance imaging and transvaginal ultrasonography in the diagnosis, mapping, and measurement of uterine myomas. Am J Obstet Gynecol. 2002;186(3):409-15. https://doi. org/10.1067/mob.2002.121725.

[15] Lin G, Yang LY, Huang YT, et al. Comparison of the diagnostic accuracy of contrast-enhanced MRI and diffusion-weighted MRI in the differentiation between terine leiomyosarcoma/smooth muscle tumor with uncertain malignant potential and benign leiomyoma. J Magn Reson Imaging. 2016;43(2):333-42. https://doi.org/10.1002/jmri.24998.

[16] Brohl AS, Li L, Andikyan V, et al. Age-stratifed risk of unexpected uterine sarcoma following surgery for presumed benign leiomyoma. Oncologist. 2015;20(4):433-9. https://doi.org/10.1634/theoncologist.2014-0361.

[17] Kapp DS, Shin JY, Chan JK. Prognostic factors and survival in 1396 patients with uterine leiomyosarcomas: emphasis on impact of lymphadenectomy and oophorectomy. Cancer. 2008;112(4):820-30. https://doi.org/10.1002/cncr.23245.

[18] Hartmann KE, Fonnesbeck C, Surawicz T, et al. Management of uterine fbroids. Rockville: Agency for Healthcare Research and Quality (US); 2017. https://doi.org/10.23970/

AHRQEPCCER195.

[19] Goto A, Takeuchi S, Sugimura K, Maruo T. Usefulness of Gd-DTPA contrast-enhanced dynamic MRI and serum determination of LDH and its isozymes in the differential diagnosis of leiomyosarcoma from degenerated leiomyoma of the uterus. Int J Gynecol Cancer. 2002;12(4):354-61. https://doi.org/10.1046/j.1525-1438.2002.01086.x.

[20] Barral M, Placé V, Dautry R, et al. Magnetic resonance imaging features of uterine sarcoma and mimickers. Abdom Radiol. 2017;42(6):1762-72. https://doi.org/10.1007/s00261-017-1076-9.

[21] Skorstad M, Kent A, Lieng M. Preoperative evaluation in women with uterine leiomyosarcoma. A nationwide cohort study. Acta Obstet Gynecol Scand. 2016;95(11):1228-34. https://doi.org/10.1111/aogs.13008.

[22] Kho RM, Desai VB, Schwartz PE, et al. Endometrial sampling for preoperative diagnosis of uterine leiomyosarcoma. J Minim Invasive Gynecol. 2021; https://doi.org/10.1016/j.jmig.2021.07.004.

[23] Lethaby A, Puscasiu L, Vollenhoven B. Preoperative medical therapy before surgery for uterine fbroids. Cochrane Database Syst Rev. 2017;11(11):CD000547. https://doi.org/10.1002/14651858.CD000547.pub2.

[24] Sangha R, Katukuri V, Palmer M, Khangura RK. Recurrence after robotic myomectomy: is it associated with use of GnRH agonist? J Robot Surg. 2016;10(3):245-9. https://doi.org/10.1007/s11701-016-0583-y.

[25] Stone R, Carey E, Fader AN, et al. Enhanced recovery and surgical optimization protocol for minimally invasive gynecologic surgery: an AAGL white paper. J Minim Invasive Gynecol. 2021;28(2):179-203. https://doi.org/10.1016/j.jmig.2020.08.006.

[26] Committee on Practice Bulletins. Prevention of infection after gynecologic procedures. Obstet Gynecol. 2018; 131(6): 172-89.

[27] Cohen SL, Senapati S, Gargiulo AR, et al. Dilute versus concentrated vasopressin administration during laparoscopic myomectomy: a randomised controlled trial. BJOG. 2017;124(2):262-8. https://doi. org/10.1111/1471-0528.14179.

[28] Kongnyuy EJ, Wiysonge CS. Interventions to reduce haemorrhage during myomectomy for fbroids. Cochrane Database Syst Rev. 2014;2014(8):CD005355. https://doi.org/10.1002/14651858.CD005355.pub5.

[29] Opoku-Anane J, Vargas MV, Marfori CQ, Moawad G, Maasen MS, Robinson JK. Intraoperative tranexamic acid to decrease blood loss during myomectomy: a randomized, double-blind, placebo-controlled trial. Am J Obstet Gynecol. 2020;223(3):413.e1-7. https://doi.org/10.1016/j.ajog.2020.02.019.

[30] Hickman LC, Kotlyar A, Shue S, Falcone T. Hemostatic techniques for myomectomy: an evidence-based approach.

J Minim Invasive Gynecol. 2016;23(4):497-504. https://doi.org/10.1016/j.jmig.2018.09.779.

[31] Alborzi S, Ghannadan E, Alborzi S, Alborzi M. A comparison of combined laparoscopic uterine artery ligation and myomectomy versus laparoscopic myomectomy in treatment of symptomatic myoma. Fertil Steril. 2009;92(2):742-7. https://doi.org/10.1016/j.fertnstert.2008.06.011.

[32] Ji L, Jin L, Hu M. Laparoscopic myomectomy with temporary bilateral uterine artery occlusion compared with traditional surgery for uterine myomas: blood loss and recurrence. J Minim Invasive Gynecol. 2018;25(3):434-9. https://doi.org/10.1016/j. jmig.2017.06.032.

[33] Jin L, Ji L, Shao M, Hu M. Laparoscopic myomectomy with temporary bilateral uterine artery and uteroovarian vessels occlusion compared with traditional surgery for uterine fbroids: blood loss and recurrence. Gynecol Obstet Investig. 2019;84(6):548-54. https://doi.org/10.1159/000499494.

[34] Soto E, Flyckt R, Falcone T. Minimally invasive myomectomy using unidirectional knotless barbed suture. J Minim Invasive Gynecol. 2014;21(1):27.

[35] Litta P, Fantinato S, Calonaci F, et al. A randomized controlled study comparing harmonic versus electrosurgery in laparoscopic myomectomy. Fertil Steril. 2010;94(5):1882-6. https://doi.org/10.1016/j. fertnstert.2009.08.049.

[36] Buckley VA, Nesbitt-Hawes EM, Atkinson P, et al. Laparoscopic myomectomy: clinical outcomes and comparative evidence. J Minim Invasive Gynecol. 2015; 22(1):11-25. https://doi.org/10.1016/j.jmig.2014.08.007.

[37] Stentz NC, Cooney LG, Sammel M, Shah DK. Changes in myomectomy practice after the U.S. Food and Drug Administration safety communication on power morcellation. Obstet Gynecol. 2017;129(6):1007-13. https://doi.org/10.1097/AOG.0000000000002035.

[38] Griffth KC, Clark NV, Mushinski AA, et al. Incisional outcomes of umbilical vs suprapubic mini-laparotomy for tissue extraction: a retrospective cohort study. J Minim Invasive Gynecol. 2018;25(6):1024-30. https://doi.org/10.1016/j.jmig.2018.01.021.

[39] Foley C, Donnellan N, Harris J. Tissue extraction in gynecologic surgery: past, present, and future. Clin Obstet Gynecol. 2020;63(2):305-19. https://doi.org/10.1097/GRF.0000000000000511.

[40] Wong WSF, Lee TCE, Lim CED. Novel vaginal "paper roll" uterine morcellation technique for removal of large (>500 g) uterus. J Minim Invasive Gynecol. 2010;17(3):374-8. https://doi.org/10.1016/j. jmig.2010.02.005.

[41] Pepin K, Cope A, Einarsson JI, Cellini J, Cohen SL. Safety of minimally invasive tissue extraction in myoma management: a systematic review. J Minim Invasive Gynecol. 2021;28(3):619-43. https://doi.org/10.1016/j.jmig.2020.09.013.

[42] ACOG. Committee opinion: uterine morcellation for presumed leiomyomas. Obstet Gynecol. 2021;137(822): 63-74.

[43] Raimondo D, Raffone A, Saccone G, et al. Cellulose absorbable barrier for prevention of de-novo adhesion formation at the time of laparoscopic myomectomy: a systematic review and meta-analysis of randomized controlled trials. Eur J Obstet Gynecol Reprod Biol. 2020; 245:107-13. https://doi.org/10.1016/j. ejogrb. 2019. 12.033.

[44] Kumakiri J, Kikuchi I, Kitade M, et al. Association between uterine repair at laparoscopic myomectomy and postoperative adhesions. Acta Obstet Gynecol Scand. 2012;91(3):331-7. https://doi. org/10.1111/j.1600-0412. 2011. 01339.x.

[45] Dubin AK, Wei J, Sullivan S, Udaltsova N, Zaritsky E, Yamamoto MP. Minilaparotomy versus laparoscopic myomectomy after cessation of power morcellation: rate of wound complications. J Minim Invasive Gynecol. 2017;24(6):946-53. https://doi. org/10.1016/j.jmig. 2017. 05.010.

[46] Malzoni M, Tinelli R, Cosentino F, Iuzzolino D, Surico D, Reich H. Laparoscopy versus minilapa rotomy in women with symptomatic uterine myomas: short-term and fertility results. Fertil Steril. 2010;93(7):2368-73. https://doi.org/10.1016/j. fertnstert.2008.12.127.

[47] Peters A, Siripong N, Wang L, Donnellan NM. Enhanced recovery after surgery outcomes in minimally invasive nonhysterectomy gynecologic procedures. Am J Obstet Gynecol. 2020;223(2):234.e1-8. https://doi.org/10.1016/j. ajog.2020.02.008.

[48] Sizzi O, Rossetti A, Malzoni M, et al. Italian multicenter study on complications of laparoscopic myomectomy. J Minim Invasive Gynecol. 2007;14(4):453-62. http://resolver.ebscohost.com/openurl?sid=OVID:medline&id=pmid:17630163&id=doi:10.1016%2Fj.jmig.2007.01.013&issn=1553-4650&isbn=&volume=14&issue=4&spage=453&date=2007&title=Journal+of+Minimally+Invasive+Gynecology&atitle=Italian+multicenter+study+on+compl.

[49] Tsuzuki Y, Tsuzuki S, Wada S, Fukushi Y, Fujino T. Recovery of quality of life after laparoscopic myomectomy. J Obstet Gynaecol Res. 2019;45(1):176-81. https://doi.org/10.1111/jog.13808.

[50] Laughlin-Tommaso SK, Lu D, Thomas L, et al. Shortterm quality of life after myomectomy for uterine fbroids from the COMPARE-UF Fibroid Registry. Am J Obstet Gynecol. 2020;222(4):345.e1-e22. https://doi.org/10.1016/j.ajog.2019.09.052.

[51] Wallace K, Zhang S, Thomas L, et al. Comparative effectiveness of hysterectomy versus myomectomy on one-year health-related quality of life in women with uterine fbroids. Fertil Steril. 2020;113(3):618-26. https://doi.org/10.1016/j. fertnstert.2019.10.028.

[52] Yoo EH, Lee PI, Huh CY, et al. Predictors of leiomyoma

recurrence after laparoscopic myomectomy. J Minim Invasive Gynecol. 2007;14(6):690-7. http://resolver. ebscohost.com/openurl?sid=OVID:medline&id=pmid:1798 0328&id=doi:10.1016%2Fj. jmig.2007.06.003&issn=1553- 4650&isbn=&volume=14&issue=6&spage=690&date=200 7&title=Journal+of+Minimally+Invasive+Gynecology&atit le=Predictors+of+leiomyoma+recurrence.

[53] Tsuji S, Takahashi K, Imaoka I, Sugimura K, Miyazaki K, Noda Y. MRI evaluation of the uterine structure after myomectomy. Gynecol Obstet Investig. 2006;61(2):106-10. https://doi. org/10.1159/000089144.

[54] Gambacorti-Passerini Z, Gimovsky AC, Locatelli A, Berghella V. Trial of labor after myomectomy and uterine rupture: a systematic review. Acta Obstet Gynecol Scand. 2016;95(7):724-34. https://doi. org/10.1111/aogs.12920.

第3章 腹腔镜下附件手术
Laparoscopic Adnexal Surgery

Anna Fagotti　Cristiano Rossitto　Sara Pizzacalla　Giovanni Scambia **著**

陈亚丽 **译**　何 翔 **校**

任何外科手术都需要特定的工具。训练有素的团队、设备齐全的手术室配置是安全有效实施手术的基础。采用先进的技术将使手术过程更加安全顺利。

一、患者体位

患者取平卧位，双腿外展。术中使用腿镫有助于必要时改变腿部位置并保护无菌区域。臀部置于手术床边缘，便于为举宫器操作留出足够空间。术前安置尿管排空膀胱。患者手臂沿身体两侧固定，以减少臂丛神经受压的风险，同时增加手术医生和助手操作的灵活性。建议在患者水平位时完成套管穿刺器的安置，因为头低臀高位时腰椎前凸明显，大血管靠近肚脐，会增加血管损伤风险。

二、手术医生站位

腹腔镜手术一般需要两名手术医生。主刀医生一般站在患者左侧，可站在踏凳上减少手臂肌肉疲劳，更符合人体工程力学（图3-1）。第一助手站在患者的右侧。在一些困难手术时（如深部子宫内膜异位症手术）可增加第二助手，坐于患者双腿间控制举宫器。器械护士一般位于主刀医生的旁边，在不妨碍手术医生视野的情况下，方便顺利更换器械。

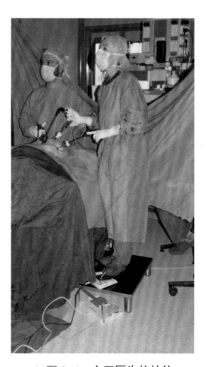

▲ 图 3-1　主刀医生的站位

主刀医生站在患者的左侧，可以站在踏凳上，更符合人体工程力学，减少手臂肌肉的疲劳

三、套管穿刺器的安置

通常，第一个腹腔镜套管穿刺器（Trocar）选择安置于脐部，但根据肿物大小或既往手术史，也可以选择其他位置，或者采用不同方法来置入第一个 Trocar（如气腹针、可视 Trocar 或开放式置入 Trocar）。第一个 Trocar 的直径可选

5mm 或 10mm，既与内镜直径有关，也与需要使用足够大的标本袋取出附件或肿物有关。关于辅助 Trocar，著者更偏好使用 3 个 5mm 的 Trocar，因为所有腹腔镜手术主要器械直径一般为 5mm。不论直径大小，Trocar 的穿刺位置推荐选择盆腔两侧和耻骨上。在两侧穿刺放置 Trocar 时，可能会因腹壁下血管损伤引起出血。在肥胖女性中，通过腹壁透光实验可能仍无法识别深部血管，仅能显示浅表的腹壁血管。触诊暴露腹直肌边缘和腹腔镜下对该区域的可视化操作，使手术医生能够选择放置 Trocar 的正确穿刺点。Trocar 应在镜头直视下垂直于腹壁插入。第 3 个辅助 Trocar 可以位于两侧 Trocar 的中点。

四、腹腔镜器械的放置

腹腔镜手术器械种类繁多，附件手术一般只需使用一些常用器械。术中最好使用无扣锁手柄，方便灵活操作。

腹腔镜附件手术包括以下基本器械。

- 抓钳：操作抓钳有不同类型。在行囊肿剥除时，更推荐尖端有很强抓持力的器械。

- 双极钳：最新一代双极钳具备止血和足够的抓持力两个功能。理想的双极钳可以在整个手术过程中使用，无须更换，并可用于凝闭卵巢血管或囊肿血管。

- 剪刀：需具备持续可靠的切割力。

- 抽吸 / 冲洗装置。

还有许多新一代可用于凝固、切割和抓持的器械，实际选择权取决于手术医生、手术类型和经济能力。例如，经皮穿刺器械可进一步降低腹壁创伤、改善美容效果，但却因无法配适常用双极能量器械可能导致需要使用更多的特殊器械，反而增加了手术成本 [1, 2]。

五、术前准备

针对附件疾病，通过查体、实验室检验和影像学检查进行充分的临床评估，是为患者选择最佳治疗方案（如是选择手术治疗还是保守治疗等问题）的前提。明确手术指征后，需与患者充分沟通关于手术方式及途径选择、生育力和激素水平影响、并发症发生等问题。

（一）实验室检验和影像学检查

对于良性和恶性疾病的鉴别诊断，是附件手术前需要考虑的首要问题。当怀疑有恶性病变时，应将患者转诊给妇科肿瘤专科医生，以确保患者获得最专业的诊断和治疗。对于良性病变年轻患者，保留生育能力的微创手术往往是首选手术治疗方案。术前需进行充分问诊及体格检查以明确重要症状和体征（如单侧 / 双侧下腹部疼痛、腹膜反射、实性包块、腹水等）。

1. 实验室检验

在绝经前女性中，检测血人绒毛膜促性腺激素 β（β-hCG）可以协助排除妊娠。血常规有助于判断输卵管卵巢脓肿和盆腔炎性疾病 [3]。糖类抗原 125（CA125）有助于协助诊断恶性肿瘤，但无法作为恶性肿瘤的筛查方法，因为在一些良性妇科疾病（如子宫内膜异位症、大子宫肌瘤、月经期、卵巢纤维瘤、盆腔炎性疾病、既往子宫切除史等）和非妇科疾病（如使用咖啡因、肝硬化、肥胖、肺部疾病、肺结核等）中 CA125 也可能升高 [3]。CA125 血清水平可帮助鉴别卵巢癌与其他类型恶性肿瘤，但与附件肿物本身的恶性程度无特异关联。

2. 影像学检查

超声检查在鉴别附件肿物方面有高度的灵敏度和特异性，经阴道超声是附件疾病首选影像学检查。超声还可用于检查 CT 偶然发现的附件肿物。国际卵巢肿瘤分析组织（International Ovarian Tumour Analysis，IOTA）一直致力于确定描述附件肿物的标准化术语和定义系统 [4]。使用"简单评价法"可确定大多数（43%）附件肿物所共有的一系列超声参数，从而帮助临床医生识别肿物性质，具有较高的阳性预测值（93%）和阴性预测值（99%）[4]。2011 年，英国妇产科协会（Royal College of Obstetrician and Gynecologist，RCOG）指南指出，"简单评价法"代表一种易于使用的方法，可以协助鉴别诊断绝经前女性恶性和良性肿物。最近，基于 Logistic 回归研究建立了一种对附件不同肿瘤的评估模型（Assessment of Different Neoplasias in the adnexa，ADNEX），可针对附件肿物进行多种分类预测，评估恶性肿瘤、交界性肿瘤、转移性肿瘤等风险。该模型将3 个临床预测因子［CA125 血清水平、年龄及医疗机构类型（肿瘤与非肿瘤医院）］与 6 个超声参数（病变的最大直径、实性组织的比例、肿瘤内是否存在 10 个及以上囊腔、乳头状突起的数量、肿瘤是否有声影、腹水情况等）相结合[4]。MRI检查和 CT 检查可在超声检查不明确的情况下，帮助判断盆腔肿物的特征，或者在怀疑恶性肿瘤情况下评估盆腔外病变的情况[3]。

（二）知情同意

年龄、体重指数、既往手术史和合并症是与围术期并发症相关的危险因素，并与中转开腹手术的风险相关。腹腔镜手术常见的并发症有血管、肠道、泌尿生殖系统损伤和切口疝。气体栓塞是较少见的并发症[5]。当患者在接受附件手术前，还应告知其手术相关的一些后果，如在进行输卵管手术前，患者应意识到术后有发生输卵管异位妊娠的风险[6-7]。此外，输卵管手术相关的损伤也可能造成卵巢血供减少[8]。卵巢囊肿剥除术或附件手术后卵巢储备下降是手术相关的另一重要后果。文献显示，卵巢储备明显下降与囊肿组织学类型和直径无关[8]。剥除技巧被认为是卵巢正常组织保留的关键因素。一些研究认为，卵巢子宫内膜异位症囊肿手术剥除比穿刺引流或消融更能使患者受益[9, 10]。所有接受重复性附件手术的患者，应在术前就其生育能力进行咨询。接受双侧输卵管卵巢切除术的绝经前和围绝经期女性，应被告知随后出现的绝经症状，以及是否能够接受激素替代治疗。

六、手术技巧

人工气腹的建立和 Trocar 的安置，是腹腔镜手术第一步操作，也是后续手术顺利进行的保障。成功安置 Trocar 后，首先应全面评估盆腹腔及病灶情况，以评估恶性肿瘤的风险。术中收集腹腔积液或冲洗液进行细胞学检查。当有粘连时，需要进行粘连松解以恢复解剖结构、游离附件。手术完成、充分止血后，需完全放掉腹腔内气体后移除 Trocar，关闭切口。

（一）输卵管手术

1. 解剖

输卵管是一对对称的管状器官，将子宫体与卵巢连接，为拾卵提供空间，长度为 7～12cm，管径约 3mm。被两层腹膜覆盖（即输卵管系膜）。输卵管从子宫体到远端可分为 4 个部分，即间质部、峡部、壶腹部和伞端。子宫动脉和卵巢动脉的输卵管分支在圆韧带汇合，穿过输卵管系膜为输卵管不同部位的分支供血。静脉和淋巴引流与子宫和卵巢血管相伴。目前，腹腔镜手术是输卵管手术的"标准路径"。

2. 腹腔镜下输卵管切除术

(1) 适应证：单侧输卵管切除术通常适用于异位妊娠和输卵管卵巢脓肿等疾病。双侧输卵管切除术通常用于绝育和卵巢癌高危患者的预防性切除。尽管对于输卵管的子宫内膜异位症是否影响生育能力和慢性盆腔疼痛仍有争议，但在计划进行体外受精（in vitro fertilization，IVF）的输卵管子宫内膜异位症患者中，也应考虑单侧和双侧输卵管切除术[11]。

(2) 手术方法：辨清输卵管后，需轻柔地、用无损伤钳轻轻抓持，以免损伤血管和其他相邻结构。为尽量减少出血量，输卵管系膜中的所有血管都需要进行凝闭。使用带有双极电凝的抓钳，可从输卵管远端起开始凝闭，用剪刀切除已凝闭的部分。这个过程需要连续重复从输卵管系膜的远端移动到近端。在异位妊娠的情况下，可以进行腹腔镜下输卵管套扎术，然后从输卵管远管切割至套扎处输卵管。此外，也可以只使用单极剪刀凝闭的同时切除输卵管，或者使用多功能设备来减少手术时间。

3. 腹腔镜下输卵管造口术

(1) 适应证：单侧输卵管造口术主要用于异

位妊娠的保守性手术治疗，但需告知患者术后可能发生持续性宫外孕的风险（约8%），以及输卵管可能受到永久性损伤。β-hCG水平越高（通常＞6000 U/L）、包块直径大（＞3.5～4cm）时，导致不良结果的概率会增加。只有当患者有强烈生育意愿或仅存一侧输卵管时才应考虑此类手术。对于有轻度粘连的患者，此类手术后子宫内妊娠率可达70%，这主要取决于输卵管的状况（如是否存在黏膜损伤等），故需要选择适合的病例[6]。

(2)手术方法：术前可选择将稀释后的垂体后叶加压素溶液注入输卵管壁的输卵管系膜（20ml盐水中加入5U）[12]，以减少出血。然后，使用剪刀、双极、单极或二氧化碳激光在输卵管系膜对侧，纵行切开输卵管（1～2cm），可适当扩大切口边缘，通过抽吸/冲洗器利用水压分离或用光滑的钳子清除妊娠组织，装入标本袋并取出，检查出血并精确止血，冲洗并吸尽盆腔内游离血液和组织，防止发生持续性宫外孕。

（二）卵巢手术

1. 解剖

卵巢是成对的盆腔内分泌器官，位于子宫两侧的盆腔，通过卵巢系膜连接到阔韧带后部，通过卵巢固有韧带连接到同侧子宫角，通过骨盆漏斗韧带连接到盆侧壁。卵巢动脉是腹主动脉分支，沿着骨盆漏斗韧带走行，并与子宫动脉卵巢分支最终吻合。卵巢血管进入卵巢门，在皮质髓质交界处形成丛状，动脉呈放射状垂直于卵巢表面穿过皮质，静脉与动脉伴随。左、右卵巢静脉分别流入左肾静脉和下腔静脉。在切面上可以看到3个区域，即外侧皮质、内侧髓质和卵巢门。目前良性卵巢病变手术治疗首选路径是腹腔镜手术。

2. 腹腔镜下附件切除术

(1)适应证：腹腔镜下附件切除术适用于多房性子宫内膜异位囊肿或达卵巢门血管的巨大皮样囊肿且无残留正常卵巢组织时，或者患者已绝经，或者出于预防恶性肿瘤等目的。

(2)手术方法：行附件切除术，可使用带双极电凝的抓钳和剪刀。该技术包括打开圆韧带下方的阔韧带后叶，辨清输尿管，并在卵巢血管和输尿管之间的腹膜开窗。通过这种方式，可以安全地凝闭和切断卵巢血管，而不会对输尿管造成任何损伤。然后，逐一切断输卵管系膜、卵巢系膜、卵巢固有韧带等，将附件装入标本袋取出避免暴露。标本袋可以通过脐部的10mm Trocar取出，以减少额外的瘢痕。对术前评估恶性风险极低的巨大囊肿，可以进行囊肿抽吸以减少体积（图3-2）。

3. 腹腔镜下卵巢囊肿剥除术

(1)适应证：腹腔镜可以剥除所有类型的卵巢囊肿。术前，手术医生与患者进行充分、有效沟通非常重要。

(2)手术方法：在任何情况下，均应尽可能完整剥除囊肿，避免囊肿破裂、囊液溢出。如果卵巢囊肿不可避免地破裂并有囊液溢出，应检查内壁有无乳头或不规则增厚。如果发现意外的囊内病变，则应将囊肿完全切除（或附件切除）并送冰冻检查。牵拉附件并用剪刀打开明确的间隙后，使用2～3把无创抓握钳进行囊肿剥离。然后，通过反复分离[13, 14]将囊肿与卵巢组织分开。在创面出血处可通过准确电凝止血。没有出血情况下，可不缝合剩余卵巢组织（图3-3）。

4. 腹腔镜下卵巢移位术

(1)适应证：腹腔镜下卵巢移位术是指将卵巢从放射区域转移到无放射治疗区域的手术方式。应向所有将接受腹部或盆腔放射治疗、有生育意愿的绝经前女性肿瘤患者提供腹腔镜下卵巢移位术的选项，尤其是未成年人群[15]。

(2)手术方法：进行腹腔镜下卵巢移位术的主要问题是将1个或2个卵巢移动安置到解剖学安全的位置，保留卵巢血供并避免扭转或缺血。微创手术是可行和安全的路径，明显减少了手术失血和住院时间且视野比开腹更开阔。据报道，腹腔镜下卵巢移位术对保护卵巢功能的有效率达88.6%[16]。卵巢可以独立或与输卵管一起移位，与输卵管一起移位有发生高级别浆液性腺癌

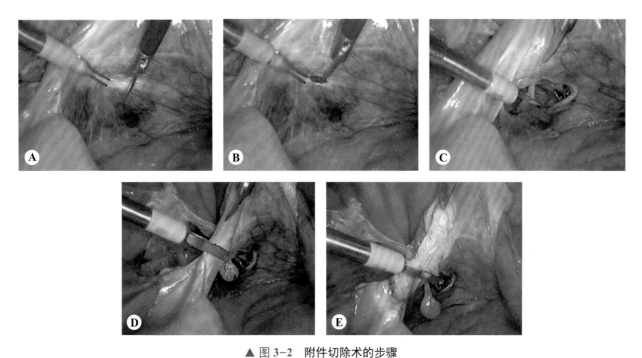

▲ 图 3-2　附件切除术的步骤

A. 电凝阔韧带；B. 打开阔韧带；C. 继续打开阔韧带；D. 电凝骨盆漏斗韧带；E. 切断骨盆漏斗韧带

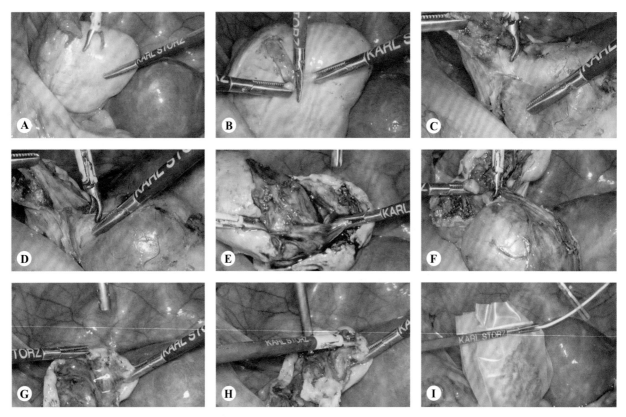

▲ 图 3-3　卵巢囊肿剥除术的步骤

A. 暴露附件和识别囊肿；B. 切开囊肿周围的卵巢实质；C. 识别剥除卵巢囊肿边缘的位置；D. 将卵巢囊肿与卵巢组织分离（第 1 部分）；E. 将卵巢囊肿与卵巢组织分离（第 2 部分）；F. 完整剥除囊肿；G. 冲洗囊肿创面检查有无出血；H. 电凝创面止血；I. 装入标本袋、取出囊肿

的潜在风险，但输卵管系膜的存在可保证更好的血供。此手术通过切断卵巢固有韧带将卵巢与子宫分离，然后通过打开腹膜游离骨盆漏斗韧带，并分离结肠旁沟的腹膜直至肾脏上极水平，在该水平腹壁腹膜另做一切口，将游离骨盆漏斗韧带及卵巢从腹膜后向头侧放置、经该切口安置卵巢至腹腔，注意保持腹膜后卵巢血管走行、避免扭转、保持血供，可将卵巢缝合到周围腹膜避免移位，最后用钛夹标记，以便术后识别其位置。

七、总结

腹腔镜下附件手术是腹腔镜手术的基础，即使是在机器人手术时代，它仍然有助于降低手术治疗成本并提供临床效益。

参考文献

[1] Rossitto C, Cianci S, Gueli Alletti S, Perrone E, Pizzacalla S, Scambia G. Laparoscopic, minilaparoscopic, single-port and percutaneous hysterectomy: comparison of perioperative outcomes of minimally invasive approaches in gynecologic surgery. Eur J Obstet Gynecol Reprod Biol. 2017;216:125-9. https://doi.org/10.1016/j.ejogrb.2017.07.026.

[2] Fagotti A, Fanfani F, Marocco F, Rossitto C, Gallotta V, Marana E, et al. Laparoendoscopic single-site surgery for the treatment of benign adnexal diseases: a pilot study. Surg Endosc. 2011;25:1215-21. https://doi.org/10.1007/s00464-010-1346-x.

[3] Biggs WS, Marks ST. Diagnosis and management of adnexal masses. Am Fam Physician. 2016;93:676-81.

[4] Froyman W, Timmerman D. Methods of assessing ovarian masses: international ovarian tumor analysis approach. Obstet Gynecol Clin N Am. 2019;46:625-41. https://doi.org/10.1016/j.ogc.2019.07.003.

[5] Worley MJ, Slomovitz BM, Ramirez PT. Complications of laparoscopy in benign and oncologic gynecological surgery. Rev Obstet Gynecol. 2009;2:169-75. https://doi.org/10.3909/riog0077.

[6] Brady PC. New evidence to guide ectopic pregnancy diagnosis and management. Obstet Gynecol Surv. 2017;72:618-25.

[7] Kotlyar A, Gingold J, Shue S, Falcone T. The effect of salpingectomy on ovarian function. J Minim Invasive Gynecol. 2017;24:563-78. https://doi.org/10.1016/j.jmig.2017.02.014.

[8] Kalra GS, Campbell S, Nargund G. Ovarian reserve may be compromised after adnexal surgery: are we sufficiently fertility-focused in our surgical training? Facts Views Vis Obgyn. 2016;8:104-8.

[9] Muzii L, Bianchi A, Croce C, Manci N, Panici PB. Laparoscopic excision of ovarian cysts: is the stripping technique a tissue-sparing procedure? Fertil Steril. 2002;77:609-14. https://doi.org/10.1016/S0015-0282(01)03203-4.

[10] Celik HG, Dogan E, Okyay E, Ulukus CSB, Uysal SKM. Effect of laparoscopic excision of endometriomas on ovarian reserve: serial changes in the serum antimüllerian hormone levels. Fertil Steril. 2012;97:1472-8.

[11] Garcia-Velasco JA. Fallopian tube endometriosis: clinical implications. Fertil Steril. 2020;114:966. https://doi.org/10.1016/j.fertnstert.2020.07.045.

[12] Donnez J, Nisolle M. 2 Endoscopic management of ectopic pregnancy. Baillieres Clin Obstet Gynaecol. 1994;8:707-22. https://doi.org/10.1016/S0950-3552(05)80051-3.

[13] Ferrero S, Venturini PL, Gillott DJ, Remorgida V, Maggiore ULR. Hemostasis by bipolar coagulation versus suture after surgical stripping of bilateral ovarian endometriomas: a randomized controlled trial. J Minim Invasive Gynecol. 2012;19(6):722-30.

[14] Coric M, Barisic D, Pavicic D, Karadza M, Banovic M. Electrocoagulation versus suture after laparoscopic stripping of ovarian endometriomas assessed by antral follicle count: preliminary results of randomized clinical trial. Arch Gynecol Obstet. 2011;283:373-8.

[15] Costa-Roig A, Andrés Moreno M, Bordallo Vázquez M, Cortés Sáez J, Del Peral Samaniego M, Gómez-Chacón J, et al. Ovarian transposition as a minimally invasive fertility preservation technique: ten years of experience in a pediatric center. Cir Pediatr. 2020;33:25-9.

[16] Arian SE, Goodman L, Flyckt RL, Falcone T. Ovarian transposition: a surgical option for fertility preservation. Fertil Steril. 2017;107:e15. https://doi.org/10.1016/j.fertnstert.2017.01.010.

第4章 腹腔镜下子宫全切术及次全切除术
Laparoscopic Total and Supracervical Hysterectomy

George Thomas　Michael L. Sprague　著

王卡娜　译　綦小蓉　校

在美国，子宫切除术是常见的妇科手术之一，适用于异常子宫出血、有症状的子宫肌瘤、子宫内膜异位症和盆腔器官脱垂等疾病[1]。腹腔镜技术和器械的发展，推动了从传统开腹手术到腹腔镜下子宫切除术的变革。腹腔镜手术的优势主要包括减少术中失血、减少围术期感染、减轻术后疼痛、加快术后康复等[2]。通过充分做好术前评估和医患沟通，完善围术期管理和成熟手术技术，实现了腹腔镜下子宫切除术成功的可重复性。不断提高腹腔镜技术、改进手术器械有助于掌握并精进腹腔镜下子宫切除术。

一、术前准备

（一）知情同意

术前应充分进行医患沟通，针对治疗方案、手术方式等知情告知，并提供可选择的替代方案。借助模型、图表和手术视频等可增加患者对手术的全面了解，帮助其决策。患者需要了解术的麻醉方式，理解该手术为不可逆的，术后将丧失生育能力[3]，并应了解腹腔镜下子宫切除术的相关风险和中转开腹的可能性及必要性（表4-1）。

（二）辅助检查

接受腹腔镜下子宫切除术的患者，至少需要完成血常规检查、血清电解质检查、肾功能和肝

表 4-1　腹腔镜下子宫切除术并发症相关风险列表

并发症	风险（%）
泌尿道损伤[2]	0.024
肠道损伤[2]	0.001
血管损伤[2]	0.016
严重的围术期出血[2]	0.006
中转开腹[3]	3.93
阴道断端切口裂开[4]	0.64~1.35

功能检查、子宫颈癌筛查、血型和抗体检测，必要时需进行子宫内膜病理学检查等[4]。

（三）器械及设备

表4-2为腹腔镜下子宫切除术需要的基本腹腔镜设备。有角度的腹腔镜镜头可提供足够大、满足复杂病变要求的手术视野。非一次性腹腔镜器械可节约成本，减少手术资源浪费。使用举宫器有利于手术野暴露、提高手术效率和安全性[5]。腹腔镜下子宫切除术完成后，必要时可通用膀胱镜检查确认膀胱完整性和输尿管通畅性[5]。

二、手术准备

术前充分准备是腹腔镜下子宫切除术后 ERAS

038

表4-2　腹腔镜下子宫切除术推荐的机械及设备
• 视频系统 • 带光源的内镜摄像头 • 腹腔镜镜头（0°镜或30°镜） • 气腹机 • 基本的腹腔镜器械组件 • 腹腔镜用持针器 • 举宫器 • 能量器械和（或）电外科设备 • 膀胱镜（30°镜或70°镜）

的先决条件。建议患者在术前 2h 前饮用富含碳水化合物的透明液体饮料、预防性服用止吐剂，并在手术开始前接受多模式非阿片类药物镇痛[6]。预防性使用抗菌药物应在术前 30~60min[7]。在全身麻醉诱导之前，开始使用顺序性加压装置，机械性预防静脉血栓形成。将患者手臂安全地固定在一侧，并避免影响肢体血液循环。

患者取截石位，臀部位于手术床边缘，便于暴露尿道、生殖道和胃肠道，腿镫位置适当。潜在的压力点充分填充衬垫可最大限度地降低围术期神经损伤的风险。手术床配备防滑材料可防止患者位于头低足高仰卧位时发生移位。患者腹部及阴道消毒[7]，覆盖无菌巾，安置 Foley 尿管引流。

手术人员和设备的最佳位置可增强手术医生的人体工程学舒适性，并减少其疲劳。主刀医生站在患者一侧，第一助手站在其对侧，第二助手位于患者的两腿间。显示屏摆放位置以每位手术成员均能舒适地看到画面为佳。

三、手术技巧

（一）举宫器安置

杯状举宫器可用于推举牵拉子宫、显示阴道穹窿的清晰轮廓，有助于下推膀胱，使输尿管远离宫颈阴道连接部，从而帮助完成手术。现有不同类型一次性或可重复使用的举宫器，适合的举宫器共同特征包括符合人体工程力学的手柄、封堵器（防漏气装置）、举宫杯和宫腔内探头（图 4-1）。

（二）套管穿刺器安置

选择最佳入路是完成腹腔镜下子宫切除术的关键。入路位置必须能够充分显示盆腔解剖结构，并有效达到子宫及其周围组织。脐部是第一切口最常选择的部位。通过脐部置入腹腔镜镜头，可对腹部和盆腔进行初步检查。当子宫较大或病情复杂时，放置镜头的位置可选择在脐部以上，便于获得更充分的手术视野。根据患者解剖特点和病情，可在镜头直视下置入辅助孔，避免损伤血管和内脏器官。最终适合的入路布局取决于术者，但应符合对应盆腔内三角成角的人体工程学原理。

（三）圆韧带

圆韧带从子宫底部延伸，穿过腹股沟深环到同侧大阴唇。Sampson 动脉（Sampson's artery）是卵巢动脉与子宫动脉分支组成的一支动脉，伴行于圆韧带下方。在何处切断圆韧带需权衡是否存在子宫动脉分支和髂外血管区域血管损伤的风险，并能够恰当地处理盆腔内肌瘤或子宫内膜异位等病灶。一般可选择在子宫底和腹股沟深环的中点切断圆韧带，将子宫向对侧牵拉有助于判断圆韧带切断的位置并提供相应张力。在切断圆韧带之前，需充分凝闭 Sampson 动脉（图 4-2）。

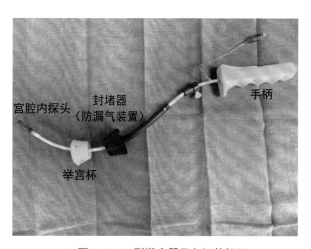

▲ 图 4-1　V 型举宫器及各组件标示

（四）附件

1. 输卵管切除术

保留卵巢的患者，可选择行输卵管切除术。

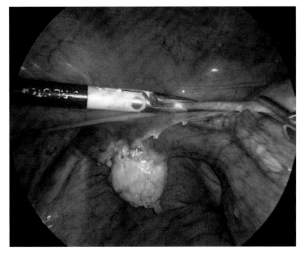

▲ 图 4-2　凝闭 Sampson 动脉

完全切除两侧输卵管，可以降低 65% 的上皮性卵巢癌风险[8]。钳夹输卵管的壶腹部和伞部，牵拉输卵管远离邻近组织，有效的牵拉有助于输卵管系膜暴露。然后，电凝并断离输卵管系膜。游离后的输卵管可仍然附着在子宫体上待最后一起取出，或者在子宫角附近单独切断并取出。卵巢固有韧带电凝切断后，卵巢与子宫彻底分离（图 4-3 和 4-4）。

2. 卵巢切除术

卵巢位于卵巢窝内，与同侧的髂外血管、输尿管和闭锁的脐动脉相邻。断离圆韧带后，抓住骨盆漏斗韧带并向对侧牵拉。骨盆漏斗韧带外侧平行的腹膜可分为骨盆入口平面腹膜和暴露髂外血管平面腹膜。可经腹腔内腹膜表面透视或打开腹膜后辨识输尿管。打开骨盆漏斗韧带内侧的腹膜，分离暴露出卵巢血管，并安全地凝闭切断卵

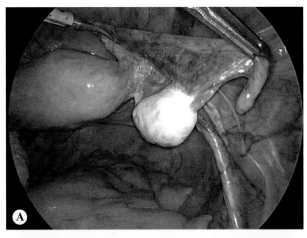

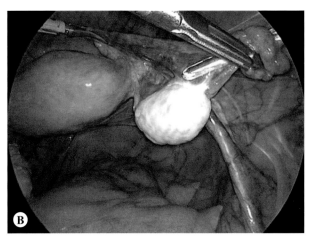

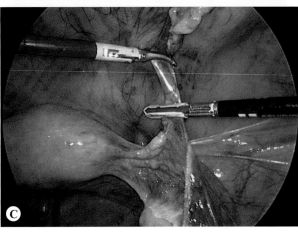

◀ 图 4-3　输卵管
A. 牵拉输卵管；B. 电凝输卵管；C. 近宫角处横断输卵管

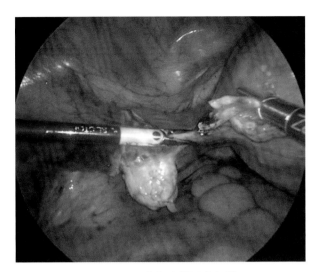

▲ 图 4-4　电凝卵巢固有韧带

巢血管。需要注意的是，必须充分凝闭后才能切断卵巢血管，因为其在切断后会回缩到盆腔侧壁内。卵巢可以留在子宫上随子宫切除术后取出。若卵巢增大或遮挡子宫直肠凹陷手术视野，可断离卵巢固有韧带，单独切下卵巢并装袋，放置于盆腔一旁以便术毕取出（图 4-5）。

（五）阔韧带

断离圆韧带有助于阔韧带前后叶的分离。操

控举宫器使子宫偏向对侧。能量器械将阔韧带的前后叶分离到举宫杯杯缘水平。需注意不要损伤沿子宫侧面、举宫杯上方的子宫血管（图 4-6）。

（六）膀胱腹膜反折

抓持并提起膀胱子宫反折处腹膜，使用能量器械切开腹膜。能量器械和钝性分离技巧相结合，借助举宫杯将膀胱向下分离（图 4-7）。

（七）断离子宫血管

子宫血管沿举宫杯杯缘向子宫峡部延伸，充分裸化子宫血管，有利于有效凝闭血管。使用双极电凝在举宫杯和子宫峡部之间凝闭并切断子宫血管后，子宫血管会在举宫杯外围向侧方下滑（图 4-8）。

同上述方法处理患者对侧的圆韧带、附件、阔韧带、膀胱腹膜反折及子宫血管。

四、子宫切除术

（一）腹腔镜下子宫全切术

1. 阴道切开术

举宫的助手向患者头侧推举子宫，充分显露阴道穹窿和举宫杯。小心沿着举宫杯切开阴道，尽量减少热辐射及对阴道和周围解剖组织的热损伤。使用电手术器械时建议采用纯切模式切开阴

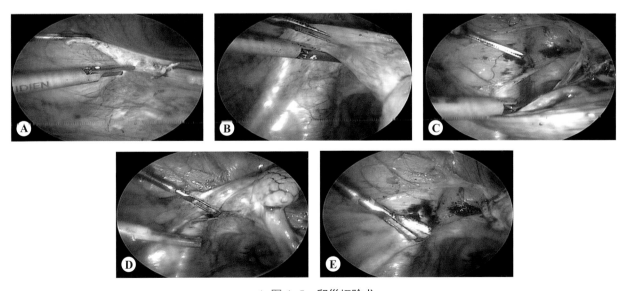

▲ 图 4-5　卵巢切除术
A. 分离阔韧带后叶；B. 识别髂外血管和输尿管；C. 骨盆漏斗韧带下的腹膜开窗；D. 凝闭骨盆漏斗韧带；E. 骨盆漏斗韧带断离后的断端视图

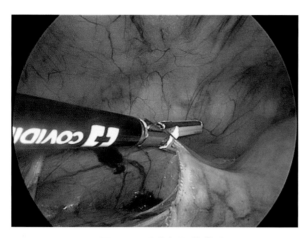

▲ 图 4-6　分离阔韧带前叶

道。当使用超声刀切开阴道时，一般选用快切模式。切下子宫经阴道取出。较大的标本需要装入标本取物袋封闭式切割后取出（图 4-9 至图 4-11）。

2. 关闭阴道断端

通常使用延迟可吸收线连续地或间断地缝合阴道断端，可在腹腔镜下或经阴道完成。阴道断端缝合的目标包括恢复包括宫颈周围环（pericervical ring）的组织，并将阴道顶端悬吊至坐骨棘水平。应注意将骶主韧带复合体、阴道前肌层、阴道后肌层及阴道壁重新缝合在一起，以使伤口完整愈合并最大限度地减少阴道断端并发症。使用倒刺线[9]并采用多层缝合技术[10]是减

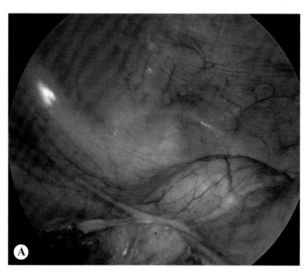
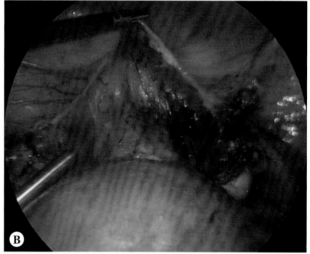

▲ 图 4-7　膀胱腹膜反折
A. 在打开腹膜前，辨识膀胱子宫之间腹膜反折；B. 牵拉并切开膀胱腹膜反折，并下推膀胱

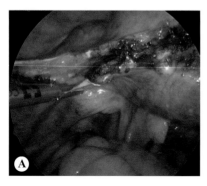
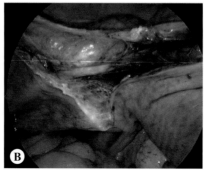
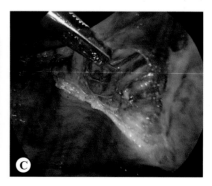

▲ 图 4-8　子宫动脉
A. 子宫动脉裸化；B. 完全裸化的子宫动脉；C. 凝闭子宫动脉

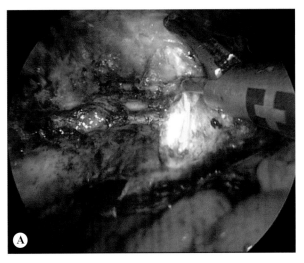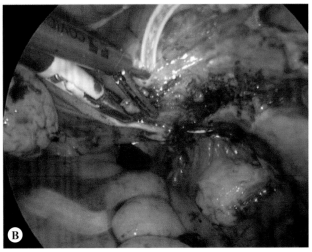

▲ 图 4-9　超声刀行阴道切开术

A. 在子宫颈右侧切开阴道，阴道组织后方可见绿色的举宫杯；B. 在子宫颈左侧切开阴道

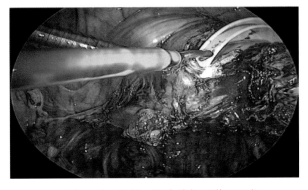

▲ 图 4-10　单极 L 形电钩行阴道切开术

少阴道断端相关并发症的技巧。与经阴道缝合相比，在腹腔镜下缝合可降低阴道断端裂开的风险（图 4-12）[11]。

3. 膀胱镜检查

良性疾病子宫切除术后可酌情采用膀胱镜检查，以减少术后延迟性泌尿系统并发症的发生[5]，膀胱镜检查可在关闭阴道断端并确保充分止血后进行。需仔细检查膀胱上皮是否有缝线穿透、有无膀胱壁被切开，并观察两侧输尿管开口有无喷

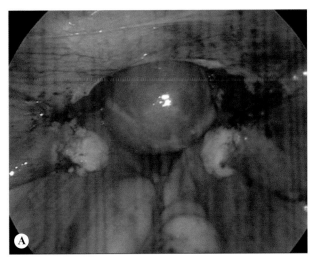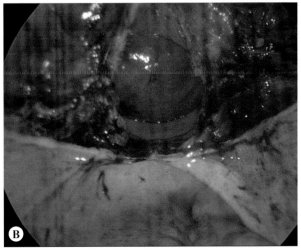

▲ 图 4-11　经阴道取出子宫

A. 阴道切开后牵拉子宫进入阴道；B. 经阴道顺利完整取出子宫

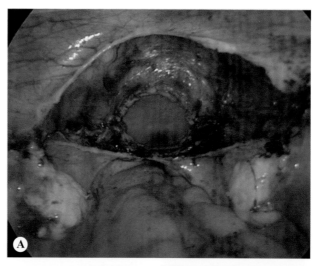

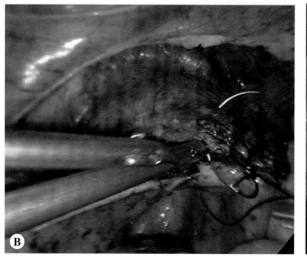
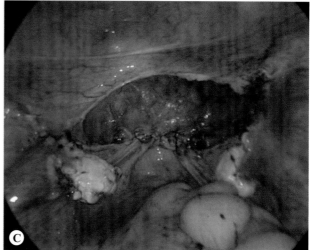

▲ 图 4-12　关闭阴道断端

A. 取出标本后的阴道断端视图；B. 关闭阴道断端第一层；C. 完成阴道断端的两层封闭

尿，以检查输尿管是否通畅。可利用药物如静脉注射亚甲蓝或荧光素等便于观察输尿管喷尿（图 4-13）。

（二）腹腔镜下子宫次全切除术

1. 宫颈截断

举宫的助手将子宫向患者头侧推举，暴露子宫峡部以帮助完成子宫颈的截断。可使用电外科的电极、电切环或超声刀进行子宫颈截除。标本装入标本取物袋后密闭式取出（图 4-14）。

2. 密闭式标本取出

腹腔镜下子宫次全切除术后或腹腔镜子宫全

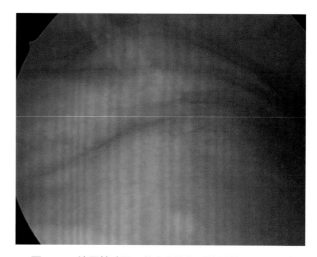

▲ 图 4-13　输尿管喷尿，荧光素染色后输尿管开口可见喷尿

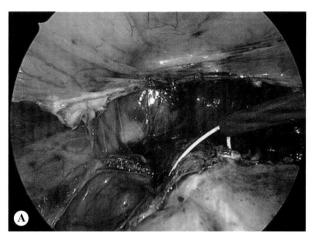

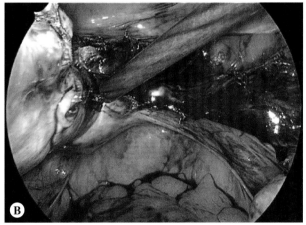
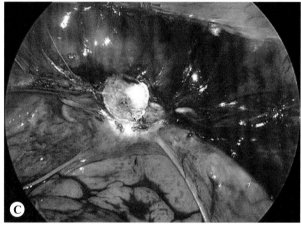

▲ 图 4-14 使用 liNA 环完成子宫次全切除术

A. 子宫颈峡部水平 liNA 环环绕子宫；B. 收紧环为横断子宫颈做准备；C. 横断后可见子宫颈残端

切术后标本太大而无法经阴道完整取出子宫时，需将组织标本进行分割。根据使用电动旋切器导致子宫平滑肌肉瘤腹腔内扩散的报道，FDA 给出加框警示，无保护的电动粉碎现已显著减少[12]。封闭式组织取出技术随之得到发展[13]。手动切割的封闭式组织取出技术需要通过脐部或耻骨上的小切口（约 4cm）将获批的密闭系统放入腹腔。在腹腔镜引导下，将子宫放入密闭系统内，经小切口取出并打开密闭系统。在密闭系统中放置固定牵开器有助于更好的观察。手术刀旋切分割子宫组织，并小心不要损坏密闭系统。完全取出组织后，还需要确认密闭系统的完整性。该方法也适用于腹腔镜下子宫切除术后经阴道的密闭式标本取出（图 4-15）。

五、术后管理

Foley 导尿管可在麻醉拔管前在手术室拔除。有利于患者恢复的 ERAS 举措包括维持体液平衡、按计划给予非阿片类镇痛药及尽早活动[6]。可在麻醉恢复室完成排尿试验以避免术后尿潴留[14]。在患者的疼痛充分被控制，其能独立行走，并能耐受进食后，则可离开恢复室。镇痛方案为按时服用非阿片类镇痛药（如对乙酰氨基酚等非甾体抗炎药），在疼痛剧烈时限制性使用阿片类镇痛药。为促进肠道功能恢复，医生可开具帮助排便的药物。从医院到家庭的成功过渡，很大程度需通过术前预期管理来实现。并且，患者及家属需明白并遵守术后注意事项，其中包括限制患者剧烈活动、保持休息 6 周、术后定期随访及复查、观察患者恢复情况、继续进行常规妇科护理等。

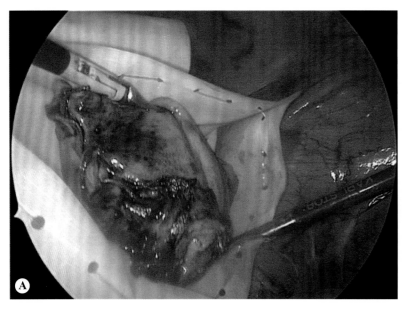
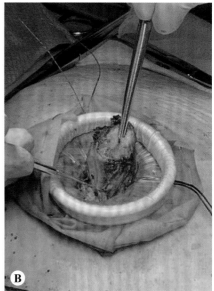

▲ 图 4-15　密闭式标本取出

A. 腹腔镜下将标本放入密闭系统；B. 在密闭系统中，手术刀旋切标本，经腹部小切口取出

参考文献

[1] ACOG. Committee opinion no 701: choosing the route of hysterectomy for benign disease. Obstet Gynecol. 2017;129(6):e155-e9.

[2] Elkington NM, Chou D. A review of total laparoscopic hysterectomy: role, techniques and complications. Curr Opin Obstet Gynecol. 2006;18(4):380-4.

[3] Ogburn T. Shared decision making and informed consent for hysterectomy. Clin Obstet Gynecol. 2014;57(1):3-13.

[4] ACOG. Practice bulletin no. 128: diagnosis of abnormal uterine bleeding in reproductive-aged women. Obstet Gynecol. 2012;120(1):197-206.

[5] Chi AM, Curran DS, Morgan DM, Fenner DE, Swenson CW. Universal cystoscopy after benign hysterectomy: examining the effects of an institutional policy. Obstet Gynecol. 2016;127(2):369-75.

[6] Stone R, Carey E, Fader AN, Fitzgerald J, Hammons L, Nensi A, et al. Enhanced recovery and surgical optimization protocol for minimally invasive gynecologic surgery: an AAGL white paper. J Minim Invasive Gynecol. 2021; 28(2): 179-203.

[7] ACOG. ACOG practice bulletin no. 195: prevention of infection after gynecologic procedures. Obstet Gynecol. 2018; 131(6): e172-e89.

[8] ACOG. ACOG committee opinion no. 774: opportunistic salpingectomy as a strategy for epithelial ovarian cancer prevention. Obstet Gynecol. 2019;133(4):e279-e84.

[9] Gargiulo AR, Srouji SS, Missmer SA, Correia KF, Vellinga TT, Einarsson JI. Robot-assisted laparoscopic myomectomy compared with standard laparoscopic myomectomy. Obstet Gynecol. 2012;120(2 Pt 1):284-91.

[10] Peters A, Ali R, Miles S, Foley CE, Buffe A, Ruppert K, et al. Two-layer compared with one-layer vaginal cuff closure at the time of total laparoscopic hysterectomy to reduce complications. Obstet Gynecol. 2021;138(1):59-65.

[11] Uccella S, Zorzato PC, Kho RM. Incidence and prevention of vaginal cuff dehiscence after laparoscopic and robotic hysterectomy: a systematic review and meta-analysis. J Minim Invasive Gynecol. 2021;28(3):710-20.

[12] Adelman MR. The morcellation debate: the history and the science. Clin Obstet Gynecol. 2015;58(4):710-7.

[13] The Tissue Extraction Task Force Members. Morcellation during uterine tissue extraction: an update. J Minim Invasive Gynecol. 2018;25(4):543-50.

[14] Farag S, Padilla PF, Smith KA, Zimberg SE, Sprague ML. Postoperative urinary retention rates after autofll versus backfll void trial following total laparoscopic hysterectomy: a randomized controlled trial. J Minim Invasive Gynecol. 2021;28(4):829-37.

第 5 章　腹腔镜下子宫内膜异位病灶切除术

Laparoscopic Excision of Endometriosis

Angelina Carey-Love　Miguel Luna-Russo　Cara R. King　著

易　棵　译　　杨小芸　校

子宫内膜异位症是一种常见妇科疾病，影响全球约 10% 的育龄期女性。与黑种人和西班牙裔女性相比，子宫内膜异位症在白种人和亚洲女性中发病率更高 [1, 2]。该疾病定义为子宫内膜样组织出现在宫腔以外的区域，虽然病变最常见于盆腔内，但亦可在远离盆腔的部位发现，如腹腔内、膈肌、胸膜腔和中枢神经系统等。异位子宫内膜组织引起的炎性反应和纤维化可导致患者出现明显的临床症状（如盆腔疼痛、痛经、排尿困难、大便困难和不孕等）。大部分子宫内膜异位症患者有慢性盆腔疼痛，而高达 50% 的患者可合并不孕症 [3]。子宫内膜异位症的症状可能并不典型，因而难以早期明确诊断，这导致患者从出现相关症状到确诊疾病，平均需要 7～10 年时间 [4-6]。子宫内膜异位症的临床管理涉及多个学科，治疗方法包括药物治疗和手术干预。本章重点介绍该疾病诊断及手术治疗相关的方法和技巧。

一、临床表现

（一）发病机制

关于子宫内膜异位症的发病机制有多种学说，包括 Sampson 的经血逆流学说、体腔上皮化生学说、子宫内膜异位学说、淋巴及血行播散学说等。一些患者可能出现上述学说中所包含的多种表型 [7]，使得单一的学说无法完全解释该疾病

的临床表现，但各种学说都对于子宫内膜异位症病因的探索做出贡献。

子宫内膜异位症的表型是根据病变部位和深度进行分类的，具体为浅表型、卵巢型和深部浸润型病变等 [8]。浅表型子宫内膜异位症主要位于腹膜，其病灶浸润深度 <5mm，手术治疗包括病灶切除术和电凝消融术。目前，虽然上述两种式式疗效对比的研究较少，但现有结果均支持病灶切除术更能有效改善症状 [9]。子宫内膜异位症的病灶侵入卵巢并形成充满巧克力样液体的囊肿，则是卵巢型子宫内膜异位症，该类型子宫内膜异位症手术治疗包括囊肿内壁电凝术、囊肿剥除术或卵巢切除术。卵巢手术可能对正常卵巢皮质和卵泡造成创伤，从而对卵巢储备功能产生负面影响，手术方式的选择应充分考虑患者的年龄和生育需求 [10]。相较于卵巢囊肿剥除术，卵巢囊肿内壁电凝术已被证明对卵巢损伤更小，但囊肿剥除术后的复发率更低 [10]。深部浸润型子宫内膜异位症（deep infiltrating endometriosis，DIE）是指病变累及深度超过腹膜表面 5mm，可累及生殖器官和非生殖器官，尤其是肠管和膀胱。肠管深部浸润型子宫内膜异位症的手术方式取决于病灶大小和浸润深度，包括肠壁病灶削切术、肠碟形切除术和肠段切除术。

（二）诊断

传统意义上，确诊子宫内膜异位症依靠组织

学诊断，需要腹腔镜手术探查并切除病灶组织以提供诊断依据。近年指南提出的子宫内膜异位症临床诊断，主要依据临床病史、体征和辅助检查，并具有较高的特异性[4, 11]。妇科盆腔超声和MRI检查对该疾病术前诊断有较高价值（图5-1）。两种影像学检查诊断前、中、后盆腔深部子宫内膜异位症的准确性相似，敏感性均＞85%，特异性均＞95%[12]。结构化的影像学报告在子宫内膜异位症术前咨询和多学科协调治疗中发挥着重要作用[13]。

（三）治疗

子宫内膜异位症的治疗方案取决于多种因素，针对每个患者需制订个体化的治疗方案。在制订治疗方案时，应综合考虑患者的临床表现、症状严重程度、病变位置和范围、患者年龄及未来的生育需求。治疗的目标是避免多次手术，并在适当的情况下最大化发挥药物治疗的作用[14]。药物治疗主要包括抑制排卵、月经周期的激素类药物，如雌激素-孕激素联合类药物、单纯孕激素类药物、GnRHa、达那唑及芳香化酶抑制药等。当药物治疗存在禁忌证、保守治疗无法控制症状或辅助生殖需要的情况下应考虑手术干预。

二、子宫内膜异位症的手术治疗

子宫内膜异位症的手术治疗方式中，相对于开腹手术，腹腔镜手术的优势明显，如可改善术后疼痛、缩短住院时间、降低伤口感染风险、手术视野更佳和术后康复更快等[15, 16]。传统腹腔镜手术与机器人辅助下腹腔镜手术的手术时间、术中和术后并发症，以及生活质量评分等方面无明显差异[17]。

手术的根本目标是在首次手术时选择正确的路径和术式，并在随后的管理中减轻疼痛、优化生育和提高生活质量。在术前向患者提供专业的咨询，通过充分的术前准备来避免多次手术，必要时可组建多学科团队协助诊治。具体手术方式包括病灶电凝术或切除术等，一般更倾向于选择病灶切除术，以便为病理诊断提供标本，尤其当

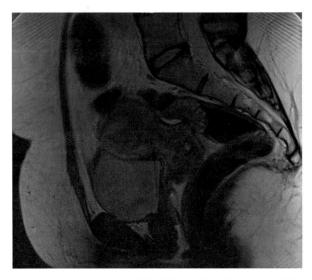

▲ 图 5-1　MRI 显示深部浸润型子宫内膜异位症累及直肠、乙状结肠

病灶侵犯膀胱、肠管或输尿管等组织器官时，更宜选择完整切除病灶而非电凝术。

（一）适应证

深部浸润型子宫内膜异位症的手术切除范围应根据患者的症状和预期目标来决定。对于近期有生育意愿的患者，应在保留输卵管和卵巢完整性的同时进行全面手术切除。对于未来无生育意愿的患者，可以考虑子宫切除术，是否保留卵巢可根据患者意愿选择。深部浸润型子宫内膜异位症必须在手术前进行充分的影像学评估。若怀疑膀胱、肠管、输尿管或膈肌有深部浸润型病变，应评估手术医生的经验、技巧、熟练度等，必要时与多学科团队合作开展手术。子宫内膜异位症常引起盆腔解剖层次不清，导致手术复杂困难，因此术者不但要有精湛的手术技巧，还要对盆腔结构有深刻的了解，以此来保障手术切除的安全性和彻底性。

（二）腹腔镜手术

患者平卧于手术床的防滑垫上，双臂放于两侧，可取截石位，并注意身体受力点。如果怀疑深部子宫内膜异位症病灶累及输尿管，可考虑置入输尿管支架。举宫器有助于帮助暴露手术视野和间隙。在子宫直肠陷凹完全封闭患者的手术

中，可通过举宫杯来帮助识别直肠阴道间隙，并在切开阴道时提示相应的解剖学位置。脐部是腹腔镜手术的经典入路，进入腹腔的方式包括使用气腹针、开放式进腹或使用光学可视穿刺器，术者应综合考虑自身手术技能、对器械熟悉程度后选择[18]。通过脐部进入腹腔后在下腹部穿刺并置入直径 5mm 的套管，注意套管间距离、角度的选择（见上文）。

子宫内膜异位症病灶的表现呈多样化，其中包括经典的红棕色病灶、黑色病灶、深蓝色病灶等，以及可能表现为透明或不透明的纤维样、瘢痕样改变，抑或是腹膜缺损（也被称为 Allen-Master 窗）[19-21]（图 5-2）。

应确保术中系统性地探查盆腹腔，其中包括子宫、双侧卵巢及输卵管、前后盆腔、双侧卵巢窝、子宫各韧带、乙状结肠、直肠、盲肠、阑尾、末端回肠及膈肌腹膜。主刀医生在术中探查时，可口头描述出被子宫内膜异位症累及的部位，这有助于整个手术团队能够了解后续将要实

施的手术，并确保此前所描述的各部位都得到处理。

（三）浅表型子宫内膜异位症的治疗

浅表型子宫内膜异位症的手术方式包括病灶电凝术和切除术。电凝术通过使用电刀将病灶破坏。对于有浸润病灶的子宫内膜异位症手术，无论采用电刀切除还是冷刀锐性切除，一般都需要分离出腹膜后间隙，以保护腹膜后方的重要结构。值得注意的是，一些子宫内膜异位病灶具有"冰山"效应，在未完全游离的情况下，病灶最深处将难以识别（图 5-3）。电凝术不宜用于深部子宫内膜异位症，因为病灶浸润深度往往比其表现出来的更深。而对膀胱、肠管、输尿管等表面病灶进行电凝术，可能导致延迟性热损伤，表现为术后粪瘘、尿瘘等。

（四）卵巢子宫内膜异位囊肿的治疗

卵巢子宫内膜异位囊肿手术治疗常用的术式包括囊肿穿刺引流术、囊肿内壁电凝术和囊肿剥除术。手术方式的选择应综合考虑患者的症状、

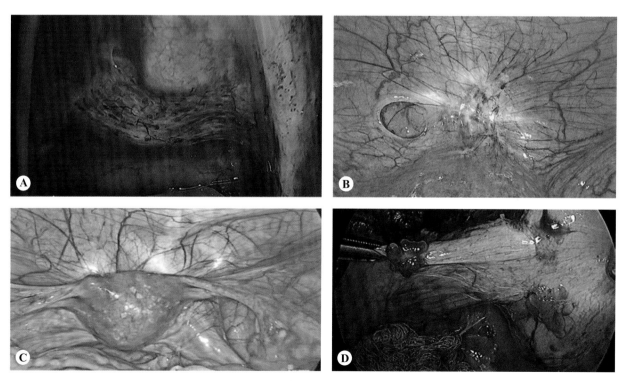

▲ 图 5-2 子宫内膜异位症的各种表现
A. 红棕色病灶；B. 腹膜缺损及白色星状病灶；C. 白色病灶；D. 红色乳头状病灶

年龄、生育意愿和囊肿大小等因素。完整剥除囊肿壁可降低子宫内膜异位症的复发率且对卵巢储备影响较小，术后患者受孕概率更高[15]。因此，囊肿剥除术常作为首选的手术方式（图 5-4）。卵巢囊肿剥除术前应注意恢复卵巢正常解剖位置，从而降低卵巢血供受损的风险。一般难以避免子宫内膜异位囊肿的破裂和囊液的溢出[22]，术中可使用在卵巢皮质与实质间注射稀释后的垂体后叶加压素，以减少出血，这有助于囊肿与卵巢皮质分离（图 5-5）。在囊肿完全剥除后，卵巢创面出血推荐使用止血剂或采用缝合的方式来止血，由于电凝会对正常卵巢组织造成损伤，故而应避免过度使用电凝在卵巢创面止血[23]。

（五）深部浸润型子宫内膜异位症的治疗

深部浸润型子宫内膜异位症可以引起盆腔脏器瘢痕化明显，并导致后穹窿完全封闭，也被称为"冰冻骨盆"（图 5-6）。子宫内膜异位症常引起盆腔解剖结构异常，当术中遇到此类情况时，术者应仔细探查并找到正常的解剖学标志，这对顺利完成手术至关重要。深部浸润型子宫内膜异位症手术方式应经过深思熟虑后决定，从而提高手术效率并降低手术并发症。术者还应熟练掌握腹膜后解剖结构（如直肠侧窝、膀胱侧窝、膀胱阴道间隙、直肠阴道和骶前间隙等），最大限度地提高手术安全性。手术原则之一是在切除病灶前找到并确认盆腔重要结构（包括重要的血管、输尿管、盆腔神经、膀胱和肠道等）。术中首先应识别正常的解剖结构，在此基础上逐渐处理解剖异常的区域和纤维化的区域，这样才能最大限度地提高手术安全性和效率。若术中发现子宫直肠陷凹封闭，可从骨盆边缘或骶骨前上方开始探查和分离间隙，常可在此找到正常的解剖间隙。在手术中使用卵巢缝合悬吊或肠管缝合悬吊可帮助暴露术野，并可将原来用于协助牵拉暴露的助手解放出来（图 5-7）。术者还应注意保留盆腔神经，以利于术后肠道和膀胱功能恢复[24]（图 5-8）。术中使用举宫杯有助于暴露阴道后穹窿与直肠的间隙，有助于术者分辨直肠的边界。

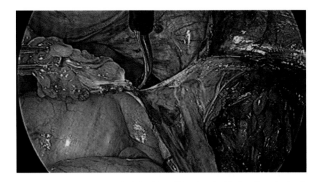

▲ 图 5-3　手术切除右侧输尿管旁深部浸润型子宫内膜异位症病灶

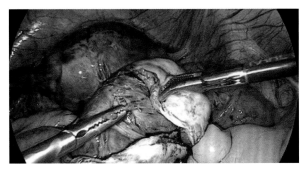

▲ 图 5-4　右侧卵巢子宫内膜异位囊肿的囊壁剥除

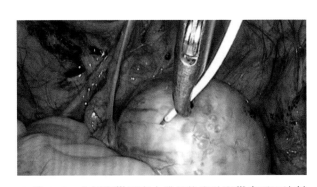

▲ 图 5-5　右侧卵巢子宫内膜异位囊肿卵巢皮质下注射垂体后叶加压素

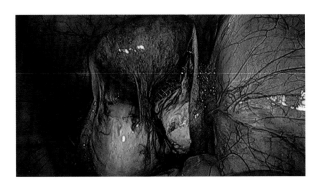

▲ 图 5-6　Ⅳ期盆腔子宫内膜异位症继发子宫直肠陷凹完全封闭

（六）肠道子宫内膜异位症切除术

8%～12% 的子宫内膜异位症患者可能出现肠道受累[25]。浅表型病灶仅累及肠管的浆膜层，深部浸润型病灶则可累及肠管全层，甚至穿透黏膜层。子宫内膜异位症累及肠道可引起恶心、呕吐、腹胀、便秘、排便困难、性交痛，甚至肠梗阻等胃肠道症状。肠道子宫内膜异位症手术方式选择取决于病灶大小和浸润深度，其中包括肠壁病灶削切术、碟形切除术和肠段切除术。肠道深部浸润型子宫内膜异位症患者的手术需要妇科手术医生在胃肠外科医生团队的协助下完成手术。

1. 肠壁病灶削切术

肠壁病灶削切术适用于直径≤3cm 且仅累及肠管浆肌层的非跳跃型病灶。该术式可以切除病灶及其周围受累肌层而不进入肠腔（图 5-9）。切除病灶后使用可吸收线缝合修补浆膜缺损，缝合时应注意垂直于肠管纵轴，以避免术后管腔狭窄。

2. 肠碟形切除术

肠碟形切除术适用于直径≤3cm 且累及肠管肌层全层的非跳跃型病灶。切除病灶后的肠管应采用可吸收缝合线对肌层和浆膜层行双层缝合。在缝合完毕后应进行漏气试验或"气泡试验"，确保其完整性（图 5-10）。气泡实验具体操作步骤为：①用生理盐水冲洗盆腔并淹没所修补肠段；②使用腹腔镜抓取器轻柔夹闭近端乙状结肠；③向直肠通入空气；④观察盆腔内有无气泡的出现。若有气泡出现则表明直肠缝合处渗漏，应重新进行肠管修补并重复气泡试验。

3. 肠段切除术

当病灶直径＞3cm 且侵犯直肠黏膜层或累及肠壁周径＞50% 时，应行肠段切除吻合术（图5-11）。此外，病灶累及肠管多处或导致肠狭窄也是肠切除术的适应证。子宫内膜异位症累及直肠最常见，因此直肠切除占子宫内膜异位症所致肠段切除的比例高达 90%[26]。在进行肠段切除＋吻合术后，应进行气泡试验，以确定其密封性。对于距离肛门 5cm 以内的病灶进行肠段切除后，

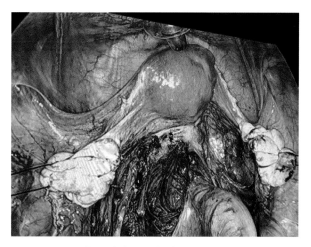

▲ 图 5-7 Ⅳ期子宫内膜异位症手术中暂时性行双侧卵巢悬吊术可优化手术视野

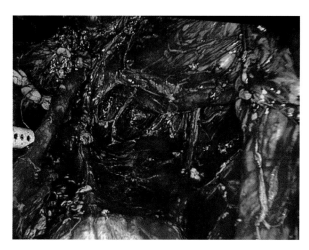

▲ 图 5-8 深部浸润型子宫内膜异位症肠切除术中保留双侧腹下神经

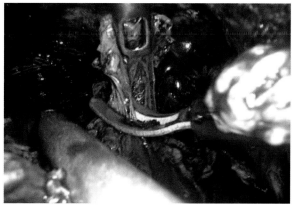

▲ 图 5-9 采用肠壁病灶削切术切除直肠、乙状结肠表面的子宫内膜异位症病灶

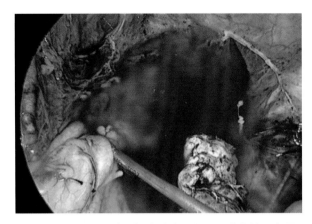

▲ 图 5-10　直肠镜下气泡试验阴性，肠道完整无渗漏

肠吻合术发生肠漏的风险较大，因此推荐行肠道改道造口术[27]。当子宫内膜异位症病灶浸润至阴道深部时，可经阴道在病灶处置入缝线，以助于

手术操作。无论术中是否切除子宫，在腹腔镜下切开阴道壁后，将此前缝于阴道病灶处的缝线拉入腹腔，并保持适度张力以便完全切除阴道病灶（图 5-12）。

（七）膀胱子宫内膜异位症的切除

膀胱子宫内膜异位症可发生于膀胱表面浆膜，也可深达逼尿肌内。最常见的膀胱受累部位是邻近子宫的膀胱后壁。手术应完整切除这些病灶，以减少复发，对于仅累及浆膜层的病灶可采用病灶削切术，而对于较深的病灶可采用全层切除术[28]。著者通常在膀胱结节处缝线，并保留较长的线尾，在切除结节过程中牵拉线尾提供一定的张力。术中还需要关注输尿管开口的位置，使手术切缘与膀胱三角区之间有足够的距离，是安

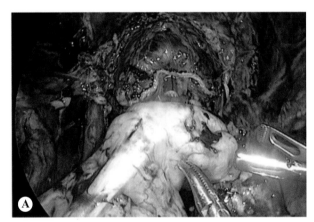
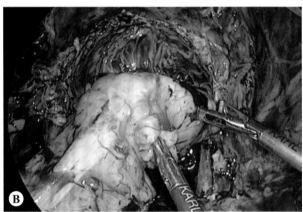

▲ 图 5-11　直肠前壁下段病灶切除中发现直肠、乙状结肠深部浸润型子宫内膜异位症

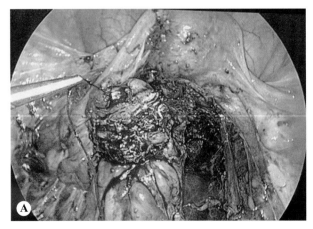
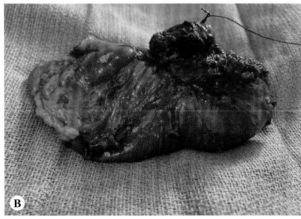

▲ 图 5-12　阴道深部浸润型子宫内膜异位症连同受累结直肠病灶完整切除
缝线处即为阴道病灶

全切除的关键。根据病灶大小，膀胱壁切除术后应采用 2-0 可吸收线分 1～3 层进行缝合修补。研究表明，也可以使用倒刺缝线缝合膀胱[29]。膀胱缝合术后应进行膀胱灌注以检验其是否漏液。为预防膀胱瘘，膀胱内应留置 Foley 尿管 7 天，以助于膀胱切口愈合。

（八）胸腔子宫内膜异位症

胸腔子宫内膜异位症（thoracic endometriosis，TE）病灶常累及膈肌、壁层胸膜和肺实质等部位。大多数 TE 患者的临床表现为周期性（月经期）右上腹疼痛、胸腔积液或气胸[30]。当病灶累及膈神经时，疼痛可以放射至肩部或肩胛部。目前 TE 的发病率仍未知。Marina P. 等对盆腔外子宫内膜异位症发病部位进行了系统评价，发现 80% 的 TE 患者表现为孤立的右侧膈肌病变。对于药物保守治疗后仍有持续性症状或症状加重的 TE 患者，建议手术治疗[1]。MRI 是评估 TE 的首选影像学检查[31]。膈肌病灶的外科治疗常需多学科协作。当手术可能涉及膈肌全层切除时，胸外科和麻醉科医生应共同参与患者的术前评估。麻醉后应放置双腔气管导管以便手术进入胸膜腔。腹腔镜套管穿刺器位置选择应综合考虑肝脏随呼吸运动情况，以及腹腔镜下缝合的难度来确定最佳操作三角。术中超声可为二次手术及因粘连发生解剖结构变异的患者提供帮助[32]。

三、总结

腹腔镜手术在子宫内膜异位症诊断和治疗中发挥重要作用。手术治疗适用于药物治疗无效和有证据提示深部浸润型病变的患者。手术的目标包括获取组织学诊断、减少疼痛症状和改善生育结果。由于该疾病的炎症反应特性，病灶常与邻近组织粘连，甚至纤维化，导致盆腔组织和器官异于正常解剖学结构。因此，手术医生必须具备系统性的盆腔解剖知识和处理复杂手术的腹腔镜技巧，从而最大限度地提高手术安全性和效率。术前进行充分的影像学评估和术前准备，并与患者进行充分的沟通，均对手术获得最佳疗效至关重要。

参考文献

[1] Shafrir AL, Farland LV, Shah DK, et al. Risk for and consequences of endometriosis: a critical epidemiologic review. Best Pract Res Clin Obstet Gynaecol. 2018;51. https://doi.org/10.1016/j. bpobgyn.2018.06.001.

[2] Missmer SA, Hankinson SE, Spiegelman D, Barbieri RL, Marshall LM, Hunter DJ. Incidence of laparoscopically confrmed endometriosis by demographic, anthropometric, and lifestyle factors. Am J Epidemiol. 2004;160(8). https://doi.org/10.1093/aje/kwh275.

[3] Eskenazi B, Warner ML. Epidemiology of endometriosis. Obstet Gynecol Clin N Am. 1997;24(2). https://doi.org/10.1016/S0889-8545(05)70302-8.

[4] Agarwal SK, Chapron C, Giudice LC, et al. Clinical diagnosis of endometriosis: a call to action. Am J Obstet Gynecol. 2019;220(4). https://doi.org/10.1016/j.ajog.2018.12.039.

[5] Nnoaham KE, Hummelshoj L, Webster P, et al. Impact of endometriosis on quality of life and work productivity: a multicenter study across ten countries. Fertil Steril. 2011;96(2). https://doi.org/10.1016/j. fertnstert.2011.05.090.

[6] Carter JE. Combined hysteroscopic and laparoscopic fndings in patients with chronic pelvic pain. Am Assoc Gynecol Laparosc. 1994;2(1). https://doi. org/10.1016/S1074-3804(05)80830-8.

[7] Burney RO, Giudice LC. Pathogenesis and pathophysiology of endometriosis. Fertil Steril. 2012;98(3). https://doi.org/10.1016/j.fertnstert.2012.06.029.

[8] Vercellini P, Viganò P, Somigliana E, Fedele L. Endometriosis: pathogenesis and treatment. Nat Rev Endocrinol. 2014;10(5). https://doi.org/10.1038/nrendo.2013.255.

[9] Pundir J, Omanwa K, Kovoor E, Pundir V, Lancaster G, Barton-Smith P. Laparoscopic excision versus ablation for endometriosis-associated pain: an updated systematic review and meta-analysis. J Minim Invasive Gynecol. 2017;24(5). https://doi. org/10.1016/j.jmig.2017.04.008.

[10] Gordts S, Campo R. Modern approaches to surgical management of endometrioma. Best Pract Res Clin Obstet Gynaecol. 2019;59. https://doi.org/10.1016/j. bpobgyn. 2018. 12.013.

[11] Chen YH, Wang DB, Guo CS. Accuracy of physical examination, transvaginal sonography, magnetic resonance imaging, and rectal endoscopic sonography for preoperative evaluation of rectovaginal endometriosis. Ultrasound Q. 2019;35(1).

https://doi.org/10.1097/RUQ.0000000000000428.

[12] Guerriero S, Saba L, Pascual MA, et al. Transvaginal ultrasound vs magnetic resonance imaging for diagnosing deep infltrating endometriosis: systematic review and meta-analysis. Ultrasound Obstet Gynecol. 2018;51(5). https://doi.org/10.1002/uog.18961.

[13] Feldman MK, VanBuren WM, Barnard H, Taffel MT, Kho RM. Systematic interpretation and structured reporting for pelvic magnetic resonance imaging studies in patients with endometriosis: value added for improved patient care Abdom Radiol. 2020;45(6). https://doi.org/10.1007/s00261-019-02182-1.

[14] Treatment of pelvic pain associated with endometriosis: a committee opinion. Fertil Steril. 2014;101(4). https://doi.org/10.1016/j.fertnstert.2014.02.012.

[15] Kho RM, Andres MP, Borrelli GM, Neto JS, Zanluchi A, Abrão MS. Surgical treatment of different types of endometriosis: comparison of major society guidelines and preferred clinical algorithms. Best Pract Res Clin Obstet Gynaecol. 2018;51. https://doi. org/10.1016/j.bpobgyn.2018.01.020.

[16] Chapron C, Fauconnier A, Goffnet F, Bréart G, Dubuisson JB. Laparoscopic surgery is not inherently dangerous for patients presenting with benign gynaecologic pathology. Results of a meta-analysis. Hum Reprod. 2002;17(5). https://doi.org/10.1093/humrep/17.5.1334.

[17] Soto E, Luu TH, Liu X, et al. Laparoscopy vs. Robotic Surgery for Endometriosis (LAROSE): a multicenter, randomized, controlled trial. Fertil Steril. 2017;107. https://doi.org/10.1016/j.fertnstert.2016.12.033.

[18] Ahmad G, Baker J, Finnerty J, Phillips K, Watson A. Laparoscopic entry techniques. Cochrane Database Syst Rev. 2019;(1). https://doi.org/10.1002/14651858. CD006583.pub5.

[19] Rolla E. Endometriosis: advances and controversies in classifcation, pathogenesis, diagnosis, and treatment: [Version 1; peer review: 4 approved]. F1000Research. 2019;8. https://doi.org/10.12688/f1000research.14817.1.

[20] Jansen RPS, Russell P. Nonpigmented endometriosis: clinical, laparoscopic, and pathologic defnition. Am J Obstet Gynecol. 1986;155(6). https://doi.org/10.1016/0002-9378(86)90136-5.

[21] Mettler L, Schollmeyer T, Lehmann-Willenbrock E, et al. Accuracy of laparoscopic diagnosis of endometriosis. JSLS: J Soc Laparoendosc Surg/Soc Laparoendosc Surg. 2003;7(1). https://doi. org/10.1016/s1074-3804(03)80032-4.

[22] Falcone T, Flyckt-Rebecca R. Clinical management of endometriosis. Obstet Gynecol. 2018;131(3). https://doi.

org/10.1097/AOG.0000000000002469.

[23] Deckers P, Ribeiro SC, Simões RDS, Miyahara CBDF, Baracat EC. Systematic review and meta-analysis of the effect of bipolar electrocoagulation during laparoscopic ovarian endometrioma stripping on ovarian reserve. Int J Gynecol Obstet. 2018;140(1). https://doi.org/10.1002/ijgo.12338.

[24] Ceccaroni M, Clarizia R, Roviglione G. Nervesparing surgery for deep infltrating endometriosis: laparoscopic eradication of deep infltrating endometriosis with rectal and parametrial resection according to the Negrar method. J Minim Invasive Gynecol. 2020;27(2). https://doi.org/10.1016/j. jmig.2019.09.002.

[25] Chou D, Perera S, Condous G, et al. Shaving for bowel endometriosis. J Minim Invasive Gynecol. 2020;27(2). https://doi.org/10.1016/j.jmig.2019.11.012.

[26] de Cicco C, Corona R, Schonman R, Mailova K, Ussia A, Koninckx PR. Bowel resection for deep endometriosis: a systematic review. BJOG: Int J Obstet Gynaecol. 2011;118(3). https://doi. org/10.1111/j.1471-0528. 2010. 02744.x.

[27] Shiomi A, Ito M, Saito N, et al. The indications for a diverting stoma in low anterior resection for rectal cancer: a prospective multicentre study of 222 patients from Japanese cancer centers. Color Dis. 2011;13(12). https://doi.org/10.1111/j.1463-1318.2010.02481.x.

[28] Leone Roberti Maggiore U, Ferrero S, Candiani M, Somigliana E, Viganò P, Vercellini P. Bladder endometriosis: a systematic review of pathogenesis, diagnosis, treatment, impact on fertility, and risk of malignant transformation [fgure presented]. Eur Urol. 2017;71(5). https://doi.org/10.1016/j. eururo.2016.12.015.

[29] Chamsy D, King C, Lee T. The use of barbed suture for bladder and bowel repair. J Minim Invasive Gynecol. 2015;22(4). https://doi.org/10.1016/j. jmig.2015.01.030.

[30] Andres MP, Arcoverde FVL, Souza CCC, Fernandes LFC, Abrão MS, Kho RM. Extrapelvic endometriosis: a systematic review. J Minim Invasive Gynecol. Published online 2020. https://doi.org/10.1016/j. jmig.2019.10.004.

[31] Ciriaco P, Muriana P, Lembo R, Carretta A, Negri G. Treatment of thoracic endometriosis syndrome: a meta-analysis and review. Ann Thorac Surg. Published online 2021. https://doi.org/10.1016/j. athoracsur.2020.09.064.

[32] Luna Russo M, Dassel M, Raymond D, Richards E, Falcone T, King C. Considerations for the surgical management of diaphragmatic endometriosis. J Minim Invasive Gynecol. Published online 2020. https://doi.org/10.1016/j.jmig.2020.09.011.

第6章 妇科肿瘤微创技术
Techniques in Gynecologic Oncology

Travis T. Sims　Michael Frumovitz　著

李金科　译　　王　平　校

20世纪60年代，妇科医生首先将腹腔镜发展为盆腔解剖可视化的诊断性技术，并在20世纪70年代应用于输卵管结扎，从而将腹腔镜从诊断方法转化为治疗手段；但在20世纪80年代，泌尿科医生将腹腔镜用于治疗癌症，而腹腔镜在治疗妇科肿瘤方面进展缓慢，在整个20世纪90年代将腹腔镜应用在妇科肿瘤手术的医生极少。即使到了2003年，也仅有少数妇科肿瘤学家认为微创手术适用于盆腔恶性肿瘤的治疗[1]。随后5年内，大多数妇科肿瘤学家逐渐认识到微创手术在肿瘤患者治疗方面的价值[2]，后来腹腔镜手术被妇科肿瘤医生常规应用于子宫体癌、子宫颈癌和早期卵巢癌等疾病的治疗，但开始时无确切试验结果证明微创手术的安全性，仅根据回顾性研究结果、临床判断和专家意见等进行判断。此后，大量研究表明微创手术在子宫体癌治疗上安全有效，但对子宫颈癌患者则可能有风险。

对于子宫内膜癌的患者，早在研究数据证实微创手术与开腹手术具有相同疗效前，一些妇科肿瘤医生就已经应用腹腔镜进行子宫切除术及肿瘤分期手术。2012年，随着随机对照试验LAP2研究结果的发表，这一结论终于得到了验证[3]。该研究将2616例子宫内膜癌的患者随机分配到微创手术组和开腹手术组，最终研究结果显示在治疗子宫体癌时，接受开腹手术和微创手术患者的无病生存率（disease-free survival，DFS）和总生存率（overall survival，OS）没有差别[4]。此外，与开腹手术相比，接受腹腔镜手术的患者在围术期生活质量更好、住院时间更短，但长期（手术6个月后）生活质量无明显差别[4]。2017年，一项Ⅲ期试验中，子宫内膜癌腹腔镜手术治疗（laparoscopic approach to cancer of the endometrium，LACE）研究证实了对Ⅰ期子宫内膜癌患者行微创子宫切除术是安全的[5]，这项研究将760例患者随机分配到微创手术组和开腹手术组，两组的复发率、DFS和OS相当。

与子宫内膜癌的相关研究相似，在2018年，腹腔镜手术治疗子宫颈癌（laparoscopic approach to cervical cancer，LACC）试验结果发表之前，大多数宫颈癌患者都接受了微创手术治疗。对于ⅠA₂期、ⅠB₁期及具有复发高危因素（如淋巴脉管间隙浸润）的ⅠA₁期宫颈癌患者，传统的手术方式包括根治性子宫切除术及双侧盆腔淋巴结切除术。多个回顾性研究证实了微创手术和开腹手术的复发率无差异，但生存结局是否相同尚未有试验证实[6, 7]。然而，由Ramirez等进行的一项前瞻性Ⅲ期多中心非劣效性随机对照试验（LACC试验）的结果，让人们对腹腔镜下根治性子宫切除术肿瘤的结局产生了质疑[8]。该研究比较了根据国际妇产科联盟（FIGO）2014 年分期为早期子宫颈癌（ⅠA₁ 期伴淋巴脉管间隙浸润、ⅠA₂ 期和ⅠB₁ 期）微创手术与开腹手术的疗效，631 例患者接受随机分组，微创手术组 4.5 年的 DFS 为 86.0%，而开腹手术组为 96.5%（95%CI，−16.4%～−4.7%）[8]。在考虑了年龄、体重指数、分期、淋巴脉管间隙浸润、淋巴结受累程度和活动状态评分后，这种差异仍然存在。本研究中 90% 以上的患者是ⅠB₁ 期患者（FIGO 2014 年），不到 10% 的患者为ⅠA 期。Melamed 等也通过对 SEER（Surveillance，Epidemiology，and End Results）和国家癌症数据库中的数据进行分析[9]，发现接受腹腔镜下根治性子宫切除术的子宫颈癌患者死亡率更高。来自美国和欧洲的多中心研究同样表明，与开腹手术相比，接受微创手术的早期子宫颈癌症患者预后较差[10, 11]。

尽管对于如何解释这些结果仍在研究中，但基于这些数据的研究，对于ⅠA₁ 期伴淋巴脉管间隙浸润至ⅠB₂ 期（FIGO 2018 年）的子宫颈癌患者，美国国家综合癌症网络（National Comprehensive Cancer Network，NCCN）、欧洲妇科癌症学会（European Society of Gynecological Cancer，ESGO）、欧盟医学肿瘤学学会（European Society for Medical Oncology，ESMO）和 FIGO 目前均建议行开腹根治性子宫切除术，但腹腔镜下根治性子宫切除术仍然可以考虑用于临床Ⅱ期的子宫内膜癌患者。

与子宫内膜癌和子宫颈癌不同，对于卵巢癌患者采用微创手术是否合适的争议点在于卵巢癌手术目的是通过肿瘤细胞减灭术尽量达到理想减瘤效果，最好是无肉眼可见肿瘤残留。对于临床Ⅲ期和Ⅳ期的卵巢癌患者，著者认为纵切口开腹肿瘤细胞减灭术能够达到最佳的减瘤效果，故对这些患者不建议采取微创手术进行肿瘤细胞减灭术。诊断性腹腔镜手术可用于明显有广泛转移病灶的卵巢癌患者，以评估是否能施行满意的肿瘤细胞减灭术[12, 13]。对于临床Ⅰ期的患者，可考虑使用腹腔镜手术进行分期手术，其中包括盆腹腔全面探查、腹膜活检、大网膜切除、盆腔淋巴结和腹主动脉旁淋巴结切除术[14, 15]。对于肿瘤局限于卵巢的患者，微创手术具有与开腹手术相同的治疗效果[16]。

在前哨淋巴结（sentinel lymph node，SLN）示踪技术发展之前，盆腔淋巴结和腹主动脉旁淋巴结的切除用于子宫内膜癌的初始治疗和分期手术。虽然有两个随机试验对接受了系统性盆腔淋巴结切除的患者和未接受淋巴结切除的患者预后进行了对比评估，发现复发和生存结局无明显差异[17, 18]，但评估淋巴结是否转移对于子宫内膜癌患者的治疗仍十分重要，因为盆腔淋巴结或腹主动脉旁淋巴结转移对预后有重要的影响，关系着辅助治疗的选择[19, 20]。然而，淋巴结切除术也增加了并发症发生风险，如无法逆转的淋巴囊肿，并有手术时间延长、失血量增加等风险[21-23]。虽然，基于术中快速病理诊断的选择性淋巴结切除可将系统性淋巴结切除术局限于有淋巴结受累高风险的患者，但其敏感性和特异性有限。

在过去 10 年中，SLN 示踪和活检术在评估子宫内膜癌患者淋巴转移方面发挥了主导作用[24]。数据显示，SLN 示踪和活检术可能也适用于早期子宫颈癌患者（肿瘤大小<2cm）[25-27]。尽管没有随机试验直接比较系统性淋巴结切除术与 SLN 示踪两种手术方式的预后，但多个单机构和多机构前瞻性研究均证实 SLN 示踪在检测是否有淋巴结转移方面具有高敏感性、低假阴性率的特点，并且通过 SLN 示踪联合病理超分期技术（向子宫颈注射吲哚菁绿染料，识别并切除双侧 SLN，或在一侧盆腔 SLN 显影失败时进行该侧淋巴结切除术）可获得与直接行系统性淋巴结切除术相似的肿瘤学结局[28-32]。SLN 示踪的一个关键组成部分是病理超分期技术，它可以检测淋巴结小体积转移，如微转移和孤立细胞群（isolated tumor cell，ITC）。美国癌症联合委员会将淋巴结转移的大小分为 ITC（<0.02cm）、微转移（0.02～0.2cm）和大转移（>0.2cm）[33]。随着 SLN 示踪在淋巴结小体积转移检测方面的开展，当前的挑战是在不过度医疗的情况下，确定合适的 ITC 辅助治疗方案。在将 SLN 活检纳入子宫内膜癌分期的同时，有研究结果表明对于在诊断时已经发生淋巴转移的女性，全身化疗可为患者带来更好的生存结局[34, 35]。

本章介绍了妇科肿瘤学特有的微创手术，其中包括根治性子宫切除术、盆腔淋巴结和腹主动脉旁淋巴结切除术及大网膜切除术。一般情况下，根治性子宫切除术与子宫颈癌有关，腹主动脉旁淋巴结切除术与子宫体癌有关，大网膜切除术与卵巢癌有关，但这些手术实际可能用于任何妇科恶性肿瘤。例如，临床 II 期子宫内膜浆液性癌患者可能会接受根治性子宫切除术、盆腔和腹主动脉旁淋巴结切除术及大网膜切除术。

一、腹腔镜根治性子宫切除术

（一）基本原则

如前所述，腹腔镜下根治性子宫切除术不再被推荐用于治疗早期宫颈癌患者。多个国际指南和协会建议将开腹手术作为治疗宫颈癌的"金标准"，但是在治疗一部分临床 II 期子宫内膜癌患者时，仍可以考虑采用腹腔镜下根治性子宫切除术。

根治性子宫切除术不仅整个切除子宫体和子宫颈（如单纯子宫切除术），还切除部分上阴道组织和整块宫旁组织。切除这些子宫以外的组织是将手术归类为"根治性"的原因，与单纯的子宫切除术相比，根治性子宫切除术并发症发病率和难度都有增加。对于早期子宫颈癌患者，这种更大范围的切除可帮助确定子宫颈外的组织是否受到癌症侵犯，因为肿瘤可能已经直接蔓延或通过淋巴管扩散到阴道或子宫旁淋巴结。手术范围可根据肿瘤大小和位置等因素进行调整。最常用的根治性子宫切除术分型最初由 Piver、Rutledge 和 Smith 于 1974 年提出[36]（表 6–1）。2008 年，Querleu 和 Morrow 在考虑了保留副交感神经和子宫颈旁组织受累范围的基础上提出了更新的分型[37]（表 6–2）。根治性子宫切除术不一定需要切除卵巢，是否行卵巢输卵管切除术应根据患者年龄、孕产史和肿瘤组织学进行个性化决策。

（二）手术步骤

以下 8 项是对 Piver Rutledge Smith III 型根治性子宫切除术的描述。当掌握 III 型手术的步骤后，则容易根据上述原则将手术范围扩大为 IV 型

分 型	子宫血管切断点	阴道切除	子宫骶骨韧带切断点
表 6–1 根治性子宫切除术的 Piver-Rutledge-Smith 分型			
单纯子宫切除术（I 型）	宫颈内口水平切断	切除极少部分阴道，紧贴宫颈切开阴道穹窿	紧贴宫颈切除子宫骶骨韧带
改良根治性子宫切除术（II 型）	输尿管正上方切断	1～2cm	切除 1/2 的子宫骶骨韧带
根治性子宫切除术（III 型）	从髂内动脉发出子宫动脉的起始处切断	切除上 1/2 的阴道	在靠近骶骨处子宫骶骨韧带的起点切断
扩大根治性子宫切除术（IV 型）	从髂内动脉发出子宫动脉的起始处切断	切除 3/4 的阴道及阴道旁组织	在靠近骶骨处子宫骶骨韧带的起点切断
部分盆腔廓清术（V 型）	从髂内动脉发出子宫动脉的起始处切断，甚至切除输尿管、膀胱	切除肛提肌上方全部的阴道	在靠近骶骨处子宫骶骨韧带的起点切断，甚至切除部分直肠

经许可转载自 Piver 等[36]

表 6-2　根治性子宫切除术的 Querleu-Morrow 分型

分　型	切除范围	输尿管	注　释
A 型	子宫颈旁组织切除至输尿管内侧，但在子宫颈外侧子宫骶骨韧带及膀胱子宫韧带基本不切除，阴道切除 <1cm，不切除阴道旁组织	识别但不游离	
B$_1$ 型	子宫颈旁组织切除达输尿管隧道水平，部分切除子宫骶骨韧带及膀胱子宫韧带，不切除子宫颈旁组织中子宫深静脉下方的骶神经丛，切除至少距子宫颈或肿瘤下缘 1cm 的阴道	输尿管隧道顶部打开与侧推	B$_2$ 型：在 B$_1$ 型的基础上切除宫旁淋巴结
C 型	在膀胱水平切除膀胱子宫韧带，切除距子宫颈或肿瘤下缘 1.5~2cm 的阴道及阴道旁组织	完全游离输尿管	C$_1$ 型：保留自主神经 C$_2$ 型：不保留自主神经
D$_1$ 型	切除子宫颈旁组织达盆壁，血管达髂内血管系统之上，暴露坐骨神经根完全游离	完全游离输尿管	
D$_2$ 型	切除子宫颈旁组织达盆壁，血管达髂内血管系统之上，暴露坐骨神经根完全游离；并切除下腹下血管及附属筋膜或肌肉组织（盆腔内扩大切除）	完全游离输尿管	

经许可转载自 Querleu 等 [37]

或缩小为 Ⅱ 型根治性子宫切除术。所列步骤的顺序可能因主刀医生有所区别。虽然该手术通过单极器械也可完成，但著者更建议使用其他更为先进的血管闭合系统，以获得更好的止血效果和减少热损伤风险，尤其是在输尿管附近进行操作时更为安全。

1. 仔细探查整个腹腔，看有无腹腔内扩散，其中包括检查上腹部和所有腹膜表面。对于患有子宫颈癌症的女性，如果一旦发现转移，应终止手术，并建议患者行化疗、放疗。

2. 切断圆韧带，并由圆韧带断端处打开进入腹膜进入腹膜后间隙，轻柔地钝性分离该无血管的间隙，辨认解剖结构，识别髂外血管、髂内动脉和输尿管。同时需仔细检查盆腔淋巴结，任何肿大或有异常的淋巴结都应切除并送病理进行冰冻切片评估。微创根治性子宫切除术局限性之一是无法直接触摸淋巴结，导致判断淋巴结有无异常的敏感性降低。

3. 使用血管闭合系统钝性游离膀胱，在手术开始时，可能仅能将膀胱从子宫上方轻度游离，但随着手术不断的进展，后续可从耻骨阴道筋膜上进一步游离膀胱，以获得所需的阴道切缘长度。

4. 打开直肠旁间隙和膀胱旁间隙，具体顺序取决于主刀医生的偏好，著者倾向于先打开直肠旁间隙，该间隙无血管，可沿着骶骨曲线在输尿管和髂内动脉之间进行钝性分离。其外侧是髂内动脉 / 肛提肌，内侧是直肠，后方为骶骨，前方为主韧带。当直肠旁间隙打开至盆底后，可打开膀胱旁间隙。将切断的圆韧带近端部分向前牵拉，并使用膀胱上动脉作为标志，该间隙可以从该血管内侧或外侧进入（著者倾向于外侧进入）。同样，可通过钝性分离打开该无血管间隙，其外侧是闭孔内肌，内侧是膀胱，前方是耻骨联合，后方是主韧带，需注意不要误切膀胱，打开这两个间隙有助于识别子宫动脉及其周围的子宫旁组织（图 6-1）。既往在开腹手术过程中，打开这些间隙后，主刀医生可在这些间隙中用手指对主韧带进行触诊以排除肿瘤浸润，但这在微创手术中无法做到。

5. 一旦确定子宫动脉的位置，使用先进的血管闭合系统游离并结扎子宫动脉，并将子宫动脉轻轻向上牵拉，对周围子宫旁组织与子宫血管一同进行游离切除后，即可在下方见到输尿管（图6-2）。逐步辨认解剖结构，在到达输尿管进入膀胱的位置前，需逐步将输尿管从其周围组织中游离出来，打开输尿管隧道。在对深部宫旁组织进行游离解剖时，需注意不要破坏支配膀胱和直肠的交感神经纤维。

6. 打开输尿管隧道后，可使用先进的血管闭合系统打开膀胱反折膜腹，进入膀胱前间隙，进一步下推膀胱。必要时充盈膀胱有助于探查膀胱界限，确定合适的手术部位。

7. 将子宫向前牵拉、直肠向后上方压提，在肠管与宫颈之间找到并打开子宫直肠反折腹膜，暴露直肠阴道间隙（图6-3）。钝性横向游离直肠阴道间隙，暴露子宫骶骨韧带。此时因输尿管已完全游离，在清晰的盆腔解剖中用血管闭合系统在子宫骶骨韧带近骶骨端的起始处将其切断（图6-4）。

8. 随着膀胱下推、膀胱阴道间隙打开、输尿管游离、子宫旁组织和子宫骶骨韧带切断，此时阴道已完全游离于周围组织，在确定好合适的阴道边缘后，可以沿着阴道环形切下子宫及部分阴道组织并经阴道取出，可选择经阴道或腹腔镜对阴道断端进行缝合。

二、盆腔淋巴结切除术和腹主动脉旁淋巴结切除术

（一）基本原则

能安全完成妇科恶性肿瘤淋巴结切除术最重要的是掌握解剖结构、小心游离组织、识别异常血管和结构。例如，高达25%的女性可能存在副闭孔静脉，3%的女性存在副肾动脉。此外，两侧输尿管贯穿整个盆腔解剖区域，应时刻注意识别。在解剖结构不清晰、无法识别已知解剖标志和异常未知情况下，切割组织和淋巴结会增加重大并发症的风险。

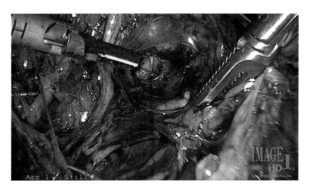

▲ 图6-1 子宫动脉起源于髂内动脉

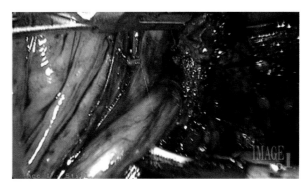

▲ 图6-2 穿过子宫旁组织尚未被游离出的输尿管

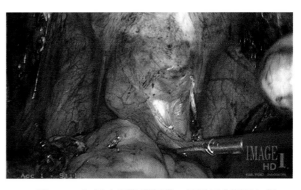

▲ 图6-3 打开直肠阴道间隙，暴露子宫骶骨韧带

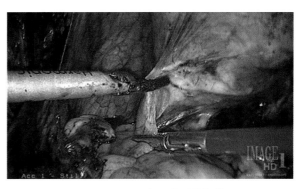

▲ 图6-4 切断子宫骶骨韧带

对于盆腔淋巴结和腹主动脉旁淋巴结切除术，著者倾向于采取菱形四端口腹腔镜套管配置，即脐部、外侧下象限和耻骨上分别安置 0.5cm 的套管穿刺器，对侧外侧下象限则安置一个 1.2cm 的套管穿刺器。较大的腹壁穿刺孔可协助放置样本袋和取出标本。

如前所述，该手术最好使用先进的血管闭合系统进行操作（双极器械或超声刀），这些器械可对组织和血管进行快速凝固和切开且热扩散作用最小。

（二）手术步骤

1. 盆腔淋巴结切除术

进行盆腔淋巴结切除术时，脐部套管穿刺器用于放置腹腔镜摄像头。先抓住髂外动脉表面腹膜，在血管外侧腹膜做一切口，然后进入髂外动脉和腰肌间的无血管间隙，在确认走行于腰肌内侧生殖股神经后，将髂外动脉上的淋巴结轻轻向内侧牵拉，暴露淋巴结与血管的间隙（图 6-5），在该间隙髂血管表面向远端不断游离淋巴结，达旋髂静脉水平（图 6-6）。助手抓住圆韧带断端，将其向腹前壁牵拉，以便暴露空间游离切除远端淋巴结。

为了避免撕裂淋巴管导致淋巴液渗出，建议钳夹时抓住多一些淋巴结组织，而非仅在淋巴结边缘抓取一小部分组织。由于静脉壁的弹性和厚度低于动脉，因此必须辨清静脉边缘，避免损伤或切开静脉。助手可使用钝性器械沿静脉与淋巴结间的间隙适当反向牵引血管，以便更好地暴露手术部位。

在闭孔间隙，其内闭孔神经解剖位置较深，手术时需保护该神经，可以使用器械自神经顶部沿着与神经平行的方向仔细钝性游离闭孔间隙内淋巴结，在确定髂内动脉和膀胱上动脉位置后（即闭孔间隙的内侧边），让助手抓住并牵拉血管以提供张力，使用能量装置或钝性器械游离淋巴结（图 6-7）。

髂内动脉离输尿管较近，在切除淋巴结时注意不要太贴近该血管，否则可能增加输尿管损伤

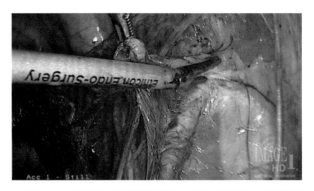

▲ 图 6-5　轻轻向内侧牵拉髂外动脉上淋巴结，沿间隙向远处不断游离淋巴结组织

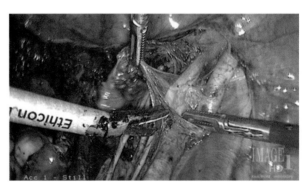

▲ 图 6-6　从髂外静脉表面仔细游离淋巴结组织

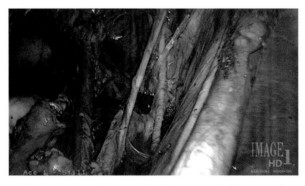

▲ 图 6-7　盆腔淋巴结切除术的最后一部分，是切除髂外血管与髂内／膀胱上动脉、闭孔神经的淋巴结

的风险。手术器械自髂内动脉向近端沿着淋巴结与髂血管间的间隙继续游离淋巴结直到髂总动脉分叉处，此时可切除淋巴结。输尿管常在髂总动脉分叉处穿过进入盆腔，在看清输尿管的情况下进行手术可保护输尿管不被切断或遭受热损伤。

盆腔 SLN 示踪及活检术：目前，有多种示

踪剂可用于 SLN 显影，如蓝染料（异硫蓝或亚甲蓝）、核素（如 ^{99m}Tc）、吲哚菁绿等。在进行盆腔 SLN 示踪和活检术时，严格遵守检测程序非常重要（图 6-8）[38]。当使用上述示踪剂成功显影 SLN 时，则认为该 SLN 是所有盆腔淋巴结发生淋巴结转移所必经的第一站淋巴结，此时可通过切除 SLN 以替代系统性清扫淋巴结。若一侧 SLN 显影失败，则应对该侧行系统性盆腔淋巴结切除术。吲哚菁绿比蓝染料或放射性胶体具有更高的检测率。

具体操作方法是用窥阴器撑开阴道，使用子宫颈钳固定宫颈，分别在子宫颈 3 点钟、9 点钟方位，子宫颈浅层和深层缓慢注射示踪剂，浅层注射时手术医生应能看到子宫颈浅表上皮层下的水泡，深层注射至子宫颈间质中，深度为 1～2cm。在打开腹膜后间隙前，需留出足够的时间让示踪剂扩散。通常蓝染料和吲哚菁绿需要 10～15min，放射性胶体可能需要 20～30min。切开骨盆漏斗韧带外侧腹膜，钝性地探查腹膜后间隙，注意不要切断输入淋巴管。输入淋巴管通常

在子宫动脉经过输尿管上方的位置附近。若可见淋巴管道显影并直接通向一淋巴结，但该淋巴结本身没有着色，则仍应将其视为 SLN。处理标本时，应将所切除的 SLN 与其他非前哨显影的淋巴结分开标识，以便病理医生对 SLN 进行超分期检测。

2. 腹主动脉旁淋巴结切除术

盆腔淋巴结切除完后，沿着髂总动脉近端继续进行腹主动脉旁淋巴结切除。找到腹主动脉旁淋巴结界限和视野暴露是该手术最困难，也是最重要的部分。

钳夹并切开髂总动脉上方腹膜，向上牵拉该处腹膜，可见下面与血管表面粘连的淋巴结组织。使用抓钳提起该腹膜有助于阻隔小肠并保护手术外部位。通常，由于小肠的遮挡而导致腹主动脉无法暴露是该手术的最大挑战，随着患者体重指数的增加，暴露难度也会相应增加。在腹主动脉旁淋巴结切除术中，一些手术医生都将腹腔镜镜头置于脐部的套管穿刺器中，但著者发现将镜头放置到耻骨上端的套管穿刺器中，并将监视

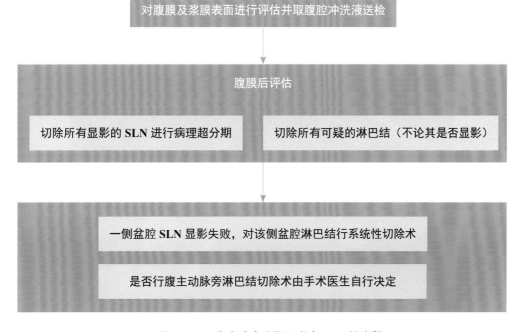

▲ 图 6-8　子宫内膜癌分期手术中 SLN 的流程
SLN. 前哨淋巴结。经许可转载自 Barlin 等 [38]

器移到患者头侧更便于手术。如果将肾血管水平作为腹主动脉旁淋巴结解剖结构的上限，则由助手使用耻骨上方套管穿刺器举镜和主刀医生站在患者双腿间使用双侧下象限套管操作的配置尤其有用。此外，一种有助于增加腹腔镜可视化的方法是通过脐部套管穿刺器放置腹腔镜牵开器。著者通常将脐部 0.5cm 的套管穿刺器换成 1.2cm 的套管穿刺器，以便放置大型腹腔镜扇形牵开器，帮助将上腹部小肠保持在手术区域外（图 6-9），必要时还可以在上象限引入第五个套管穿刺器，以允许助手帮助牵拉组织暴露视野。

打开腹膜至腹主动脉旁淋巴结切除范围的上边界（肠系膜下动脉或肾血管水平），轻轻地牵拉淋巴结，避免撕裂其下方的下腔静脉，然后自髂总动脉远端开始沿淋巴结与血管间隙游离淋巴结至上边界。能量器械操作头通常平行于血管使用，在分离腹主动脉分叉处的下腔静脉表面淋巴结时需谨慎小心，此处通常存在伴行静脉。当外科医生向头侧游离淋巴结时，应识别下腔静脉外侧部分，并将淋巴结与其外侧部分组织分开，注意识别右侧输尿管位置。该手术解剖学边界下端是髂总动脉、两侧是下腔静脉右侧和腹主动脉左

侧，上端是肠系膜下动脉或肾血管。在腹主动脉旁左旁区时需识别左侧输尿管且需观察并避免损伤起源于腹主动脉后方的腰部血管。

三、结肠下区大网膜切除术

（一）基本原则

除用于治疗某些特定类型的高危子宫内膜癌患者外，腹腔镜下大网膜切除术也可作为早期卵巢癌全面分期手术的一部分。如果在大网膜或其他上腹部器官上发现严重病灶，则建议改为开腹探查术，以进行更仔细且全面地探查，达到最佳减瘤效果。对于没有转移病灶的患者，大多数手术医生选择进行结肠下区大网膜切除术。

如前所述，该手术也推荐使用血管闭合系统（如双极或超声刀）进行，著者不建议使用单极电外科器械，因为大网膜和横结肠间的解剖间隙可能很小，单极可能造成肠道热损伤。

（二）手术步骤

著者建议将腹腔镜镜头放置在耻骨上方的套管穿刺器中，并将监视器移至患者头侧。主刀医生站在患者双腿间，使用双侧下象限套管穿刺器进行手术。助手站在患者的一侧，持镜的同时通

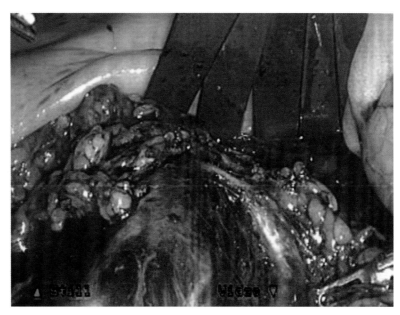

▲ 图 6-9 用于暴露腹主动脉手术区域的腹腔镜牵开器

过脐部穿刺孔辅助手术，将大网膜向腹前壁提起，能清晰的暴露横结肠与大网膜间的间隙，必要时还可以在左上象限（Palmer 点 ）置入第五个套管穿刺器，这样更有助于手术操作及视野暴露。著者不建议将大网膜向下拉入骨盆后从大网膜上方进行手术，因为这可能会损伤横结肠和覆盖在大网膜下的小肠。在整个手术过程中，保持小肠和横结肠在手术视野中非常重要。患者较小角度的头低足高体位可能有助于暴露手术视野。

主刀医生可选择通过右下象限辅助孔使用血管封闭系统，从结肠右区开始，在朝向横结肠的方向自边缘开始切除大网膜，打开大网膜和结肠间的间隙，然后将大网膜向患者左侧牵拉和移动，最终从结肠上完全游离出大网膜（图6-10 ）。在手术过程中，必须注意并避免损伤肠系膜。当接近结肠左区时，大网膜常变厚，并向脾方向聚集，此时继续沿着大网膜与横结肠的界限切除大网膜。切除的大网膜通常经阴道断端取出。

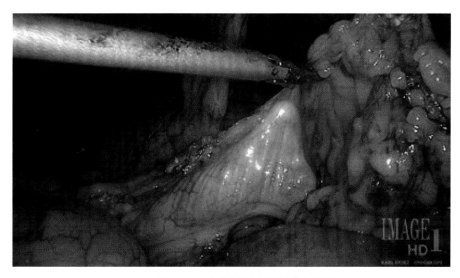

▲ 图 6-10　自横结肠水平切除大网膜

参考文献

[1] Frumovitz M, Ramirez PT, Greer M, et al. Laparoscopic training and practice in gynecologic oncology among Society of Gynecologic Oncologists members and fellows-in-training. Gynecol Oncol. 2004;94(3):746-53. https://doi.org/10.1016/j.ygyno.2004.06.011.

[2] Mabrouk M, Frumovitz M, Greer M, et al. Trends in laparoscopic and robotic surgery among gynecologic oncologists: a survey update. Gynecol Oncol. 2009;112(3):501-5. https://doi.org/10.1016/j. ygyno.2008.11.037.

[3] Walker JL, Piedmonte MR, Spirtos NM, et al. Recurrence and survival after random assignment to laparoscopy versus laparotomy for comprehensive surgical staging of uterine cancer: Gynecologic Oncology Group LAP2 Study. J Clin Oncol. 2012;30(7):695-700. https://doi.org/10.1200/JCO.2011.38.8645.

[4] Kornblith AB, Huang HQ, Walker JL, Spirtos NM, Rotmensch J, Cella D. Quality of life of patients with endometrial cancer undergoing laparoscopic international federation of gynecology and obstetrics staging compared with laparotomy: a Gynecologic Oncology Group Study. J Clin Oncol. 2009;27(32):5337-42. https://doi.org/10.1200/JCO. 2009. 22.3529.

[5] Janda M, Gebski V, Davies LC, et al. Effect of total laparoscopic hysterectomy vs total abdominal hysterectomy on disease-free survival among women with stage I endometrial cancer: a randomized clinical trial. JAMA. 2017; 317(12):1224-33. https://doi. org/10.1001/jama.2017.2068.

[6] Frumovitz M, dos Reis R, Sun CC, et al. Comparison of total laparoscopic and abdominal radical hysterectomy for patients with early-stage cervical cancer. Obstet Gynecol.

2007;110(1):96-102. https://doi. org/10.1097/01.AOG. 0000268798.75353.04.

[7] Spirtos NM, Eisenkop SM, Schlaerth JB, Ballon SC. Laparoscopic radical hysterectomy (type III) with aortic and pelvic lymphadenectomy in patients with stage I cervical cancer: surgical morbidity and intermediate follow-up. Am J Obstet Gynecol. 2002;187(2):340-8. https://doi.org/10.1067/mob.2002.123035.

[8] Ramirez PT, Frumovitz M, Pareja R, et al. Minimally invasive versus abdominal radical hysterectomy for cervical cancer. N Engl J Med. 2018;379:1895-904. https://doi.org/10.1056/NEJMoa1806395.

[9] Melamed A, Margul DJ, Chen L, et al. Survival after minimally invasive radical hysterectomy for early-stage cervical cancer. N Engl J Med. 2018;379(20):1905-14. https://doi.org/10.1056/NEJMoa1804923.

[10] Chiva L, Zanagnolo V, Querleu D, et al. SUCCOR study: an international European cohort observational study comparing minimally invasive surgery versus open abdominal radical hysterectomy in patients with stage IB1 cervical cancer. Int J Gynecol Cancer. 2020;30(9):1269-77. https://doi.org/10.1136/ijgc-2020-001506.

[11] Uppal S, Gehrig PA, Peng K, et al. Recurrence rates in patients with cervical cancer treated with abdominal versus minimally invasive radical hysterectomy: a multi-institutional retrospective review study. J Clin Oncol. 2020; 38(10):1030-40. https://doi. org/10.1200/JCO.19.03012.

[12] Deffeux X, Castaigne D, Pomel C. Role of laparoscopy to evaluate candidates for complete cytoreduction in advanced stages of epithelial ovarian cancer. Int J Gynecol Cancer. 2006;16(Suppl 1):35-40. https://doi.org/10.1111/j.1525-1438.2006.00323.x.

[13] Fagotti A, Vizzielli G, Fanfani F, et al. Introduction of staging laparoscopy in the management of advanced epithelial ovarian, tubal and peritoneal cancer: impact on prognosis in a single institution experience. Gynecol Oncol. 2013;131(2):341-6. https://doi. org/10.1016/j.ygyno.2013.08.005.

[14] Leblanc E, Querleu D, Narducci F, Occelli B, Papageorgiou T, Sonoda Y. Laparoscopic restaging of early stage invasive adnexal tumors: a 10-year experience. Gynecol Oncol. 2004;94(3):624-9. https://doi. org/10.1016/j.ygyno.2004.05.052.

[15] Chi DS, Abu-Rustum NR, Sonoda Y, et al. The safety and effcacy of laparoscopic surgical staging of apparent stage I ovarian and fallopian tube cancers. Am J Obstet Gynecol. 2005;192(5):1614-9. https://doi.org/10.1016/j.ajog. 2004. 11.018.

[16] Lécuru F, Desfeux P, Camatte S, Bissery A, Blanc B, Querleu D. Impact of initial surgical access on staging and survival of patients with stage I ovarian cancer. Int J Gynecol Cancer. 2006;16(1):87-94. https://doi. org/10.1111/j.1525-1438.2006.00303.x.

[17] Benedetti Panici P, Basile S, Maneschi F, et al. Systematic pelvic lymphadenectomy vs. no lymphadenectomy in early-stage endometrial carcinoma: randomized clinical trial. J Natl Cancer Inst. 2008;100(23):1707-16. https://doi. org/10.1093/jnci/djn397.

[18] ASTEC Study Group, Kitchener H, Swart AMC, Qian Q, Amos C, Parmar MKB. Effcacy of systematic pelvic lymphadenectomy in endometrial cancer (MRC ASTEC trial): a randomised study. Lancet (Lond, Engl). 2009; 373(9658):125-36. https://doi. org/10.1016/S0140-6736 (08)61766-3.

[19] Creutzberg CL, Lu KH, Fleming GF. Uterine cancer: adjuvant therapy and management of metastatic disease. J Clin Oncol. 2019;37(27):2490-500. https://doi.org/10.1200/JCO.19.00037.

[20] Sharma C, Deutsch I, Lewin SN, et al. Lymphadenectomy infuences the utilization of adjuvant radiation treatment for endometrial cancer. Am J Obstet Gynecol. 2011;205(6):562. e1-9. https://doi. org/10.1016/j.ajog.2011.09.001.

[21] Glaser G, Dinoi G, Multinu F, et al. Reduced lymphedema after sentinel lymph node biopsy versus lymphadenectomy for endometrial cancer. Int J Gynecol Cancer. 2021;31(1):85-91. https://doi.org/10.1136/ijgc-2020-001924.

[22] Carlson JW, Kauderer J, Hutson A, et al. GOG 244-the lymphedema and gynecologic cancer (LEG) study: incidence and risk factors in newly diagnosed patients. Gynecol Oncol. 2020;156(2):467-74. https://doi.org/10.1016/j.ygyno.2019.10.009.

[23] Helgers RJA, Winkens B, Slangen BFM, Werner HMJ. Lymphedema and post-operative complications after sentinel lymph node biopsy versus lymphadenectomy in endometrial carcinomas-a systematic review and meta-analysis. J Clin Med. 2020;10(1). https://doi.org/10.3390/jcm10010120.

[24] Holloway RW, Abu-Rustum NR, Backes FJ, et al. Sentinel lymph node mapping and staging in endometrial cancer: a Society of Gynecologic Oncology literature review with consensus recommendations. Gynecol Oncol. 2017; 146(2): 405-15. https://doi. org/10.1016/j.ygyno. 2017. 05.027.

[25] Lécuru F, Mathevet P, Querleu D, et al. Bilateral negative sentinel nodes accurately predict absence of lymph node metastasis in early cervical cancer: results of the SENTICOL study. J Clin Oncol. 2011;29(13):1686-91. https://doi.org/10.1200/JCO.2010.32.0432.

[26] Salvo G, Ramirez PT, Levenback CF, et al. Sensitivity and negative predictive value for sentinel lymph node biopsy in women with early-stage cervical cancer. Gynecol Oncol. 2017;145(1):96-101. https://doi. org/10.1016/j.ygyno.2017.02.005.

[27] Tax C, Rovers MM, de Graaf C, Zusterzeel PLM, Bekkers RLM. The sentinel node procedure in early stage cervical cancer, taking the next step; a diagnostic review. Gynecol Oncol. 2015;139(3):559-67. https://doi.org/10.1016/j.ygyno.2015.09.076.

[28] Persson J, Salehi S, Bollino M, Lönnerfors C, Falconer H, Geppert B. Pelvic Sentinel lymph node detection in High-

Risk Endometrial Cancer (SHREC-trial)-the fnal step towards a paradigm shift in surgical staging. Eur J Cancer (Oxf, Engl: 1990). 2019;116:77-85. https://doi.org/10.1016/j.ejca.2019.04.025.

[29] Martin FE, Nadkarni MA, Jacques NA, Hunter N. Quantitative microbiological study of human carious dentine by culture and real-time PCR: association of anaerobes with histopathological changes in chronic pulpitis. J Clin Microbiol. 2002;40(5):1698-1704.

[30] Cusimano MC, Vicus D, Pulman K, et al. Assessment of sentinel lymph node biopsy vs lymphadenectomy for intermediate- and high-grade endometrial cancer staging. JAMA Surg. 2021;156(2):157-64. https://doi.org/10.1001/jamasurg.2020.5060.

[31] Rossi EC, Kowalski LD, Scalici J, et al. A comparison of sentinel lymph node biopsy to lymphadenectomy for endometrial cancer staging (FIRES trial): a multicentre, prospective, cohort study. Lancet Oncol. 2017;18(3):384-92. https://doi.org/10.1016/S1470-2045(17)30068-2.

[32] Frumovitz M, Plante M, Lee PS, et al. Near-infrared fuorescence for detection of sentinel lymph nodes in women with cervical and uterine cancers (FILM): a randomised, phase 3, multicentre, non-inferiority trial. Lancet Oncol. 2018;19(10):1394-403. https://doi.org/10.1016/S1470-2045(18)30448-0.

[33] Olawaiye AB, Mutch DG. Lymph node staging update in the American Joint Committee on Cancer 8th Edition cancer staging manual. Gynecol Oncol. 2018;150(1):7-8. https://doi.org/10.1016/j.ygyno.2018.02.021.

[34] de Boer SM, Powell ME, Mileshkin L, et al. Adjuvant chemoradiotherapy versus radiotherapy alone in women with high-risk endometrial cancer (PORTEC-3): patterns of recurrence and post-hoc survival analysis of a randomised phase 3 trial. Lancet Oncol. 2019;20(9):1273-85. https://doi.org/10.1016/S1470-2045(19)30395-X.

[35] Matei D, Filiaci V, Randall ME, et al. Adjuvant chemotherapy plus radiation for locally advanced endometrial cancer. N Engl J Med. 2019;380(24):2317-26. https://doi.org/10.1056/NEJMoa1813181.

[36] Piver MS, Rutledge F, Smith JP. Five classes of extended hysterectomy for women with cervical cancer. Obstet Gynecol. 1974;44(2):265-72.

[37] Querleu D, Morrow CP. Classifcation of radical hysterectomy. Lancet Oncol. 2008;9(3):297-303. https://doi.org/10.1016/S1470-2045(08)70074-3.

[38] Barlin JN, Khoury-Collado F, Kim CH, Leitao MM Jr, Chi DS, Sonoda Y, Alektiar K, DeLair DF, Barakat RR, Abu-Rustum NR. The importance of applying a sentinel lymph node mapping algorithm in endometrial cancer staging: beyond removal of blue nodes. Gynecol Oncol. 2012;125(3):531-5. https://doi.org/10.1016/j.ygyno.2012.02.021. Epub 2012 Feb 22. PMID: 22366409.

第 7 章　妇科肿瘤腹腔镜下子宫切除术

Laparoscopic Hysterectomy for Oncologic Patients

Stephanie Ricci　Erika J. Lampert　著

廖光东　译　　王　平　校

目前已证实，与开腹手术相比，微创手术（minimally invasive surgery，MIS）具有的优点有减少出血和输血风险、快速康复、缩短住院时间等。随着新技术及新研究结果的出现，MIS 在妇科肿瘤学领域应用的不断发展，对肿瘤预后也产生了特异性的影响。腹腔镜技术用于早期子宫内膜癌分期和管理已被广泛接受。前瞻性的随机研究结果也支持 MIS 用于子宫内膜癌预后与开腹手术相当，所以目前 MIS 被认为是早期子宫内膜癌的标准术式。相反，基于随机的前瞻性研究，MIS 治疗早期子宫颈癌因预后较差受到质疑，因此目前趋向是不采用 MIS 治疗子宫颈癌。对晚期卵巢、输卵管、原发性腹膜恶性肿瘤也建议采用开腹手术，MIS 仅适用于早期卵巢癌，或者在卵巢癌新辅助化疗后的中间细胞减灭术。本章基于最新研究进展和临床指南，重点讲述 MIS 在妇科恶性肿瘤中的应用，并描述针对恶性肿瘤的腹腔镜下子宫切除术及相关手术步骤。

一、子宫内膜癌

（一）腹腔镜手术指征

对于病灶局限于子宫的早期子宫内膜癌，主要治疗包括子宫切除术、双侧输卵管卵巢切除术，盆腔和腹主动脉旁淋巴结评估。根据前瞻性临床试验和系统评价在内的可靠数据，MIS 现

已成为早期子宫内膜癌的标准治疗方式[1]。在一项对Ⅰ期至ⅡA 期子宫内膜癌患者的腹腔镜与开腹手术随机Ⅲ期 LAP2 对比试验中，围术期结果显示，腹腔镜手术分期是可行的，且术后并发症较少、住院时间较短[2]。但是，该研究中腹腔镜转为开腹的比例为 25.8%，其中多数因为暴露困难，约 16% 的患者因广泛转移需转开腹切除[2]。LAP2 试验中期数据显示，两组患者的复发率和生存率相近[3]，腹腔镜手术后 6 周患者的生活质量较开腹手术好，但术后 6 个月以上两者无差异[4]。此外，一项 LACE 试验比较了经腹子宫切除术和腹腔镜子宫切除术在Ⅰ期子宫内膜癌患者的治疗效果，结果显示腹腔镜手术改善了围术期手术结局，但两组患者的复发率和总生存率差异无统计学意义[5, 6]。熟练掌握 MIS 技巧的医生可采用 MIS 治疗侵袭性较强的子宫肿瘤类型（包括浆液性癌、透明细胞癌和癌肉瘤）。

（二）腹腔镜与机器人微创手术在子宫内膜癌中的比较

尽管 NCCN 指南建议采用 MIS 治疗早期子宫内膜癌，但目前指南没有关于采用腹腔镜或机器人辅助腹腔镜的推荐意见。一项随机对照试验中，比较了 99 例低级别子宫内膜癌患者行传统腹腔镜和机器人辅助腹腔镜分期手术的效果。结

果显示，机器人组的手术时间显著缩短、转为开腹手术的比例更低，但其他指标（如出血量、术后疼痛评分、术中和术后并发症发生率等）均无显著差异[7]。几项大型回顾性研究和系统评价也进行了类似比较。例如，一项系统评价比较了传统腹腔镜和机器人辅助腹腔镜在10 800例子宫内膜癌肥胖患者中的应用，结果显示两者术中并发症和转为开腹手术的比例相似，但著者仍认为机器人技术可能更适合体重指数（body mass index，BMI）≥40kg/m^{2}的患者，因为他们更可能无法承受腹腔镜手术所需的头低足高体位和高腹腔压力[8]。其他回顾性研究也表明，两者的并发症发病率和肿瘤学结局相似[9, 10]。目前，MIS的具体路径仍取决于手术医生的个人偏好和能力、患者的选择及设备的配置。

（三）子宫内膜癌的腹腔镜下子宫全切术

1. 术前准备

在进行手术分期前，应进行影像学检查，如完善盆腔MRI评估局部病变范围，进行胸部、腹部、盆腔CT检查，以评估病情和潜在的转移等和（或）进一步行PET/CT明确转移性病灶。一旦确定适合分期手术，患者应进行行术前评估，其中包括评估内科合并症和手术风险评估表（如美国麻醉医师协会ASA身体状况评分）等，对潜在的手术风险进行分类，以确定是否需要进一步检查来降低手术相关风险。手术前建议预防性应用抗菌药物，如静脉注射头孢唑啉2g（体重＞120kg的患者为3g）。此外，术前2h皮下注射5000U肝素，以预防静脉血栓栓塞。在手术床上放置防滑垫避免患者在大角度的头低足高位时发生滑动。然后将患者置于截石位，双腿放于脚架上，双臂在两侧收拢。在消毒后，放置Foley导尿管和举宫器（VCare）以帮助暴露手术视野和显示阴道边界。

2. 手术过程

脐部穿刺点进入腹腔是最常用的入路。对于子宫巨大或有腹部手术史的患者，著者更倾向于选择左上腹的Palmer点作为入路。进入Palmer点前，建议先用胃管或鼻胃管减压，以防止损伤。可以使用Veress针或开放式腹腔镜技术或通过可视套管直接观察下建立通路。在第一套管进入后，将腹部充气，对整个腹部进行探查，然后将患者置于头低足高体位，使肠道上移并暴露盆腔。其他辅助套管在腹腔镜直视下进行穿刺，注意穿刺位置准确。辅助套管一般放置在脐部和双侧下腹部，约在髂前上棘的上内侧2cm处（图7-1）。著者倾向于在腹部稍高处放置辅助套管，形成一个浅弧线形状，这样可以更容易地处理较大的子宫或盆腔肿块，并为淋巴结切除提供更好的操作位置。

子宫切除术从切开圆韧带或卵巢血管外侧腹膜开始，打开和分离阔韧带前后叶和显露腹膜后间隙，然后在卵巢血管下方阔韧带内侧腹膜后辨认输尿管，分离直肠旁间隙。分离骨盆漏斗韧带，随后可以安全分离和电凝卵巢血管。阔韧带后叶从卵巢固有韧带分离到子宫骶骨韧带，仔细观察子宫动静脉。打开腹膜，精准解剖，仔细辨认解剖标志。打开阔韧带前叶向子宫颈水平分离，完全暴露膀胱宫颈间隙，以便将膀胱从子宫颈推离，以充分显示膀胱边缘和子宫血管。一般情况下，打开腹膜后，这些重要的结构清晰可辨，钝性剥离可将膀胱推离宫颈；但对于既往手术或炎症反应形成粘连或致密组织（通常称为膀胱蒂）的患者，需要切断，予以松解，并需仔细确认膀胱边界。确认膀胱位置的方法包括使用Foley球囊、用染色液体或无菌牛奶膀胱灌注、膀胱镜检查。

使用双极能量器械电凝和分离双侧子宫动脉。通过电凝和切开子宫动脉和子宫颈间的组织，将子宫动脉从阴道切开处分离。首先使双极平行于子宫动脉电凝切断，然后沿子宫颈方向凝断。横断主韧带使其远离拟切开阴道的位置。在举宫杯引导下，使用单极电钩沿宫颈阴道交界处切开阴道。著者使用延长的bovie头进行操作替代传统的脚踏板控制单极，手控操作完成切割和电凝功能更加精确。标本应完整取出，避免粉

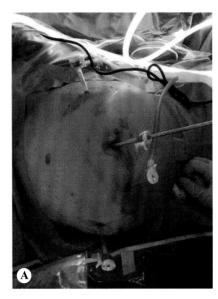 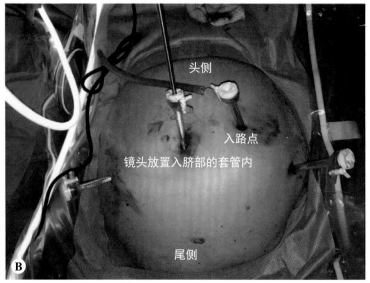

头侧

入路点

镜头放置入脐部的套管内

尾侧

▲ 图 7-1　腹腔镜穿刺套管放置的外观图，确保能够进入盆腔、盆腔侧壁、上腹部

通过 Palmer 点建立入路后，手术时将腹腔镜镜头置入脐部套管。如图所示，该布局可以使用 4 个套管，若不需要额外牵引，也可以使用 3 个套管（省略右侧的套管）

碎，以保证无瘤原则。阴道断端的缝合可以通过腹腔镜或经阴道途径，使用可吸收缝线连续缝合或 8 字缝合。著者通常是在腹腔镜下用倒刺线连续缝合，从而最大限度地减少打结和缝合时间，并提高缝线的拉伸强度。

（四）子宫内膜癌淋巴结切除术

1. 前哨淋巴结

完整手术分期是子宫内膜癌最重要的预后因素，其中包括盆腔和腹主动脉旁淋巴结切除术。然而，基于多项前瞻性和回顾性研究的结论，现在认为对于病变局限于子宫的患者进行 SLN 示踪是可靠的。FIRES 试验是一项前瞻性队列研究，对 SLN 示踪后进行盆腔淋巴结切除术（联合或不联合腹主动脉旁淋巴结切除术），其结论是 SLN 活检对检测子宫内膜癌淋巴结转移具有高度敏感性，可以安全替代系统性淋巴结切除术。尽管该技术漏检了 3% 的淋巴结阳性疾病患者，但该研究者认为，尽管存在漏检的风险，但相较于系统性淋巴结切除术导致的并发症风险，患者仍能从 SLN 切除术中获益[11]。一篇纳入 2237 例患者的 Cochrane 综述报道，在被检出的淋巴结中，SLN 的平均检出率为 86.9%，灵敏度为 91.8%[12]。为

了进行 SLN 识别，示踪剂在子宫颈的 3 点钟和 9 点钟方位注入，示踪剂沿子宫淋巴管移动，标记从子宫向远处淋巴转移路径中可能性最高的第一站淋巴结。虽然可供使用的染料有多种，但著者更喜欢吲哚菁绿（ICG），因为它容易识别，实时荧光，特别是肥胖患者，表现更明显（图 7-2）。建议对 SLN 行病理超分期，以提高肿瘤细胞的检测灵敏度（图 7-3）。

2. 盆腔淋巴结切除术

根据患者病情可能需要进行完整的盆腔淋巴结切除术，包括切除髂总、髂外和髂内淋巴结。淋巴结切除术可以在初次手术时通过腹膜后途径或更常见的腹腔途径进行。经腹腔操作时，将腹腔镜镜头置入脐部套管内，以获得盆腔侧壁、直肠旁和膀胱旁间隙的最佳视野。分离膀胱上动脉，并从髂总动脉沿其起始位置走行，然后钝性切除或电切淋巴结组织。在探查闭孔间隙时，需看清闭孔神经，并将淋巴结从其上分离。剥离髂外动脉上淋巴结时，注意不要切断在腰大肌内侧走行的生殖股神经。在髂总动脉分叉处看清输尿管并将其向内侧牵拉，可帮助避免淋巴结切除术中损伤输尿管。

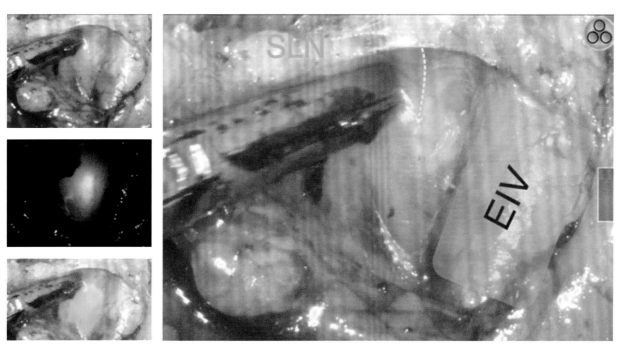

▲ 图 7-2 通过荧光技术标记前哨淋巴结

如图所示，通过打开右侧盆腔腹膜，确定邻近髂外静脉（EIV）的闭孔前哨淋巴结（SLN）

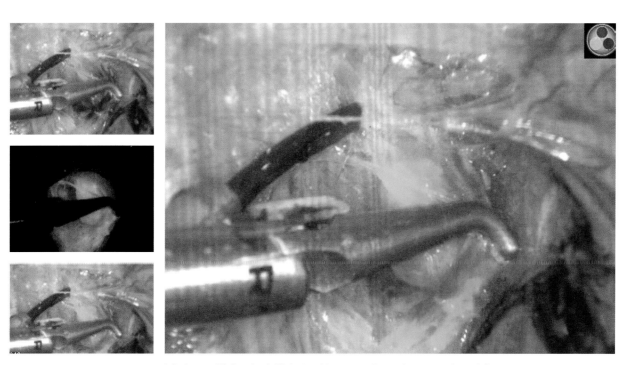

▲ 图 7-3 通过荧光显示模式和标准模式的切换，可以进一步识别、分离切除前哨淋巴结

3. 腹主动脉旁淋巴结切除术

对于腹主动脉旁淋巴结切除术，主刀医生站在患者两腿间、镜头放置在脐部，方便探查腹主动脉旁淋巴结切除范围的上缘（即肠系膜下动脉）。打开腹膜后可先切除下段腹主动脉旁的淋巴结，然后切除腹主动脉旁和下腔静脉间的淋

巴结，并在识别输尿管后切除下腔静脉旁的淋巴结。

二、子宫颈癌腹腔镜手术指征

早期宫颈癌的标准治疗包括根治性子宫切除术和盆腔淋巴结切除术。与单纯子宫切除术相比，根治性子宫切除术需要切除部分阴道上段和部分宫旁组织，其中包括主韧带和子宫骶骨韧带。虽然在以前开腹和腹腔镜手术用于子宫颈癌根治性子宫切除术，都是被认可的。然而，如前所述，2021 年 NCCN 指南建议将开腹手术作为标准手术方式[13]。这一建议是基于几项回顾性和流行病学研究，以及一项Ⅲ期、随机、对照的 LACC 试验。LACC 试验表明，接受微创根治性子宫切除术的患者无病生存率和总生存率均较开腹手术组更低[14-17]。目前，腹腔镜手术（子宫切除术）仅被推荐用于通过无脉管浸润的子宫原位腺癌和ⅠA₁期子宫颈癌患者的手术治疗。

三、卵巢癌腹腔镜手术指征

目前，应用腹腔镜治疗卵巢癌仍存在争议。

根据 2021 年 NCCN 指南，开腹手术仍然是大多数分期手术、首次肿瘤细胞减灭术、新辅助化疗后的中间型肿瘤细胞减灭术、二次肿瘤细胞减灭术的推荐手术方式[18]。尽管如此，一项大型、多中心的回顾性研究结果认为，腹腔镜可安全地应用于早期卵巢癌的分期和管理。该研究调查了 300 例术前评估为早期卵巢癌且接受即刻或延迟腹腔镜分期手术的患者，在无病生存率、总生存率和复发率方面，尚无与开腹手术相当的文献报道[19]。但是，由于缺乏微创和开腹手术治疗卵巢癌的前瞻性临床试验直接比较数据，腹腔镜用于卵巢癌治疗仍然有限。

关于腹腔镜治疗卵巢癌有以下具体问题，其中包括腹腔探查不足、无法对可能发生转移的部位进行触诊、肿瘤播散风险增加等。MISSION 试验研究了新辅助化疗达到临床完全缓解后患者的腹腔镜肿瘤细胞减灭术[20]。结果提示，在该类特定的患者中，采用微创技术进行中间型肿瘤细胞减灭术安全可行，但因为数据有限，生存相关统计学分析无法进行，仍待进一步评估，尤其需要前瞻性试验的研究数据。

参考文献

[1] Galaal K, Bryant A, Fisher AD, Al-Khaduri M, Kew F, Lopes AD. Laparoscopy versus laparotomy for the management of early stage endometrial cancer. Cochrane Database Syst Rev. 2012;(9):CD006655.

[2] Walker JL, Piedmonte MR, Spirtos NM, Eisenkop SM, Schlaerth JB, Mannel RS, et al. Laparoscopy compared with laparotomy for comprehensive surgical staging of uterine cancer: Gynecologic Oncology Group Study LAP2. J Clin Oncol. 2009;27(32):5331-6.

[3] Walker JL, Piedmonte MR, Spirtos NM, Eisenkop SM, Schlaerth JB, Mannel RS, et al. Recurrence and survival after random assignment to laparoscopy versus laparotomy for comprehensive surgical staging of uterine cancer: Gynecologic Oncology Group LAP2 Study. J Clin Oncol. 2012;30(7):695-700.

[4] Kornblith AB, Huang HQ, Walker JL, Spirtos NM, Rotmensch J, Cella D. Quality of life of patients with endometrial cancer undergoing laparoscopic international federation of gynecology and obstetrics staging compared with laparotomy: a Gynecologic Oncology Group Study. J Clin Oncol. 2009;27(32):5337-42.

[5] Janda M, Gebski V, Brand A, Hogg R, Jobling TW, Land R, et al. Quality of life after total laparoscopic hysterectomy versus total abdominal hysterectomyfor stage I endometrial cancer (LACE): a randomised trial. Lancet Oncol. 2010; 11(8): 772-80.

[6] Janda M, Gebski V, Davies LC, Forder P, Brand A, Hogg R, et al. Effect of total laparoscopic hysterectomy vs total abdominal hysterectomy on disease-free survival among women with stage I endometrial cancer: a randomized clinical trial. JAMA. 2017;317(12):1224-33.

[7] Maenpaa MM, Nieminen K, Tomas EI, Laurila M, Luukkaala TH, Maenpaa JU. Robotic-assisted vs traditional laparoscopic surgery for endometrial cancer: a randomized controlled trial. Am J Obstet Gynecol. 2016;215(5):588 e1-7.

[8] Cusimano MC, Simpson AN, Dossa F, Liani V, Kaur Y, Acuna SA, et al. Laparoscopic and robotic hysterectomy in

endometrial cancer patients with obesity: a systematic review and meta-analysis of conversions and complications. Am J Obstet Gynecol. 2019;221(5):410-28 e19.

[9] Beck TL, Schiff MA, Goff BA, Urban RR. Robotic, laparoscopic, or open hysterectomy: surgical outcomes by approach in endometrial cancer. J Minim Invasive Gynecol. 2018; 25(6): 986-93.

[10] Corrado G, Vizza E, Cela V, Mereu L, Bogliolo S, Legge F, et al. Laparoscopic versus robotic hysterectomy in obese and extremely obese patients with endometrial cancer: a multi-institutional analysis. Eur J Surg Oncol. 2018;44(12): 1935-41.

[11] Rossi EC, Kowalski LD, Scalici J, Cantrell L, Schuler K, Hanna RK, et al. A comparison of sentinel lymph node biopsy to lymphadenectomy for endometrial cancer staging (FIRES trial): a multicentre, prospective, cohort study. Lancet Oncol. 2017;18(3):384-92.

[12] Bayes Mendel Lab. Available from: https://projects. iq.harvard.edu/bayesmendel/brcapro.

[13] Abu-Rustum NR, Yashar CM, Bradley K, Campos SM, Chon HS, Chu C, et al. Cervical cancer, version 1.2021, NCCN clinical practice guidelines in oncology. J Natl Compr Cancer Netw. 2021.

[14] Melamed A, Margul DJ, Chen L, Keating NL, Del Carmen MG, Yang J, et al. Survival after minimally invasive radical hysterectomy for early-stage cervical cancer. N Engl J Med. 2018;379(20):1905-14.

[15] Cusimano MC, Baxter NN, Gien LT, Moineddin R, Liu N, Dossa F, et al. Impact of surgical approach on oncologic outcomes in women undergoing radical hysterectomy for cervical cancer. Am J Obstet Gynecol. 2019;221(6):619 e1-24.

[16] Chiva L, Zanagnolo V, Querleu D, Martin-Calvo N, Arevalo-Serrano J, Capilna ME, et al. SUCCOR study: an international European cohort observational study comparing minimally invasive surgery versus open abdominal radical hysterectomy in patients with stage IB1 cervical cancer. Int J Gynecol Cancer. 2020;30(9):1269-77.

[17] Ramirez PT, Frumovitz M, Pareja R, Lopez A, Vieira M, Ribeiro R, et al. Minimally invasive versus abdominal radical hysterectomy for cervical cancer. N Engl J Med. 2018;379(20):1895-904.

[18] Armstrong DK, Alvarez RD, Bakkum-Gamez JN, Barroilhet L, Behbakht K, Berchuck A, et al. Ovarian cancer, version 1.2021, NCCN Clinical practice guidelines in oncology. J Natl Compr Cancer Netw. 2021.

[19] Gallotta V, Ghezzi F, Vizza E, Chiantera V, Ceccaroni M, Franchi M, et al. Laparoscopic staging of apparent early stage ovarian cancer: results of a large, retrospective, multi-institutional series. Gynecol Oncol. 2014;135(3):428-34.

[20] Gueli Alletti S, Bottoni C, Fanfani F, Gallotta V, Chiantera V, Costantini B, et al. Minimally invasive interval debulking surgery in ovarian neoplasm (MISSION trial-NCT02324595): a feasibility study. Am J Obstet Gynecol. 2016;214(4):503 e1-6.

第8章 妇科泌尿和盆底重建手术

Techniques in Urogynecology and Pelvic Reconstructive Surgery

Cecile A. Ferrando　Beri Ridgeway　著

崔 陶 译　苗娅莉 校

盆腔器官脱垂和尿失禁是女性的常见问题，发病率较高且影响生活质量。由于常合并多种缺陷，盆腔器官脱垂和尿失禁的治疗颇具挑战。为了实现盆底重建的目标，外科医生必须了解正常解剖支撑结构及相关器官的生理功能。手术的目标是重建解剖结构，维持或恢复正常的肠道和膀胱功能，并保持阴道长度。

盆底重建手术有 3 种手术路径，即经阴道、开腹和腹腔镜（包括传统腹腔镜手术和机器人辅助手术）。随着微创手术技术的不断进步，腹腔镜技术在盆底重建中得到了广泛应用。与开腹手术相比，腹腔镜具有一些操作上的优势（如提高盆底解剖可视度、降低术后疼痛、减少术中失血、缩短住院时间、术后恢复快等[1]），同时更经济实惠。

一、围术期注意事项

对于腹腔镜手术，选择适合的患者非常重要。腹腔镜手术所需的气腹，会导致患者出现静脉回流减少、全身和肺血管压力增加及通气压力增加等重要的生理变化[2]，这些变化在头低足高位时会加重。患有心肺疾病的患者无法耐受上述生理变化。因此，对于疑似合并心肺疾病的患者，需要完善更全面的术前检查，如胸部 X 线检查、肺功能检查、心电图和超声心动图检查等。

对于已知患有严重心肺疾病的患者，应避免行腹腔镜手术。

彻底暴露完整盆底结构（上至骶骨水平），对于妇科泌尿手术非常重要，因此术前摆放正确体位至关重要。患者手术体位通常为截石位，可使用 Allen 马镫腿架以避免臀部和膝盖过度屈曲或伸展。所有的骨性隆起均应使用垫子进行保护。在手术床上，患者身体下方要放置防滑装置，以限制患者移位。此外，患者臀部要稍微超出手术床末端的位置，这有助于操作经阴道和经直肠手术的器械。患者手臂应该充分收拢并用垫子保护、减轻肘部压力，手应该保持在正确的解剖位置。

手术开始前 60min，应预防性静脉滴注抗菌药物，以降低围术期感染的风险。所有妇科手术首选抗菌药物应是第一代头孢菌素（如头孢唑啉）[3]。

所有接受盆腔器官脱垂和（或）尿失禁手术的患者均为静脉血栓栓塞症（VTE）中风险人群，围术期需采取预防措施。一项针对妇科手术预防 VTE 的系统评价认为，麻醉剂诱导前下肢应用间歇性充气加压泵装置可有效预防 VTE[4]。VTE 高风险患者（有明显合并症、恶性肿瘤病史、肥胖症或既往 VTE 病史的患者）应在手术前使用间歇性充气加压泵装置，并给予低剂量普通肝素或低分子肝素[5]。

2011 年发表的一篇 Meta 分析，曾质疑机械性肠道准备预防感染性并发症、术中肠瘘，以及肠道手术时降低吻合口瘘发生率的作用[6]。该综述的观点是，似乎没有必要对所有接受盆腔器官脱垂或尿失禁手术的患者进行术前肠道准备。

腹腔镜套管穿刺器位置在盆腔器官脱垂和尿失禁腹腔镜手术中起着关键作用（图 8-1）。正确定位每个穿刺器，可保证操作器械抵达盆底深处至骶骨水平，并可为缝合和打结预留足够空间。穿刺器之间应保持足够的距离，防止器械交叉。对于某些手术，如腹腔镜阴道骶骨固定术，由于其涉及骶骨和盆底解剖和分离，以及替代材料在上述两个区域进行多处缝合，通常需要至少 4 个穿刺孔。既往文献中描述了多个穿刺孔位置的布局，建议在脐部设置一个 5～10mm 的穿刺孔（放置镜头），两侧髂前上棘上方和内侧 2cm 设置穿刺孔（通常左侧直径为 10mm，右侧为 5mm），手术医生缝合侧平脐水平锁骨中线处设置一个 5mm 穿刺孔。所有穿刺器都应在直视下操作，避免损伤腹腔内血管和周围软组织。腹壁下血管是放置外侧穿刺器时最常被损伤的血管[2]。虽然这些血管肉眼不易见，但将穿刺孔置于腹直肌外侧缘通常可以避开这些血管。当在脐部放置首个穿刺器时，手术床建议保持水平，避免损伤大血管。如果患者曾行腹中线开腹手术或预计有粘连，建议采用左上象限入路，进腹检查后，将患

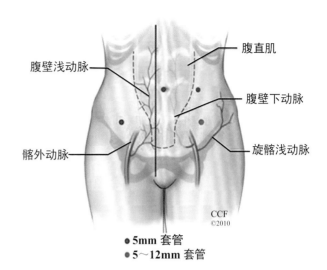

▲ 图 8-1 腹腔镜穿刺孔位置

引自 Cleveland Clinic Center for Medical Art & Photography。版权所有 ©2010—2013，经许可转载

● 5mm 套管
● 5～12mm 套管

者置于头低足高位，以使肠道向头侧移动，方便更好地观察盆底，以及随后其他穿刺器的进入[6]。

二、阴道顶端脱垂手术

阴道顶端脱垂包括子宫脱垂和子宫切除术后阴道穹窿脱垂。对于希望同时进行子宫切除术和脱垂修复的患者，或者已经切除子宫的患者，有两种腹腔镜术式可以选择（即腹腔镜下子宫骶骨韧带悬吊术或阴道骶骨固定术）。

子宫骶骨韧带悬吊术用于纠正阴道顶端脱垂，通常同时行子宫切除术（图 8-2）。手术过程包括将阴道顶端缝合到子宫骶骨韧带中段，以

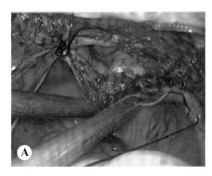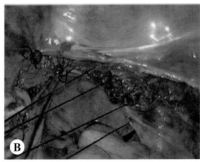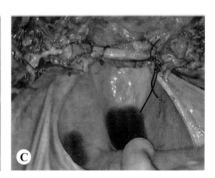

▲ 图 8-2 腹腔镜下子宫骶骨韧带阴道穹窿悬吊术

A. 将不可吸收或延迟吸收缝线通过子宫骶骨韧带中部（坐骨棘水平），并将针从外侧穿至内侧，然后固定到同侧阴道断端前后壁上；B. 阴道每一侧缝合 1 针或 2 针，打结悬吊阴道；C. 间断缝合阴道断端

恢复阴道顶端支撑。与经阴道入路相比，由于腹腔镜手术中容易识别盆腔解剖结构，因此腹腔镜下子宫骶骨韧带悬吊术能够降低缝合时直肠和输尿管损伤的风险[7]。尽管经阴道子宫切除术后腹腔镜下子宫骶骨韧带悬吊术并不常见，但应考虑上述获益，尤其是需要同时进行腹腔镜手术的情况。在腹腔镜下子宫切除术时可以采用腹腔镜下子宫骶骨韧带悬吊术，特别是手术过程不需要进一步行阴道重建术的患者。手术医生可用组织钳钳夹提高阴道断端，以便定位子宫骶骨韧带；或者使用阴道探头来抬高阴道，以定位子宫骶骨韧带。注意避免缝合牵拉同侧靠近输尿管的腹膜，以免在系紧悬吊缝线时牵拉输尿管致其阻塞。手术医生可以在韧带和输尿管之间切开腹膜，减少局部腹膜张力，并避免随后因缝合导致输尿管扭曲。

关于腹腔镜下子宫骶骨韧带悬吊术疗效的文献很少，大多数研究随访不超过 2 年，文献报道的治愈率为 76%～90%[8, 9]。此外，腹腔镜手术相比经阴道子宫骶骨韧带悬吊术[7] 输尿管损伤风险更低，是更为安全的选择。最近，Houlihan 等[10] 发表的一项研究显示，著者比较了子宫切除术的两种手术（即经阴道和腹腔镜下子宫骶骨韧带悬吊术），发现两组手术的结局和并发症没有差异。但是，报道称腹腔镜组附件手术的完成率明显更高，这表明对某些患者来说，选择腹腔镜入路有额外的获益。

阴道骶骨固定术被认为是顶端脱垂的标准术式，与经阴道子宫骶骨韧带悬吊术相比，其解剖复位更好[11]（图 8-3）。然而，该手术并发症发生率较高。对于有症状的盆腔器官脱垂的性活跃女性，采用阴道骶骨固定术重建是有益的，因为该手术能够充分解剖复位并保持阴道长度，成功率很高[12]。腹腔镜阴道骶骨固定术使用生物或合成材料制成的桥接移植物将阴道悬吊至骶骨岬，将重建材料的一端分别缝合到阴道的前、后壁，另一端缝合到骶骨前纵韧带。著者认为微创阴道骶骨固定术不应与开腹阴道骶骨固定术有差异。

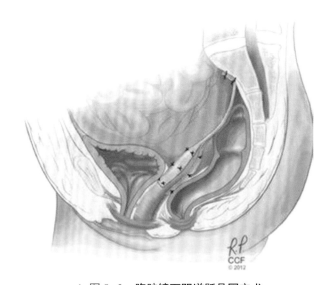

▲ 图 8-3　腹腔镜下阴道骶骨固定术
引自 Cleveland Clinic Center for Medical Art & Photography。版权所有 ©2010—2013，经许可转载

无论是开腹手术还是腹腔镜手术，应使用完全相同的步骤、缝合方式和数量，以及重建材料（表 8-1）。最常用的材料是大孔径聚丙烯网，性能较佳、并发症较少[12]。应用网片材料的腹腔镜下阴道骶骨固定术第一步是使用 Allen 马镫腿架将患者以截石位固定在合适的低位，以便在手术过程中进行阴道操作；可在阴道内应用一个端－端吻合器操控阴道穹窿。膀胱留置 Foley 导尿管且术中保持通畅。在置入腹腔镜套管穿刺器后，应轻轻地将小肠移至上腹部，乙状结肠尽可能偏向左侧盆底。如果乙状结肠暴露不充分，可以将结肠的肠脂垂或系膜临时缝合，缝线从患者左侧的穿刺器穿出，并钳夹固定在无菌单上，在手术结束时移除缝线。识别双侧输尿管，并在整个手术过程中关注其位置，关注骶骨、确定骶骨岬，以便进入骶前间隙。骶前间隙的重要标志包括腹主动脉分叉、髂总血管和髂内血管、乙状结肠和右输尿管（图 8-4A）。术中容易损伤左髂总血管、髂内血管、右输尿管和骶正中动脉。明确解剖结构后，在骶岬上做一个纵向腹膜切口。仔细解剖以显示骶岬和前纵韧带，它们将在之后作为网片材料的附着点。局部需暴露直径约 4cm，可采用钝性或电切分离腹膜下脂肪。应注意避开骶前静脉

表 8-1 微创阴道骶骨固定术技巧 [11]

- 患者体位至关重要
  - 将防滑装置直接放置在患者下方，以防止手术过程中移动
  - 将臀部放在稍微超出台面的位置，便于阴道操作
  - 收拢并保护双臂
  - 进腹后保持头低足高位有助于将小肠移入上腹部
- 两名熟悉该手术操作的助手非常重要
  - 一名进行腹腔内操作，帮助移开肠管进行暴露
  - 另一名进行阴道操作，使用器械放置于阴道和直肠中，提高可视化程度
- 穿刺孔位置选择，是手术成功不可或缺的关键
- 如果结肠冗长，可以将结肠系膜暂时缝合到左前腹壁上，有助于术野暴露
- 如果拟行子宫切除术，应考虑子宫次全切除术，因为子宫颈有助于减少未来发生网片侵蚀的概率。此外，可以在腹腔镜盆底手术之前行经阴道子宫切除术
- 进行骶骨缝合时，应注意避开椎间盘，应避免缝合过深穿过椎间盘和骨膜
- 必要时转为开腹手术，患者的安全至关重要

引自 Walters and Ridgeway[12]，经许可转载

丛及骶正中静脉和动脉，这两个结构在解剖分离过程中经常遇到。于右侧输尿管内侧和右侧子宫骶骨韧带外侧之间切开和分离腹膜和腹膜下脂肪，向远端切开并分离腹膜和腹膜下脂肪至子宫直肠陷凹水平，保持直肠和右输尿管全程可见。使用海绵棒或端 - 端吻合器将阴道向头端抬高，横向切开覆盖在阴道前穹隆的腹膜，锐性分离，将膀胱从阴道前壁分离 4~5cm（图 8-4B）。如果无法辨别膀胱和阴道前壁的界限，可以充盈膀胱后找到正确的解剖边界。同理，切开覆盖在阴道后壁的腹膜，将直肠从阴道后壁剥离 4~5cm，需小心操作、避免损伤直肠。如果直肠边界不清，应将第二个端 - 端吻合器放入直肠，并通过操控阴道和直肠的端 - 端吻合器，确定正确的解剖边界。如果患者伴有排便功能障碍和（或）直肠脱垂，从阴道后壁下推直肠需达会阴体水平。但对于大部分患者，分离 4~5cm 已足够。完成

分离后，即开始准备置入的网片材料。目前，最常用的是轻质聚丙烯网。将网片裁剪成两臂，尺寸约为 4cm×15cm，或者可以使用预制的 Y 形网片。首先使用 4~6 根单丝不可吸收缝线，或者 0 号、2-0 号延迟可吸收缝线，以间断缝合方式将网片材料缝合到阴道后壁，彼此相距 1~2cm。缝线穿过阴道的纤维肌组织，但不能穿过阴道黏膜。网片约覆盖阴道后壁的 50%（图 8-4C）。同理将网片的第二臂缝合固定到阴道前壁。靠近膀胱最远端应使用延迟可吸收缝线，避免缝线侵蚀和形成瘘管。用海绵棒或端 - 端吻合器将阴道朝向骶骨岬方向抬高。将网片修剪到合适的长度，然后使用坚硬但小的半弯曲锥形针和 2~3 根 0 号单股不可吸收缝线缝合到前纵韧带上。用可吸收缝线缝合腹膜遮蔽暴露的网片材料（图 8-4D），使网片腹膜化。膀胱镜检查后，进行阴道检查，必要时行阴道后壁修补术和会阴体修补术。

一项开腹阴道骶骨固定术的综述报道显示，术后阴道顶端脱垂修复成功率为 78%~100%[13]。在这些研究中，盆腔器官脱垂和压力性尿失禁的中位再手术率分别为 4.4%（0%~18.2%）和 4.9%（1.2%~30.9%）。一项阴道骶骨固定术伴或不伴 Burch 悬吊术的随机对照试验获得了令人满意的解剖复位结果，术后 2 年随访结果显示 95% 的受试者阴道顶端复位（C 点位于 -2 及以上）有极好的客观结果，2% 的受试者发生 Ⅲ 度脱垂，3% 的受试者因脱垂再次手术[14]。根据验证的有效问卷调查显示，受试者排尿、排便和性功能均得到改善。历史文献大多数集中于开腹阴道骶骨固定术，但在过去 10 年中，可见更多腹腔镜阴道骶骨固定术的数据。11 项研究对 1000 多例接受腹腔镜下阴道骶骨固定术的患者进行全面回顾分析发现，随着手术经验的增加，中转开腹率和手术时间显著减少[11]。随访 24.6 个月，患者平均满意度为 94.4%，脱垂再手术率为 6.2%[11]。该综述结论为，腹腔镜下阴道骶骨固定术与标准开腹术式具有同样的疗效，是阴道穹隆脱垂患者非常好

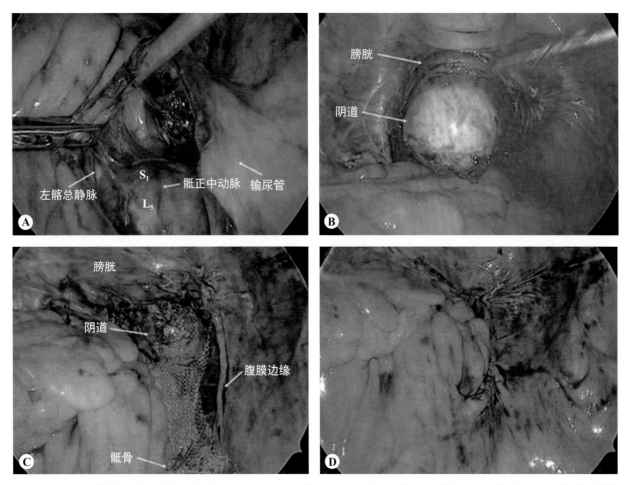

▲ 图 8-4　**A.** 骶前间隙的重要标志包括腹主动脉分叉、髂总血管和髂内血管、乙状结肠和右输尿管；**B.** 使用海绵棒或端 - 端吻合器将阴道向头端抬高，横向切开覆盖在阴道前穹窿上的腹膜，锐性分离，将膀胱从阴道前壁上剥离，呈 **4 ~ 5cm** 袋状；**C.** 网片沿阴道后壁向下延伸至阴道后壁中段。同理将网片的第二臂连接到阴道前壁；**D.** 可吸收缝线缝合关闭腹膜覆盖网片

的微创选择 [11]。在另一项近期随机临床试验中，Coolen 等 [15] 比较了腹腔镜下阴道骶骨固定术和开腹手术，发现腹腔镜方法失血更少、住院时间更短，但解剖复位和功能改善相似，因此进一步支持使用腹腔镜进行该手术。

（一）保留子宫的腹腔镜手术

通常在子宫和子宫阴道脱垂重建手术同时切除子宫，保留子宫主要适用希望保留生育功能的女性子宫阴道脱垂患者 [12]。虽然无症状女性发生意外子宫病理性疾病的风险较低 [16]，但确定哪些患者适合保留子宫非常重要。保留子宫的禁忌证包括子宫颈上皮内瘤变、功能失调性子宫出血、绝经后阴道流血和子宫内膜癌的危险因素。此外，

应告知选择子宫骶骨固定术的女性，术后癌症监测的必要性、与再次妊娠的相关潜在风险 [17]。

1. 腹腔镜下子宫骶骨韧带悬吊术

腹腔镜下子宫骶骨韧带悬吊术的操作类似于阴道顶端骶骨韧带悬吊术。子宫最好用不可吸收缝线缝合悬吊于两侧子宫骶骨韧带上，缝合缩短子宫骶骨韧带可提供额外的支撑。该手术的优点在于保留子宫的同时恢复了其正常的解剖位置，并且后续怀孕和分娩的额外风险较低。相关的对照研究很少，一项回顾性队列研究纳入 50 例患者，比较了保留子宫的腹腔镜下子宫骶骨韧带悬吊术和经阴道子宫切除术后的阴道穹窿悬吊术 [18]，术后用盆腔器官脱垂量表进行评估，发现与阴道

穹窿悬吊术组相比，腹腔镜下子宫骶骨韧带悬吊术患者穹窿悬吊效果更好、再手术率更低[18]。

2. 腹腔镜下子宫骶骨固定术

腹腔镜下子宫骶骨固定术手术操作类似阴道骶骨固定术。网片缝合于子宫前壁和（或）后壁，通常在子宫下段，也可以缝合到部分近端阴道。使用不可吸收缝线将网片悬吊于骶前纵韧带。如果将网片缝合于子宫前壁，则需通过阔韧带打孔，将网片穿过阔韧带并固定于骶骨（图8-5A和B）。也可将网片缝合固定于子宫颈后唇，并

将另一端网片缝合到骶骨岬，从而将子宫、子宫颈和阴道悬吊于骶骨（图8-5C和D）。现有关于腹腔镜下子宫骶骨固定术临床研究的数据很少，有研究显示，子宫骶骨固定术与阴道骶骨固定术在2年内的疗效及预后相似[19]，其修复顶端脱垂的效果也不亚于子宫骶棘韧带固定术[20]。而开腹子宫骶骨固定术与开腹子宫切除术联合阴道骶骨固定术的成功率相似[21]。对于希望保留子宫的子宫阴道脱垂患者，该手术是一种可行的选择。然而，有生育要求的女性，在完成生育前不应选择

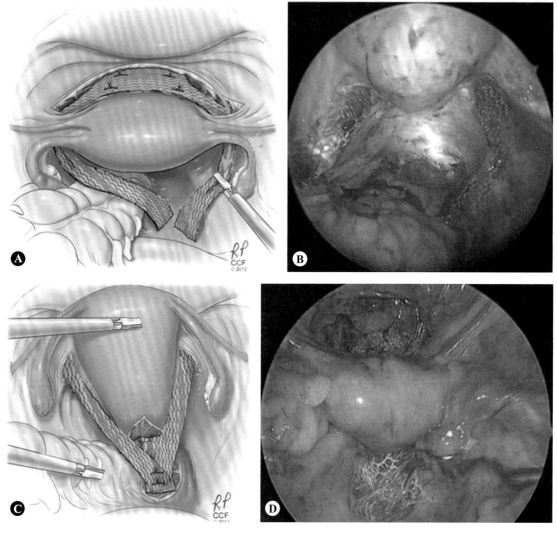

▲ 图 8-5　腹腔镜下子宫骶骨固定术

A 和 B. 如果使用前网片，则打开阔韧带，将网片穿过阔韧带并固定在骶骨上；C 和 D. 在子宫颈后方使用网片，并将其缝合到骶骨岬，从而将子宫、子宫颈和阴道悬吊于骶骨上（A 和 C 引自 Cleveland Clinic Center for Medical Art & Photography。版权所有 ©2012—2013，经许可转载）

网片固定在子宫前壁或子宫颈前唇的子宫骶骨固定术，而应考虑网片仅固定于子宫颈后唇的术式。

（二）腹腔镜下肠膨出修复术

肠膨出是一种真正的 Douglas 腹膜疝，常伴随子宫阴道脱垂，或者发生在经阴道或经腹子宫切除术后。对于较严重的肠膨出，传统上经阴道或经腹进行肠膨出的修复。然而，如合并其他子宫阴道脱垂手术时，有时需要行腹腔镜下修补[22]。现有两种不同的腹腔镜手术技术可用于修复肠膨出，即 Moschcowitz 术和 Halban 术。这两种手术均需阴道器械支撑或电子设备来增加阴道内压力，以便识别阴道后壁、直肠和疝囊。

在 Moschcowitz 手术中，通过重新闭合直肠和阴道之间的盆腔腹膜，用 0 号不可吸收缝线以荷包缝合法缝合至子宫骶骨韧带，从而消除肠膨出囊（图 8-6A）。

Halban 后穹窿成形术与此相似，使用 0 号不可吸收缝线以间断缝合法，从阴道后部开始缝合，沿纵轴缝合子宫直肠陷凹腹膜，然后缝合乙状结肠浆膜，针间距约为 1cm（图 8-6B）[23]。在这两种手术中，暴露辨识输尿管很重要，需确保关闭子宫直肠陷凹时，缝合的腹膜未导致输尿管梗阻或扭曲。

三、尿失禁手术

（一）腹腔镜下 Burch 阴道悬吊术

压力性尿失禁患者保守治疗失败后，建议手术治疗。开腹 Burch 阴道悬吊术被认为是压力性尿失禁手术治疗的标准术式，据报道治愈率高于 80%[24]。近十年来，尿道中段悬吊术因更微创且数据证明与 Burch 手术长期疗效相似，已成为压力性尿失禁最常用的外科治疗方法[25]。然而，Burch 阴道悬吊术仍然是尿道中段悬吊术治疗失败、拒绝使用合成网片、同时行腹腔镜脱垂修复手术、希望采用经腹入路进行尿失禁手术患者的重要手术方式。

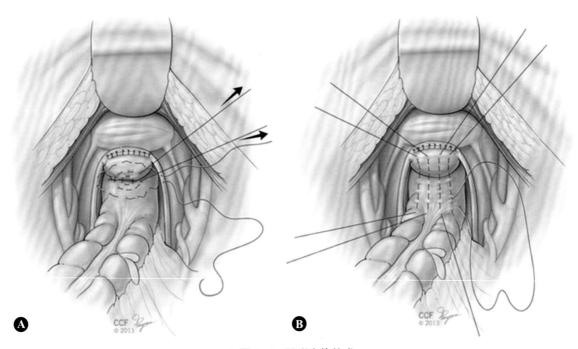

▲ 图 8-6 肠膨出修补术

A. 在 Moschcowitz 手术中，用 0 号不可吸收缝线荷包缝合关闭直肠、阴道及双侧子宫骶骨韧带之间的盆腔腹膜，从而关闭肠膨出疝囊（箭头）；B. Halban 后穹窿成形术与此相似，0 号不可吸收缝线间断缝合，从阴道后壁进针，纵向穿过子宫直肠陷凹腹膜，然后穿过乙状结肠浆膜，缝合后打结，针间距约为 1cm（引自 Cleveland Clinic Center for Medical Art & Photography。版权所有 ©2013，经许可转载）

腹腔镜下 Burch 阴道悬吊术首次记载于 20 世纪 90 年代，虽然在技术上与开腹入路相似，但具有与常规腹腔镜手术相同的优点[24]。Miklos 和 Kohli 很好地描述了该手术的操作过程[26]。首先充盈膀胱，以观察膀胱边界上缘（图 8-7）。打开膀胱腹膜反折，沿闭锁的右侧脐韧带内侧缘进入 Retzius 间隙（膀胱前间隙）。当遇到下方疏松蜂窝样结缔组织并识别耻骨支时，确认进入正确的平面。然后将膀胱排空，钝性分离打开 Retzius 间隙，直到确定膀胱颈。需分离暴露的重要解剖标志包括耻骨联合、Cooper 韧带和盆筋膜腱弓。暴露膀胱颈和尿道中段后，仔细解剖暴露下面的盆内筋膜。放置阴道机械装置或电子设备支撑阴道。第一针于尿道中段的侧面和水平面，使用 0 号或 2-0 号不可吸收缝线，穿过阴道的纤维肌组织，注意不要穿透阴道黏膜，然后将缝线穿过同侧的 Cooper 韧带。在尿道膀胱连接处缝合第二针，并再次穿过同侧的 Cooper 韧带。在体外或体内系紧 / 打结缝线。对侧重复同样的操作。虽然腹腔镜下 Burch 阴道悬吊术后的短期客观结果不如尿道中段悬吊术，但两者的长期主观结果相似[27]，故其仍然是盆底重建手术中重要的手术方式[28]，与开腹手术相比，其术后并发症更少、住院时间更短，但手术费用更高。

（二）腹腔镜下阴道旁缺损修复术

阴道侧壁支撑缺陷可能导致压力性尿失禁的发生，因此阴道旁缺损修补术曾经是 Burch 阴道悬吊术治疗压力性尿失禁的常规术式[26]。然而，随着尿道中段悬吊术使用的增加，Burch 阴道悬吊术的使用率持续下降。此外，有证据表明支持阴道旁缺陷的临床检查存在检查者内一致性较差的问题，因此诊断阴道旁缺损和判断其严重程度尚面临挑战[28]。由于这些原因，阴道旁缺损修补术的使用率比过去低得多。然而，一项评估腹腔镜下 Burch 阴道悬吊术的 Cochrane 系统评价报道，Burch 手术时的阴道旁修复似乎有利于术后结局。因此，正确理解该手术步骤很重要[27]。

当暴露 Retzius 间隙时，即可确诊阴道旁缺

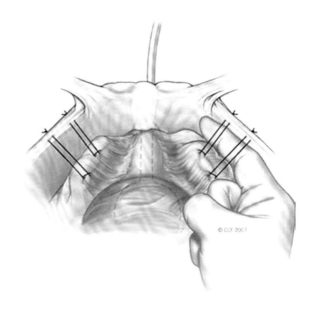

▲ 图 8-7 Burch 阴道悬吊术，两条缝线分别穿过阴道纤维肌层和同侧 Cooper 韧带，支撑尿道中段和膀胱颈

陷，即耻骨宫颈筋膜外侧缘自盆筋膜腱弓水平从骨盆侧壁分离或撕脱（图 8-8）。腹腔镜修复阴道旁缺陷，使用不可吸收缝线，穿过阴道的纤维肌层，然后穿过闭孔内肌及其筋膜，于盆筋膜腱弓起点处周围，距离坐骨棘约 2cm 处缝合[26]。自坐骨棘至膀胱尿道连接处近端，数条缝线间断缝合，恢复阴道解剖位置。根据缺陷的情况选择单侧或双侧缝合。

Burch 阴道悬吊术仍然是尿道中段悬吊术治疗失败、拒绝使用合成补片或同时腹腔镜脱垂修复手术、希望采用经腹入路治疗压力性尿失禁患者的重要术式。此外，阴道旁缺损修复曾经是 Burch 阴道悬吊术治疗压力性尿失禁时的常规手术。虽然这种手术不再常规进行，但仍适用于某些患者。

四、并发症

据报道，妇科腹腔镜手术并发症发生率约为 0.46%，死亡率为 3.3/10 万[29]。手术越来越复杂，并发症的风险也在增加。其中，高达 1/3 的并发症可归因于穿刺器的进入或放置[2]。血管损伤虽然罕见，但与腹腔镜损伤的最高死亡风险相关。

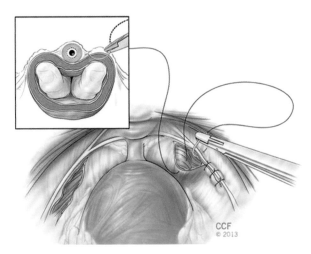

▲ 图 8-8　在阴道旁缺损修复中，缝线穿过阴道纤维肌层，然后穿过闭孔内肌及其在盆筋膜腱弓起始部周围的筋膜，以支撑侧阴道外侧壁并修复缺损

腹腔镜下血管损伤的发生率为 0.01%～0.64%[29]。腹腔镜手术中最常见的血管损伤是腹主动脉、下腔静脉和髂血管[2]。腹腔镜下阴道骶骨固定术额外增加了骶前间隙脉管系统的损伤风险，其中包括左侧髂总静脉、骶中动脉和骶静脉丛[12]。

　　妇科手术中肠道损伤占腹腔镜并发症总体数量的 1/3[29]，最常见的是发生在腹腔镜穿刺时的小肠损伤。进入腹腔后，直肠乙状结肠损伤是第二常见的损伤类型[2]。腹腔镜器械尤其是电凝器械的手术损伤也常发生，并且可能后果非常严重，因为发现损伤时间可能较晚。增加肠道损伤率的因素包括病例的复杂性、腹腔粘连及手术医生的经验。Warner 等的一项研究总结了腹腔镜下阴道骶骨固定术术中和术后胃肠道并发症[30]，术中肠道损伤的发生率为 1.3%，术后胃肠道并发症发生率为 1%，包括肠梗阻和小肠梗阻。

　　妇科腹腔镜手术输尿管损伤（包括横断、梗阻、瘘管形成和热损伤坏死）的发生率为 1%～2%[31]。子宫切除术分离膀胱过程中及阴道骶骨固定术中有膀胱损伤的风险。最常见的输尿管损伤部位位于骨盆漏斗韧带和主韧带部位（输尿管在此穿过子宫动脉下方）。在进行子宫骶骨韧带悬吊术时，如果缝合牵拉覆盖在输尿管上的

腹膜致使局部张力过大，或者将输尿管包裹到悬吊组织中，可发生输尿管损伤。研究表明，术中膀胱镜检查具有较高的输尿管损伤检出率，故腹腔镜下盆底重建手术应常规进行膀胱镜检查[31]。一项纳入 406 例接受腹腔镜下阴道骶骨固定术患者的大型回顾性队列研究进一步证实，腹腔镜手术患者的围术期和术后结局良好、出现不良事件少。该研究中，膀胱损伤、输尿管损伤、肠损伤和血管损伤的发生率分别为 0.4%、0%、1.2% 和 0.8%，术后并发症发生率低[32]。

　　腹腔镜术后感染很少见。L_5～S_1 椎间盘炎是与阴道骶骨固定术相关的最严重的感染，但非常罕见，目前只有相关的病案报道。金黄色葡萄球菌是感染相关最常见的病原微生物，常与脱垂修复时的子宫切除术相关[33]。当进行阴道骶骨固定术时，骶骨缝线应注意避开椎间盘间隙，缝线过深致穿过椎间盘和骨膜可能是骨髓炎的诱因。并发感染的患者需静脉注射抗菌药物进行积极治疗，必要时需再次手术进行盆腔冲洗，并清除感染的网片材料。

　　网片暴露也是腹腔镜下阴道骶骨固定术的并发症之一。一项评估开腹阴道骶骨固定术伴和不伴 Burch 阴道悬吊术的随机临床试验发现，开腹阴道骶骨固定存在术后网片和缝线暴露的风险，在 322 例研究参与者中暴露率为 6%[34]。最近的数据显示，随着轻质聚丙烯网的研发，侵蚀率实际上可能会降低，轻质聚丙烯网片已成为该手术的标准材料。在最近发表的一项纳入 660 例患者的回顾性研究中，Baines 等[35] 报道腹腔镜下阴道骶骨固定术的阴道网片侵蚀发生率为 0.7%，表明腹腔镜手术网片暴露风险可能较低，低于既往报道的水平。另一项对 188 例受试者的回顾性研究结果显示，盆底重建同时行子宫切除术的患者网片暴露率更高，与子宫次全切除术、术后行子宫全切术的患者相比，分别为 23%、5% 和 5%[36]。而现在在脱垂手术时进行子宫次全切除术已变得越来越普遍，故应告知患者这两种选择的风险和益处。

五、总结

目前，全球老年人口增长快速，子宫阴道脱垂和尿失禁的发病率和患病率随着年龄的增长而增加。数据显示，23.7% 的女性患有至少一种盆底疾病[37]，预计到 2050 年，这些疾病的总体患病率将增加 56%[38]。虽然盆底疾病有多种手术方法，但在本章中，著者重点介绍用于治疗脱垂和尿失禁的腹腔镜手术。以微创方式进行这些手术有独特优点，腹腔镜可改善盆底解剖的可视化且患者快速康复获益明显，但相关手术的并发症风险仍然存在。因此，需根据患者情况选择适合的手术方式，术者操作程序应正确规范，并采取重要的围术期预防措施。盆底外科医生在腹腔镜下进行这些手术前需要充分的培训以掌握相关技术。

参考文献

[1] Diwadkar GB, Chen CC, Paraiso MF. An update on the laparoscopic approach to urogynecology and pelvic reconstructive procedures. Curr Opin Obstet Gynecol. 2008;20:496-500.

[2] Makai G, Isaacson K. Complications of gynecologic laparoscopy. Clin Obstet Gynecol. 2009;52:401-11.

[3] ACOG Committee on Practice Bulletins—Gynecology. ACOG practice bulletin no. 195: prevention of infection after gynecologic procedures. Obstet Gynecol. 2018;131(6): e172-89.

[4] Rahn DD, Mamik MM, Sanses TV, Matteson KA, Aschkenazi SO, Washington BB, et al. Venous thromboembolism prophylaxis in gynecologic surgery: a systematic review. Obstet Gynecol. 2011;118:1111-25.

[5] Guyatt GH, Akl EA, Crowther M, Gutterman DD, Schuünemann HJ. Executive summary: antithrombotic therapy and prevention of thrombosis, 9th ed. American College of Chest Physicians EvidenceBased Clinical Practice Guidelines. Chest. 2012;141(2 Suppl):7S-47.

[6] Güenaga KF, Matos D, Wille-Jørgensen P. Mechanical bowel preparation for elective colorectal surgery. Cochrane Database Syst Rev. 2011;(9):CD001544.

[7] Rardin CR, Erekson EA, Sung VW, Ward RM, Myers DL. Uterosacral colpopexy at the time of vaginal hysterectomy: comparison of laparoscopic and vaginal approaches. J Reprod Med. 2009;54:273-80.

[8] Seman EI, Cook JR, O'Shea RT. Two-year experience with laparoscopic pelvic foor repair. J Am Assoc Gynecol Laparosc. 2003;10:38-45.

[9] Behnia-Willison F, Seman EI, Cook JR, O'Shea RT, Keirse MJ. Laparoscopic paravaginal repair of anterior compartment prolapse. J Minim Invasive Gynecol. 2007;14:475-80.

[10] Houlihan S, Kim-Fine S, Birch C, Tang S, Brennand EA. Uterosacral vault suspension (USLS) at the time of hysterectomy: laparoscopic versus vaginal approach. Int Urogynecol J. 2019;30(4):611-21.

[11] Ganatra AM, Rozet F, Sanchez-Salas R, Barret E, Galiano M, Cathelineau X, Vallancien G. The current status of laparoscopic sacrocolpopexy: a review. Eur Urol. 2009; 55:1089-103.

[12] Walters MD, Ridgeway BM. Surgical treatment of vaginal apex prolapse. Obstet Gynecol. 2013;121(2 Pt 1):354-74.

[13] Nygaard IE, McCreery R, Brubaker L, Connolly A, Cundiff G, Weber AM, Zyczynski H. Abdominal sacrocolpopexy: a comprehensive review. Obstet Gynecol. 2004;104:805-23.

[14] Brubaker L, Nygaard I, Richter HE, Visco A, Weber AM, Cundiff GW, et al. Two-year outcomes after sacrocolpopexy with and without Burch to prevent stress urinary incontinence. Obstet Gynecol. 2008;112:49-55.

[15] Coolen AWM, van Oudheudsen AMJ, Mol BWJ, van Eijndhoven HWF, Roovers JWR, Bongers MY. Laparoscopic sacrocolpopexy compared with open abdominal sacrocolpopexy for vault prolapse repair: a randomised controlled trial. Int Urogynecol J. 2017;28(10):1469-79.

[16] Frick AC, Walters MD, Larkin KS, Barber MD. Risk of unanticipated abnormal gynecologic pathology at the time of hysterectomy for uterovaginal prolapse. Am J Obstet Gynecol. 2010;202(507):e1-4.

[17] Burgess KL, Elliott DS. Robotic/laparoscopic prolapse repair and the role of hysteropexy: a urology perspective. Urol Clin North Am. 2012;39:349-60.

[18] Diwan A, Rardin CR, Strohsnitter WC, Weld A, Rosenblatt P, Kohli N. Laparoscopic uterosacralligament uterine suspension compared with vaginal hysterectomy with vaginal vault suspension for uterovaginal prolapse. Int Urogynecol J Pelvic Floor Dysfunct. 2006;17:79-83.

[19] Lone F, Curnow T, Thomas SA. Laparoscopic sacrohysteropexy versus vaginal hysterectomy for uterovaginal prolapse using validated questionnaires: 2-year prospective study. Int Urogynecol J. 2018;29(1):71-9.

[20] van IJsselmuiden MN, van Oudheusden A, Veen J, van de Pol G, Vollebregt A, Radder CM, et al. Hysteropexy in the treatment of uterine prolapse stage 2 or higher: laparoscopic sacrohysteropexy versus sacrospinous hysteropexy-a multicentre randomised controlled trial (LAVA trial). BJOG.

2020;127(10):1284-93. https://doi.org/10.1111/1471-0528. 16242. Epub 2020 May 10.

[21] Costantini E, Mearini L, Bini V, Zucchi A, Mearini E, Porena M. Uterus preservation in surgical correction of urogenital prolapse. Eur Urol. 2005;48:642-9.

[22] Cadeddu JA, Micali S, Moore RG, Kavoussi LR. Laparoscopic repair of enterocele. J Endourol. 1996;10:367-9.

[23] Paraiso MFR. Laparoscopic surgery for stress urinary incontinence and pelvic organ prolapse. In: Walters MD, Karram MM, editors. Urogynecology and reconstructive pelvic surgery. 3rd ed. St. Louis: Mosby Inc; 2007. p. 213-26.

[24] Carey MP, Goh JT, Rosamilia A, Cornish A, Gordon I, Hawthorne G. Laparoscopic versus open Burch colposuspension: a randomised controlled trial. BJOG. 2006;113:999-1006.

[25] Jelovsek JE, Barber MD, Karram MM, Walters MD, Paraiso MF. Randomised trial of laparoscopic Burch colposuspension versus tension-free vaginal tape: long-term follow up. BJOG. 2008;115:219-25; discussion 225.

[26] Miklos JR, Kohli N. Laparoscopic paravaginal repair plus Burch colposuspension: review and descriptive technique. Urology. 2000;56(6 Suppl 1):64-9.

[27] Dean NM, Ellis G, Wilson PD, Herbison GP. Laparoscopic colposuspension for urinary incontinence in women. Cochrane Database Syst Rev. 2006;(3):CD002239.

[28] Whiteside JL, Barber MD, Paraiso MF, Hugney CM, Walters MD. Clinical evaluation of anterior vaginal wall support defects: interexaminer and intraexaminer reliability. Am J Obstet Gynecol. 2004;191:100-4.

[29] Chapron C, Querleu D, Bruhat MA, Madelenat P, Fernandez H, Pierre F, et al. Surgical complications of diagnostic and operative gynaecological laparoscopy: a series of 29,996 cases. Hum Reprod. 1998;13:867-72.

[30] Warner WB, Vora S, Alonge A, Welgoss JA, Hurtado EA, von Pechmann WS. Intraoperative and postoperative gastrointestinal complications associated with laparoscopic sacrocolpopexy. Female Pelvic Med Reconstr Surg. 2012; 18:321-4.

[31] Manoucheri E, Cohen SL, Sandberg EM, Kibel AS, Einarsson J. Ureteral injury in laparoscopic gynecologic surgery. Rev Obstet Gynecol. 2012;5: 106-11.

[32] Unger C, Paraiso M, Jelovsek J, Barber M, Ridgeway B. Perioperative adverse events after minimally invasive abdominal sacrocolpopexy. Am J Obstet Gynecol. 2014;211(547):e1-8.

[33] Grimes CL, Tan-Kim J, Garfn SR, Nager CW. Sacral colpopexy followed by refractory Candida albicans osteomyelitis and discitis requiring extensive spinal surgery. Obstet Gynecol. 2012;120(2 Pt 2):464-8.

[34] Cundiff GW, Varner E, Visco AG, Zyczynski HM, Nager CW, Norton PA, et al. Risk factors for mesh/suture erosion following sacral colpopexy. Am J Obstet Gynecol. 2008;199(688):e1-5.

[35] Baines G, Price N, Jefferis H, Cartwright R, Jackson SR. Mesh-related complications of laparoscopic sacrocolpopexy. Int Urogynecol J. 2019;30(9):1475-81.

[36] Tan-Kim J, Menefee SA, Luber KM, Nager CW, Lukacz ES. Prevalence and risk factors for mesh erosion after laparoscopic-assisted sacrocolpopexy. Int Urogynecol J. 2011;222:205-12.

[37] Nygaard I, Barber MD, Burgio KL, Kenton K, Meikle S, Schaffer J, et al. Prevalence of symptomatic pelvic foor disorders in US women. JAMA. 2008;300:1311-6.

[38] Wu JM, Hundley AF, Fulton RG, Myers ER. Forecasting the prevalence of pelvic foor disorders in U.S. women: 2010 to 2050. Obstet Gynecol. 2009;114:1278-83.

第 9 章 生殖外科技术
Techniques in Reproductive Surgery

Nisha Garg　Elizabeth W. Patton　Magdy P. Milad　**著**
朱仲毅　**译**　　楼江燕　**校**

随着妇科微创技术的进步与基础研究转化的深入，生殖外科领域应用腹腔镜进行生育力保存和助孕相关手术的技术蓬勃发展。本章将通过图文结合的方式主要介绍以下生殖外科技术：①治疗输卵管阻塞的输卵管粘连松解术和输卵管伞部成形术；②输卵管绝育后的输卵管吻合和再通术；③输卵管积水的手术治疗或输卵管切除术［以提高体外受精（IVF）胚胎移植的成功率］；④输卵管内封堵避孕器的移除术；⑤预防复发性附件扭转的卵巢固定术；⑥避免放疗损伤的卵巢移位术。

一、概述

随着妇科腹腔镜技术日趋完善，生殖外科微创手术技艺也日臻成熟。基础和转化研究也促成了生殖外科微创手术的飞速发展。随着 IVF 等助孕技术的成熟开展，输卵管相关手术（如输卵管修复术或吻合术等）的应用受到一定限制，但其仍是一些患者和经验丰富的生殖外科医生备选助孕手段。机器人手术的发展也给更多生殖外科医生提供了完成复杂、精细生殖相关手术的可能。此外，卵巢功能保护手术是妇科腹腔镜手术的重要内容。例如，需要放疗的恶性肿瘤年轻患者可选择行卵巢移位术将卵巢移出目标放射区域，复发性卵巢蒂扭转的患者可选择行卵巢固定术预防

再次扭转，以尽可能保留患者的卵巢功能。

本章将以文字描述辅以真实手术图像或示意图的方式，详细介绍输卵管修复整形术、输卵管吻合术、卵巢固定术、卵巢移位术，以及输卵管内节育器移除术等生殖外科手术，内容包含适应证和患者选择、手术技巧、术前准备和围术期管理等。针对对腹腔镜技术技巧要求很高的病例（如输卵管修复整形术、吻合术等），我们建议转诊生殖外科专科处理。

二、生殖相关的腹腔镜下输卵管手术

（一）腹腔镜下输卵管修复整形术、吻合术和封堵器移除术

输卵管因素是女性不孕的常见原因，占比为 25%～35%[1]。除了输卵管炎和其他原因引起的输卵管因素不孕以外，在接受了输卵管绝育的女性中，20%～30% 的女性有再生育需求[2]。此类患者则是选择输卵管修复整形 / 吻合术等助孕手术的适应人群。然而，能熟练完成输卵管修复整形术 / 吻合术等术式且经验丰富的生殖外科医生是不可多得的。此外，在辅助生育技术日益成熟的当下，IVF 可完全绕过输卵管因素助孕且兼具其他优势，如手术创伤更小、可治疗其他不孕因素（如男性因素）、可冻存胚胎以备卵巢储备下降时使用等。

首先，与 IVF 相比，输卵管助孕手术也有其自身优势如微创、恢复快、可当天出入院；可避免药物促排、多胎妊娠、卵巢过度刺激综合征等问题。其次，助孕手术相对更加经济，对于无法承担 IVF 费用的输卵管源性不孕患者，选择输卵管修复整形术／吻合术可能是其唯一助孕选择。最后，合并卵巢储备严重下降的患者行 IVF 的周期特异性妊娠率并不高，而选择输卵管助孕手术可能会有更高的累计成功率，更有保障。对于未合并其他不孕因素的输卵管源性不孕的或此前接受过输卵管结扎的年轻健康女性，选择输卵管修复整形术／吻合术是合适的，手术发生感染、出血、邻近组织器官损伤、异位妊娠的风险很低。但是，需要注意的是，手术本身的成功并不保证妊娠的成功。

经过充分医患沟通及知情同意后，患者选择手术，手术的具体方法和技术取决于患者输卵管阻塞的具体部位。

（二）输卵管近端阻塞

输卵管近端阻塞占输卵管病变的 10%～25%，其病因包括输卵管黏液堵塞、碎屑堵塞、输卵管痉挛，以及纤维化导致的输卵管真解剖性阻塞[1, 3]。输卵管近端阻塞的年轻育龄期女性，在明确没有其他不孕因素后则可考虑选择输卵管修复手术，但应在术前行子宫输卵管造影（hysterosalpingogram，HSG），并排除输卵管的峡部炎性结节或远端病变的易感因素等。

输卵管近端阻塞可通过透视检查或宫腹腔镜联合探查术得以诊断。经宫颈将导管置入宫腔，经导管将内芯推入输卵管开口，进行子宫输卵管造影（图 9-1）。确认阻塞部位后，可以在透视或宫／腹腔镜引导下，进一步轻柔地推入导管内芯尝试疏通阻塞。如果不能在轻柔的压力下疏通阻塞，则考虑为输卵管真解剖性阻塞。此类患者一般更倾向于选择 IVF[1]。而对于不选择 IVF 的患者，则可由受过专科训练且经验丰富的生殖外科医生进行显微手术。一项 Meta 分析提示，单／双侧输卵管阻塞的患者在输卵管介入疏通术后 6 个

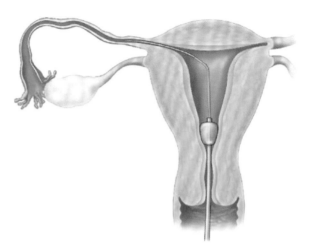

▲ 图 9-1　经子宫颈插入输卵管介入套管评估输卵管通畅性

月时的临床累积妊娠率约 22%，并随时间逐步升高，在术后 48 个月时增至约 28%[4]，因此建议在疏通后 6～12 个月仍未成功受孕的患者可考虑其他替代方法[1]。

（三）输卵管远端阻塞

对于 HSG 诊断为输卵管远端阻塞的患者，通常建议进行腹腔镜探查术。即使患者直接选择行 IVF，仍可选择在腹腔镜下进行输卵管修复手术或输卵管切除术，因为严重的输卵管积水会影响 IVF 成功率[5]。输卵管修复整形术后自然受孕率最高的患者是仅有少量膜性粘连或输卵管轻度积水扩张者（图 9-2）。

1. 输卵管粘连松解术和输卵管修复整形术

腹腔镜进入后首先探查输卵管和输卵管系膜，可在输卵管系膜内注射稀释的垂体后叶加压素（5U 垂体后叶加压素加入 20ml 生理盐水）预防出血。用无损伤钳轻柔钳夹输卵管，分离粘连时若需使用能量器械，应避免对输卵管的热损伤。

可选择直钳用于松解输卵管伞端粘连和阻塞。当有输卵管积水时，可使用剪刀或超声刀切开输卵管伞端排出积液，并检查是否有正常输卵管黏膜和纤毛残存，操作时应减少单极器械的使用。

对于严重的输卵管积水或粘连，难以通过修复手术恢复输卵管的正常功能，因此建议伴严重

输卵管积水（如增粗直径超过 3cm）的患者直接选择输卵管切除术，后续通过 IVF 助孕。为准确评估输卵管的增粗程度，术中可使用带有刻度的探条进行测量（图 9-3）。

2. 输卵管切除术

输卵管切除术是通过使用能量器械在近宫角处的输卵管近端凝切来完成的，切断输卵管近端后，使用相同的器械沿输卵管系膜并靠近输卵管完整切除之。使用能量器械时应警惕对卵巢和卵巢血管造成热损伤，减少对卵巢功能和后续 IVF 的影响。避免在骨盆漏斗韧带区域进行能量器械操作，必要时可使用缝线或套扎环（图 9-4）。

3. 输卵管造口术

当输卵管伞端严重粘连导致远端开口闭塞且无正常伞端组织残留时，则需行输卵管造口术：①在注射稀释的垂体后叶加压素后，使用针、超声刀或剪刀在积水输卵管的最远端进行星状或十字形切开，注意谨慎使用电器械、避免输卵管热损伤；②将造口处的黏膜外翻，并间断缝合以保持新造"伞端"的开放状态（图 9-5A 和 B）。输卵管组织脆弱，缝合精细度及难度高，建议在显微外科下使用 6-0 或更细的缝线完成；③当缝合困难时，可通过电器械或二氧化碳激光灼烧外翻组织的外壁，通过组织间粘连保持"伞端"的开放状态（图 9-6）。

文献报道的输卵管造口术的成功率范围较大，对于输卵管轻度积水的患者，术后宫内妊娠率为 58%～77%，异位妊娠率为 2%～8%[6]。

（四）输卵管结扎后复通术

准备接受输卵管结扎后复通的患者应该被充分告知其有 IVF 助孕作为替代选择。输卵管结扎术后的大部分患者有较高的 IVF 周期特异性成功率。然而，这类患者在接受手术复通后的自然妊娠成功率也通常高于患其他输卵管病变的患者。所以，对于输卵管结扎术后有再生育需求的患者，充分的医患沟通和知情选择 IVF 还是手术复通输卵管是必需的。

输卵管复通手术应由具有精细操作和缝合经

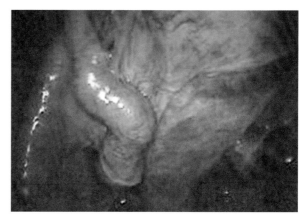

▲ 图 9-2 输卵管周围粘连（M. Milad 供图）

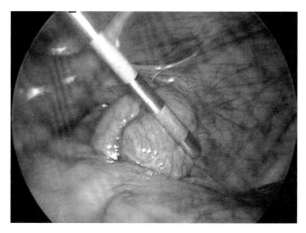

▲ 图 9-3 使用钝头探针评估输卵管积水的大小（M. Milad 供图）

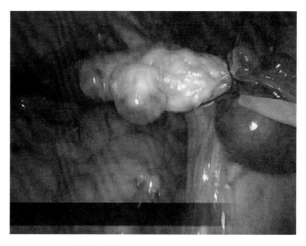

▲ 图 9-4 在输卵管切除术中使用内环套扎，尽少使电器械，最大限度地保留卵巢血供（M. Milad 供图）

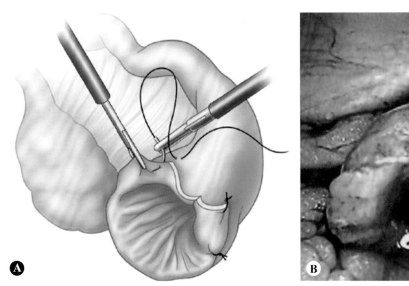

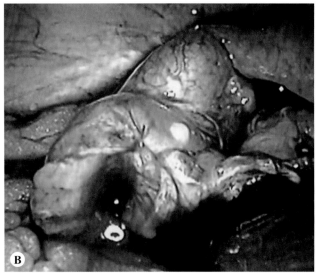

▲ 图 9-5　输卵管造口术

A. 输卵管造口术的示意图，将切开成新"伞"的输卵管边缘缝合到近端输卵管外壁，以形成输卵管新开口；B. 输卵管造口术后新输卵管开口通液成功

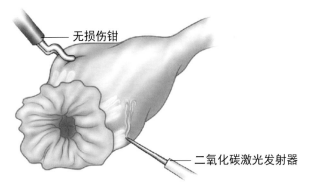

无损伤钳

二氧化碳激光发射器

▲ 图 9-6　Bruhat 法通过在输卵管远端边缘使用二氧化碳激光轻灼，以避免输卵管新开口重新闭合

验的生殖外科医生进行。术前应获取患者既往手术记录，明确输卵管结扎术式（是否使用结扎夹、Pomeroy 术、双极凝闭术等），评估输卵管近端长度（可通过 HSG 检查）。同时，还需要排除男方有严重的不孕因素，同时筛查其他不孕因素。

　　开腹行输卵管复通术现已几乎被腹腔镜、机器人等微创手术所替代，开腹及微创手术的疗效等同[7]。腹腔镜下输卵管复通术的具体操作步骤：①识别被结扎输卵管的远端和近端断端；②输卵

管系膜内注射稀释的垂体后叶加压素；③使用单极器械打开近端和远端输卵管断端处覆盖的组织，裸露输卵管断端；④使用剪刀切开肌层和黏膜层，暴露新鲜创面；⑤在宫腔镜下放置支架，并通过近端将支架插入远端，以确保缝合后输卵管管腔的通畅；⑥对齐并缝合吻合处的输卵管系膜以减少输卵管张力；⑦使用非反应性的组织相容性缝线，进行定点的间断缝合，先缝合肌层，再缝合浆膜层；⑧确认通畅后取出输卵管支架[1, 8, 9]（图 9-7）。输卵管复通术需要术者具备相当的显微外科腹腔镜技术。

　　（五）移除输卵管封堵器

　　伴随宫腔镜下置入输卵管弹簧圈封堵器绝育术的问世，近年出现了一部分因有再生育需求或术后慢性疼痛等问题，需要移除封堵器的患者。对于有再生育需求的此类患者，应告知可以选择 IVF。

　　移除输卵管弹簧圈封堵器的具体操作：①进腹后确定输卵管中封堵器的位置。②输卵管系膜内注射稀释的垂体后叶加压素，因为可能会影响术者观察弹簧圈封堵器，应避免在切开输卵管前将垂体后叶加压素注入输卵管内[10]。③使用单极

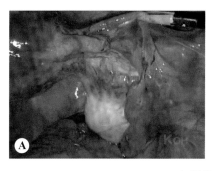 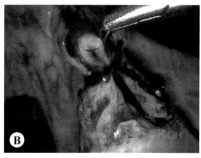 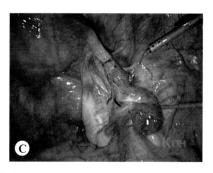

▲ 图 9-7 腹腔镜下输卵管吻合术（输卵管结扎术后）

A. 暴露患者的输卵管断端；B. 腹腔镜下吻合输卵管断端；C. 吻合完成后输卵管外观正常，通液后可见输卵管伞端溢出美兰染料，证实输卵管再通成功（图片由 Koh, MD, Co-Director, Milwaukee Institute of Minimally Invasive Surgery 提供）

电针于弹簧圈封堵器的狭窄处切开输卵管，然后使用弯钳轻柔的从输卵管中移除封堵器[10, 11]。④对于有再生育需求者，可用剪刀适当延长输卵管切口以确保无封堵器残留。术中需注意避免拉伸或电灼封堵器，警惕弹簧圈破碎。术毕检查弹簧圈是否完全取出非常重要，若怀疑有残留，可在术中进行 X 线检查，确保封堵器被完全移除体内[12]（图 9-8），但患者术后的自然妊娠率仍非常低。⑤如果手术目的是减轻慢性疼痛且患者无生育需求，则可无须剖开取出封堵器，可直接行腹腔镜下输卵管切除术。

三、促进生育力保存的腹腔镜下卵巢手术

虽然大多数妇科医生都非常熟悉为了切除肿物的卵巢相关手术，但针对生育力保存的卵巢手术开展却相对较少。这类手术往往会使适宜的患者受益。本文将介绍卵巢固定术的适应证和手术方法。

卵巢固定术的受益患者主要有：①因恶性肿瘤计划接受盆腔放疗的年轻女性，如尚未生育的年轻女性和希望保留卵巢内分泌功能的女性。对于卵巢移位的最佳固定位置尚无定论，目前最推荐的是在骨盆边缘或以上水平的前外侧腹盆壁[13]。②附件大小正常的复发性卵巢蒂扭转患者。针对这部分患者，建议进行卵巢固有韧带折叠缝合缩短术，而不是卵巢盆壁固定术[14]。

（一）卵巢移位与卵巢固定术

腹腔镜进腹后识别卵巢和卵巢固有韧带，在近宫角处离断卵巢固有韧带，根据肿瘤放疗科医生的建议，将卵巢向头侧、前侧和外侧移位至髂前上棘或以上水平，使用不可吸收缝线缝合固定到腹膜，用钛夹标记卵巢下缘以便放疗时避开卵巢区域。最好在术前由肿瘤放疗医生制订并标识放疗靶区，以帮助术中确定卵巢移位的位置[9]。

（二）卵巢固有韧带折叠缝合缩短术

腹腔镜进腹后识别卵巢和卵巢固有韧带，带针线从外侧平行于卵巢固有韧带长轴进针向宫角方向折叠缝合，缩短过长的韧带，评估固有韧带缩短程度合适后进行打结，该术式不会影响卵巢和输卵管，也不会对韧带施加过度张力（图 9-9）。

相信随着微创技术和相关手术器械及设备的快速发展，除了本章介绍的相关常见术式，微创手术在生殖外科领域实际已经得到更多的应用和推广。

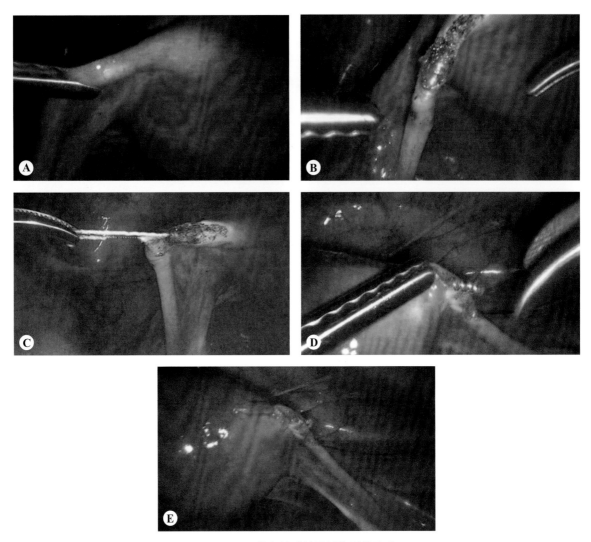

▲ 图 9-8　输卵管弹簧圈封堵器移除术

A. 腹腔镜下使用弯钳提起输卵管，定位输卵管弹簧圈封堵器的末端；B. 使用单极电针沿输卵管长轴切开，暴露输卵管弹簧圈封堵器的末端；C. 使用弯钳夹输卵管弹簧圈封堵器的末端；D. 使用弯钳钳夹取出弹簧圈的残余部分；E. 取出弹簧圈后确切止血。如果是为了缓解慢性疼痛而行术且患者希望绝育，可同时行输卵管结扎术或直接切除输卵管（图片由 Dr. Amanda Yunker, DO, MSCR, Assistant Professor, Vanderbilt Medical Center 提供）

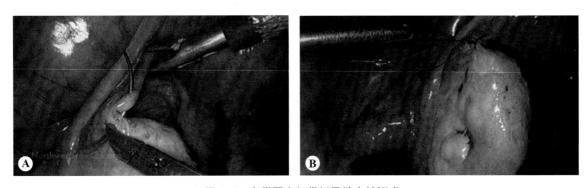

▲ 图 9-9　卵巢固有韧带折叠缝合缩短术

卵巢固有韧带折叠缝合缩短术缝合方法及示意图，该术式可防止复发性蒂扭转（图片由 M. Milad 提供）

参考文献

[1] The Practice Committee of the American Society for Reproductive Medicine. Committee opinion: role of tubal surgery in the era of assisted reproductive technology. Fertil Steril. 2021;115:1143-50.

[2] Borrero SB, Reeves MF, Schwarz EB, Bost JE, Creinin MD, Ibrahim SA. Race, insurance status, and desire for tubal sterilization reversal. Fertil Steril. 2008;90:272-7.

[3] Honore GM, Holden AE, Schenken RS. Pathophysiology and management of proximal tubal blockage. Fertil Steril. 1999;5:785-95.

[4] De Silva PM, Chu JJ, Gallos ID, Vidyasagar AT, Robinson L, Coomarasamy A. Fallopian tube catheterization in the treatment of proximal tubal obstruction: a systematic review and meta-analysis. Hum Reprod. 2018;32:836-52.

[5] Kassabji M, Sims JA, Butler L, Muasher SJ. Reduced pregnancy outcome in patients with unilateral or bilateral hydrosalpinx after in vitro fertilization. Eur J Obstet Gynecol Reprod Biol. 1994;56:129-32.

[6] Nackley AC, Muasher SJ. The signifcance of hydrosalpinx in in vitro fertilization. Fertil Steril. 1998;69:373-84.

[7] Rodgers AK, Goldberg JM, Hammel JP, Falcone T. Tubal anastomosis by robotic compared with outpatient minilaparotomy. Obstet Gynecol. 2007;109(6):1375-80.

[8] Bedaiwy MA, Barakat EM, Falcone T. Robotic tubal anastomosis: technical aspects. J Soc Laparoendoscopic Surg. 2011;15(1):10-5.

[9] Gomel V, Taylor PJ. Diagnostic and operative gynecologic laparoscopy. St. Louis: Mosby-Year Book, Inc; 1995.

[10] Albright CM, Frishman GN, Bhagavath B. Surgical aspects of removal of Essure microinsert. Contraception. 2013;88:334-6.

[11] Lennon BM, Lee SY. Techniques for the removal of the Essure* hysteroscopic tubal occlusion device. Fertil Steril. 2007;88(497):e13-4.

[12] Gracia M, Herraez A, Coronado P. Essure removal: comparison of two minimally invasive approaches. Fertil Steril. 2020; 114:187-8.

[13] Bisharah M, Tulandi T. Laparoscopic preservation of ovarian function: an underused procedure. Am J Obstet Gynecol. 2003;188:367-70.

[14] Fuchs N, Smorgick N, Tovbin Y, Ben Ami I, Maymon R, Halperin R, Panksy M. Oophoropexy to prevent adnexal torsion: how, when and for whom? J Minim Invasive Gynecol. 2010;17:205-8.

第 10 章　子宫切口憩室修补术
Surgical Repair of the Symptomatic Isthmocele

Charles E. Miller　Kirsten J. Sasaki　著
彭鸿灵　译　　何　翔　校

2016—2019 年，美国疾病控制中心的生育数据表明，2017 年与 2019 年美国剖宫产率分别为 32% 和 31.7%[1]。子宫切口憩室是指前次剖宫产瘢痕处的一个凹陷或腔隙，该腔隙位于子宫下段或子宫颈峡部或子宫颈管组织学内口处。1995 年，Morris 等回顾性分析了 51 例既往有剖宫产史且行子宫全切术后的子宫标本，并首次提出了"子宫切口憩室"的概念[2]。这些患者行子宫全切术的原因有月经量多、痛经或经过药物治疗效果欠佳的反复下腹痛等。在子宫全切术后标本中，存在合并子宫下段扭曲并增宽（75%）、瘢痕处子宫内膜间质内发现游离红细胞（59%）、瘢痕处子宫内膜碎裂（37%）、医源性子宫腺肌症（28%）等问题。

一、诊断

子宫切口憩室可通过影像学进行诊断，包括阴道彩超、超声造影、HSG、MRI 或宫腔镜直视下诊断等（图 10-1）。2010 年，Osser 等的研究纳入了 108 例既往有 1 次或以上剖宫产史但无其他子宫手术史的女性，超声检查筛查后进一步行超声造影检查，发现剖宫产切口部位只要存在凹陷即可定义为子宫切口憩室。如表 10-1 所示，超声造影可以筛查出更多子宫切口憩室[3]。

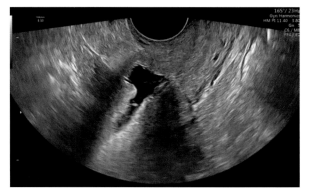

▲ 图 10-1　修补术前行宫腔灌注超声成像可见子宫切口憩室

表 10-1　超声造影检查对切口憩室的检出率更高[3]	阴道彩超	超声造影
一次剖宫产（n=68）	42（62%）	53（78%）
两次剖宫产（n=32）	28（88%）	31（97%）
三次剖宫产（n=8）	8（100%）	8（100%）

2018 年，Surapaneni 等报道了 148 例既往有剖宫产史，因"继发不孕"行 HSG 的患者，在 89 例患者（60%）中发现了子宫切口憩室，其中 31 例（35%）为线状缺损、58 例（65%）为球状缺损[4]。

宫腔镜检查发现子宫切口憩室表现为穹顶

样、鼓袋样或楔形外凸的腔隙。2011 年，EI-Mazny 发表了一项横断面观察研究结果，对比了 75 例患者超声造影和宫腔镜的诊断效果。这些患者的临床症状为月经紊乱（33.3%）、不孕（49.3%）、反复自然流产（17.3%）等，其中超声造影诊断子宫切口憩室 20 例，宫腔镜诊断子宫切口憩室 22 例[5]。

二、高危因素

2018 年，Antila-Långsjö 等发表了一项针对 401 名孕妇的前瞻性观察队列研究，这些孕妇在剖宫产术后 3 天内接受超声造影检查，45.6% 的女性出现子宫切口憩室，进一步比较择期剖宫产和紧急剖宫产发现，子宫切口憩室发生风险没有差异。通过多变量 Logistic 回归进行评估，发生子宫切口憩室的高危因素有既往剖宫产史、妊娠期糖尿病、BMI 和子宫的位置。针对急诊剖宫产患者进行亚组分析时，高危因素包括既往剖宫产史、妊娠期糖尿病、术中或术后感染及产程时长等，但该研究未探讨子宫切口单层与双层缝合对子宫切口憩室形成的影响[6]。2017 年，Di Spiezio Sardo 等发表了一篇 Meta 分析，评估单层、双层子宫缝合在剖宫产术后出现瘢痕处缺陷风险的相关性，该研究结果表明两者在子宫切口憩室、切口裂开及破裂的发生率相似，但由于该研究文献质量较低，其结论并不一定能反映实际情况[7]。

三、症状

子宫切口憩室的症状有异常子宫出血、盆腔痛（包括腹痛在内）、继发不孕、痛经和性交困难等，其他并发症有脓肿、子宫瘢痕部位妊娠和子宫破裂。子宫异常出血常出现月经结束后持续数天到数周[8, 9]。

2011 年，Bij de Vaate 等在一项前瞻性队列研究中发现，子宫切口憩室患者月经后点滴状出血发生率明显高于没有憩室者（33.6% vs. 15.2%）[10]；2014 年，van der Voet 等的另一项前瞻性队列研

究也报道了相似的结果（28.9% vs. 6.9%）[11]。这种继发于憩室的经血堆积是由于瘢痕处子宫肌纤维缺乏收缩、血液及内膜碎片在憩室中持续堆积后缓慢排出所导致，表现为月经后点滴状阴道流血。此外，瘢痕处的内膜组织也能在月经期脱落导致憩室中经血堆积。

2009 年，Wang 等研究了 207 例患者子宫切口憩室宽度、深度及瘢痕处肌层厚度不同对临床症状的影响。其中约 53% 的患者存在痛经症状，40% 的患者表现为慢性盆腔痛。该研究显示只有子宫切口憩室宽度与痛经、慢性盆腔痛及性交痛存在相关性[12]。

血液和黏液在子宫切口憩室中堆积还可继发不孕，这是由于血液和黏液堆积会抑制子宫颈黏液的功能，阻碍精子的穿透性并影响胚胎着床。此外，血液反复堆积导致子宫切口憩室处出现慢性炎症反应。有临床证据表明，子宫切口憩室经过修复后可提高受孕概率。

四、手术修复

目前对于有症状的子宫切口憩室，尚无被广泛承认的最佳手术治疗方案。宫腔镜、经阴道手术或腹腔镜均可用于治疗子宫切口憩室。

宫腔镜手术通过切除憩室下缘组织，电凝憩室底部表面血管及内膜组织，使得憩室中的血液和分泌物流向阴道，以达到治疗目的，一些临床医生（包括著者在内）都比较青睐这种手术方式。

经阴道手术修复子宫切口憩室在亚洲的临床医生中使用更多。阴式手术时经阴道前穹窿注射血管收缩剂至膀胱宫颈间隙，切开阴道壁，并打开宫颈膀胱间隙分离膀胱，上提膀胱，找到子宫下段的子宫切口憩室并切除憩室组织。切除后用可吸收线双层缝合子宫切口，通常第一、二层间断缝合子宫，第三层关闭腹膜。

腹腔镜手术可以通过传统腹腔镜或机器人控制系统下辅助腹腔镜完成，其手术方式也是将膀胱与宫颈分离，暴露出子宫下段切口憩室，注

射血管收缩剂，利用单极或超声刀切除切口憩室，然后用可吸收缝线进行双层缝合。此外，腹腔镜手术治疗子宫切口憩室还可以同时进行子宫悬吊。

2016 年，Tulandi 等的研究发现，经过宫腔镜治疗的子宫切口憩室患者，异常子宫出血的治愈率为 59%～100%，而经阴道手术的治愈率为 89%～93.5%，经腹腔镜手术的治愈率为 86%[13]。在妊娠率方面，宫腔镜治疗后再次妊娠率为 77.8%～100%，而腹腔镜为 86%。表 10-2 展示了子宫切口憩室合并异常子宫出血的 3 种不同修补术的治愈率。表 10-3 则展示了 3 种不同术式术后的再次妊娠率[14-32]。

2016 年，著者进行了 21 例机器人及传统腹腔镜手术治疗子宫切口憩室[32]，其中有 9 例患者主诉为继发不孕，4 例患者为不孕合并子宫异常出血，1 例患者为盆腔疼痛合并不孕。传统腹腔镜中使用超声刀，机器人腹腔镜中使用单极剪刀。缝合子宫切口憩室分两层进行，第一层使用 3-0 可吸收缝线褥式缝合 3～4 针，第二层使用 3-0 可吸收倒刺线叠瓦状连续缝合。随后用 3-0 可吸收倒刺缝线以荷包缝合方式关闭腹膜。如果存在子宫后位后屈则进行子宫悬吊。术中均无并发症，术后避孕 3 个月。术后 15 例尝试妊娠的患者中有 12 人顺利妊娠。更令人惊喜的是，有 5 例患者因为宫腔积液而无法接受辅助生殖技术的患者后续都自然受孕。著者在芝加哥的微创妇科团队继续对传统腹腔镜和机器人辅助下腹腔镜对子宫切口憩室疗效进行前瞻性研究分析。几乎所有患者的适应证都为继发性不孕。自 2014 年 12 月截至目前，共有 125 例患者接受了传统或机器人辅助下腹腔镜治疗子宫切口憩室。在随访的 101 例患者中，47 例患者成功妊娠或分娩。在腹腔镜手术治疗子宫切口憩室术后尝试妊

表 10-2 不同术式对子宫切口憩室合并子宫异常出血的疗效对比					
作者／发表时间	研究类型	病例数	手术方式	手术方法	成功率
Fabres 2005[14]	回顾性	24	宫腔镜	• 切平下缘（尾端） • 电凝底部（60W 单极）	84%
Gubbini 2008[15]	前瞻性	26	宫腔镜	• 切平上缘（头端） • 单极切割 • 电凝底部（滚球电极）	100%
Chang 2009[16]	前瞻性	22	宫腔镜	• 切平下缘（尾端）（80W 单极） • 电凝底部（50W 单极）	63.3%
Florio 2011[17]	回顾性	19	宫腔镜	• 切平憩室上下缘（头尾端） • 单级切割 • 电凝底部（滚球电极）	100%
Feng 2012[18]	回顾性	57	宫腔镜	切除憩室	66.7%
Raimondo 2015[19]	前瞻性	118	宫腔镜	• 切平下缘（尾端） • 电凝底部	84%
Vegas Carrillo de Albornoz 2019[20]	前瞻性	38	宫腔镜	• 切平下缘（尾端） • 电凝底部	96.8%

（续表）

作者/发表时间	研究类型	病例数	手术方式	手术方法	成功率
Luo 2012[21]	回顾性	42	经阴道	• 切开阴道黏膜 • 打开膀胱宫颈间隙 • 分离膀胱 • 辨认切口憩室 • 切除憩室 **缝合** • 第一层：间断缝合（0号可吸收缝线） • 第二层：连续或间断缝合 • 关闭膀胱腹膜 • 关闭穿窿	93%
Xie 2014[22]	回顾性	77	宫腔镜 vs. 经阴道	• 阴式手术时间 55min • 宫腔镜手术时间 25min（$P<0.001$） • 阴式手术出血量 50ml • 宫腔镜手术出血量 10ml（$P<0.001$）	• 宫腔镜 64.5%, • 经阴道 93.5%
Donnez 2008[23]	回顾性	3	腹腔镜	• CO_2 激光 • 四层缝合（2-0或3-0可吸收缝线） • 关闭腹膜 • 随访3个月	• 100% • 术前肌层厚度≤2.1mm，术后肌层厚度 9.4～11mm
Yalcinkaya 2011[24]	回顾性	2	机器人	• 电钩 • 两层缝合（2-0或3-0可吸收缝线） • 关闭腹膜	• 100% • 修复后肌层厚度<3mm
Marotta 2013[25]	回顾性	4	腹腔镜	• CO_2 激光 • 两层缝合（2-0可吸收缝线） • 关闭腹膜	• 100% • 术前肌层厚度 1.7±0.69mm，术后肌层厚度 9.8±1.04mm
Li 2014[26]	回顾性	15	腹腔镜	• 超声刀 • 单层缝合（1-0可吸收缝线） • 关闭腹膜	• 93.3%
Donnez 2017[27]	前瞻性	38	腹腔镜	• CO_2 激光 • 两层缝合（2-0或3-0可吸收缝线）	• 91% • 术前肌层厚度 1.4±0.7mm，术后肌层厚度 9.6±1.8mm
Zhang 2016[28]	回顾性	124	• 65例经阴道 • 59例腹腔镜	与 Luo 2012 类似	• 经阴道 89% • 腹腔镜 86%
He 2020[29]	Meta 分析（包含4个随机对照研究和6个观察性研究）	858	• 宫腔镜 • 经阴道 • 腹腔镜	—	• 腹腔镜入路更有优势 • 腹腔镜 vs. 宫腔镜（$P=0.007$），腹腔镜 vs. 经阴道（$P≤0.0001$）

表 10-3　子宫切口憩室合并不孕的不同术式疗效对比

作者 / 发表时间	研究类型	病例数	手术方式	手术方法	成功率
Fabres 2005[14]	回顾性	11	宫腔镜	• 切平下缘（尾端）（80W 单极） • 电凝底部（50W 单极）	82%
Gubbini 2008[15]	前瞻性	9	宫腔镜	• 切平上下缘（单极环） • 电凝底部（滚球电极）	72.8%
Gubbini 2011[30]	前瞻性	41	宫腔镜	• 切平上下缘（单极环） • 电凝底部（滚球电极）	100%
Vegas Carrillo de Albornoz 2019[20]	前瞻性	7	宫腔镜	• 切除下缘 • 电凝底部	42.8%
Donnez 2008[23]	回顾性	3	腹腔镜	• CO_2 激光 • 四层缝合（2-0 或 3-0 可吸收缝线）	33.3%
Marotta 2013[25]	回顾性	13	腹腔镜	• CO_2 激光 • 两层缝合（2-0 或 3-0 可吸收缝线）	避孕 3 个月后 4 例怀孕
Li 2014[26]	回顾性	17	腹腔镜	• 超声刀 • 单层缝合（1-0 可吸收缝线） • 单独关闭腹膜	避孕 6 个月后 4 例怀孕
Tanimura 2015[31]	前瞻性	22	肌层厚度≥2.5mm 行宫腔镜，其他使用腹腔镜	未描述	• 宫腔镜组：4/4 例成功妊娠 • 腹腔镜组：10/18 例成功妊娠
Miller 2016[32]	回顾性	15	机器人辅助系统下腹腔镜	• 机器人单机电剪联合腹腔镜超声刀 • 三层缝合（3-0 可吸收缝线）	• 80% 怀孕 • 53% 分娩或正在妊娠中
Donnez 2017[27]	前瞻性	18/38	腹腔镜	• CO_2 激光 • 两层缝合（2-0 或 3-0 可吸收缝线） • 当子宫后屈时悬吊圆韧带 • 修补后进行宫腔镜评估	50% 分娩或正在妊娠中

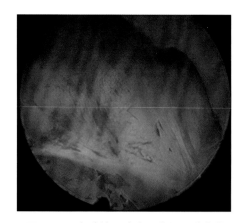

▲ 图 10-2　宫腔镜下确定子宫切口憩室位置

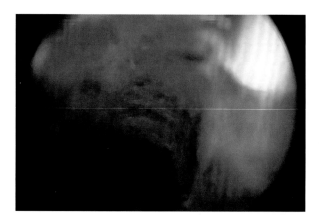

▲ 图 10-3　使用双极环形电切环，切平憩室上下缘组织，使憩室的底部与边缘基本相平

娠超过1年的女性中，69.1%的患者成功妊娠或分娩。

子宫切口憩室修补术（芝加哥术式）

1. 宫腔镜手术

- 第1步：通过宫腔镜明确子宫切口憩室的位置（图10-2）。
- 第2步：使用双极环形电切环切平憩室下缘组织，使憩室底部与下缘基本相平（图10-3）。
- 第3步：使用双极环形电切环电凝憩室内部的内膜组织（图10-4）。

注：如果子宫内膜较厚，可将电切环设置成"电切"模式。

2. 腹腔镜手术

- 第1步：可使用传统腹腔镜或机器人辅助下腹腔镜。
- 第2步：宫腔镜明确子宫切口憩室的部位（图10-5）。
- 第3步：将宫腔灌注液导管置于宫颈和宫腔内。
- 第4步：将膀胱从子宫下段及宫颈处分离（必要时需灌注膀胱，图10-6）。
- 第5步：从子宫血管前方向两侧横向暴露解剖结构（图10-7）。
- 第6步：返回宫腔镜确定切口憩室缺陷处所在位置。

注：此步骤可能需来回切换腹腔镜和宫腔镜。

- 第7步：子宫肌壁注射稀释后的血管收缩剂减少出血（图10-8）。
- 第8步：在宫腔镜光束引导下经腹腔镜切开切口憩室（图10-9）。
- 第9步：当宫腔灌注液从切口部位流出后，更换套管，仅将套管置入宫颈管内，使用超声刀或单极剪刀切除切口憩室（图10-10）。
- 第10步：修补缝合。
- 第11步：第一层用0号可吸收缝线褥式缝合肌层（图10-11）。
- 第12步：缝合结束后宫腔镜检查确认有无

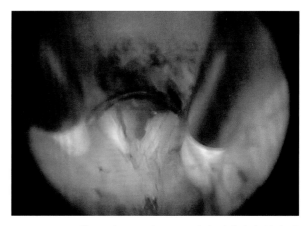

▲ 图10-4 使用双极环形电切环，电凝憩室内部的内膜组织

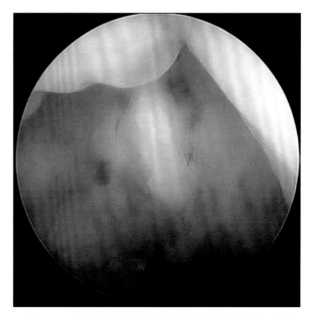

▲ 图10-5 （腹腔镜手术前）宫腔镜确认子宫切口憩室位置

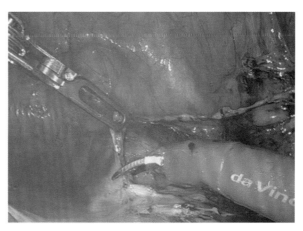

▲ 图10-6 将膀胱从子宫下段及子宫颈处分离

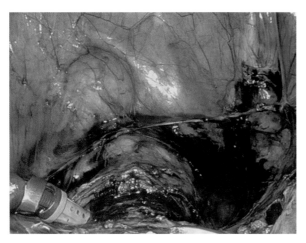

▲ 图 10-7　在子宫血管水平从外侧开始分离

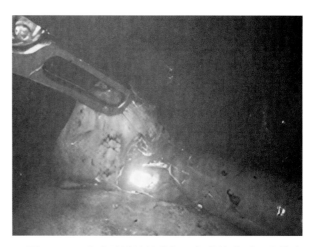

▲ 图 10-10　当宫腔灌注液从切口部位流出后，更换套管，仅将套管置入宫颈管内，使用超声刀或单极剪刀切除切口憩室

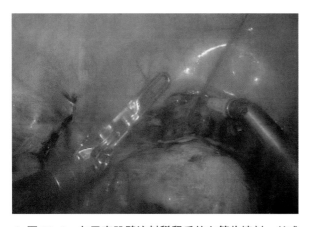

▲ 图 10-8　向子宫肌壁注射稀释后的血管收缩剂，以减少出血

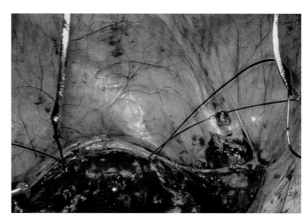

▲ 图 10-11　3～4 针褥式缝合第一层

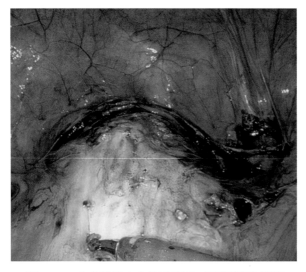

▲ 图 10-9　在宫腔镜光束的引导下，经腹腔镜切开切口憩室

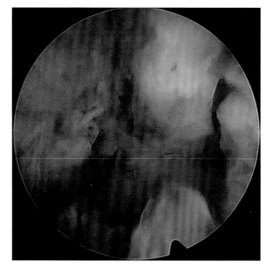

▲ 图 10-12　缝合结束后，宫腔镜检查确认有无狭窄、修补是否完整

狭窄及修补是否完整（图 10-12）。

• 第 13 步：第二层用可吸收倒刺缝线叠瓦式缝合（图 10-13）。

• 第 14 步：尽可能关闭腹膜（图 10-14）。

• 第 15 步：如果子宫后倾或后屈，可同时进行子宫悬吊术（缝合缩短圆韧带）（图 10-15）。

五、切口憩室的处理原则

根据现有文献，著者归纳总结了目前切口憩室的处理原则（图 10-16）。首先，无症状患者无须治疗。若患者有异常子宫出血病史且短期内无生育要求，可采取药物治疗。若患者选择手术治疗，子宫切口憩室处肌层＞3mm 可考虑宫腔镜手术。如果患者有生育要求且没有症状，可随访观察，但需充分与患者沟通，告知其有发生子宫切口妊娠的风险（约 6%）[14]。如果患者长期出现宫腔积液，月经间期异常出血及子宫内膜炎，建议行宫腔镜或腹腔镜手术治疗。如果子宫切口憩室处肌层≤ 3mm，腹腔镜下憩室修补术为首选手术方案。

声明　本章的完成离不开著者单位行政助理 Lisa Maki 的努力。

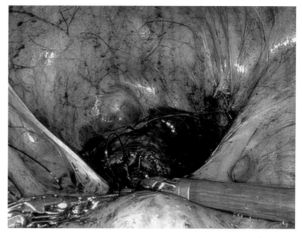

▲ 图 10-13　0 号可吸收倒刺缝线叠瓦式缝合第二层

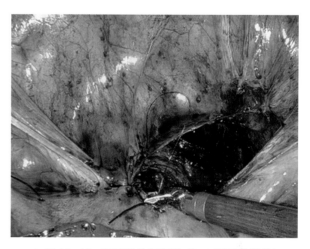

▲ 图 10-14　尽可能关闭腹膜（3-0 可吸收缝线）

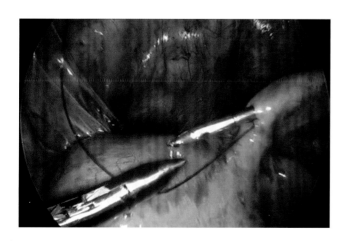

◀ 图 10-15　若子宫后倾后屈，则行子宫悬吊术

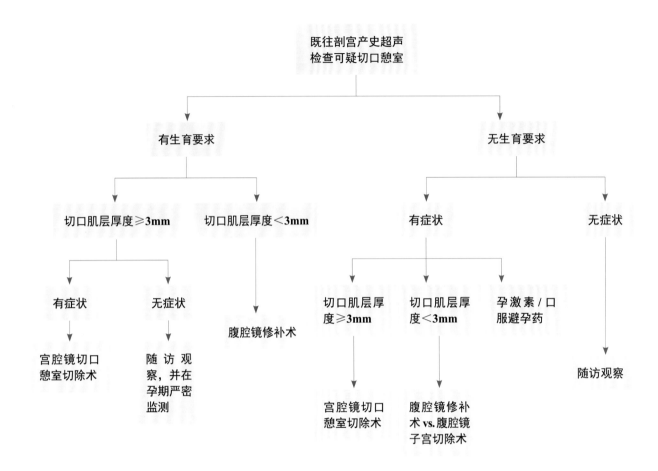

▲ 图 10-16　子宫切口憩室处理流程

参考文献

[1] Martin JA, Hamilton BE, Osterman MJK, Driscoll AK. Births: fnal data for 2019. Natl Vital Stat Rep. 2021;70(2):1-51.

[2] Morris H. Surgical pathology of the lower uterine segment caesarean section scar: is the scar a source of clinical symptoms? Int J Gynecol Pathol. 1995;14(1):16-20.

[3] Osser OV, et al. Cesarean section scar defects: agreement between transvaginal sonographic fndings with and without saline contrast enhancement. Ultrasound Obstet Gynecol. 2010;35(1):75-83.

[4] Surapaneni K, et al. Cesarean section scar diverticulum: appearance on hysterosalpingography. AJR Am J Roentgenol. 2008;190(4):870-4.

[5] El-Mazny A, et al. Diagnostic correlation between sonohysterography and hysteroscopy in the assessment of uterine cavity after cesarean section. Middle East Fertil Soc J. 2011;16:72-6.

[6] Antila-Långsjö RM, et al. Cesarean scar defect: a prospective study on risk factors. Am J Obstet Gynecol. 2018;219(5):458. e1-8.

[7] Di Spiezio Sardo A, et al. Risk of cesarean scar defect following single- vs double-layer uterine closure: systematic review and meta-analysis of randomized controlled trials. Ultrasound Obstet Gynecol. 2017;50(5):578-83.

[8] Monteagudo A, et al. Saline infusion sonohysterography in nonpregnant women with previous cesarean delivery: the "niche" in the scar. J Ultrasound Med. 2001;20(10):1105-15.

[9] Fabres C, et al. The cesarean delivery scar pouch: clinical implications and diagnostic correlation between transvaginal sonography and hysteroscopy. J Ultrasound Med. 2003; 22(7): 695-700.

[10] Bij de Vaate AJ, et al. Ultrasound evaluation of the cesarean scar: relation between a niche and postmenstrual spotting. Ultrasound Obstet Gynecol. 2011;37(1):93-9.

[11] van der Voet LF, et al. Long-term complications of caesarean section. The niche in the scar: a prospective cohort study on niche prevalence and its relation to abnormal uterine bleeding. BJOG. 2014;121(2):236-44.

[12] Wang CB, et al. Cesarean scar defect: correlation between cesarean section number, defect size, clinical symptoms and uterine position. Ultrasound Obstet Gynecol. 2009;34(1): 85-9.

[13] Tulandi T, et al. Emerging manifestations of cesarean scar defect in reproductive-aged women. J Minim Invasive Gynecol. 2016;23(6):893-902.

[14] Fabres C, et al. Surgical treatment and follow-up of women with intermenstrual bleeding due to cesarean section scar defect. J Minim Invasive Gynecol. 2005;12(1):25-8.

[15] Gubbini G, et al. Resectoscopic correction of the "isthmocele" in women with postmenstrual abnormal uterine bleeding and secondary infertility. J Minim Invasive Gynecol. 2008; 15(2):172-5.

[16] Chang Y, et al. Resectoscopic treatment combined with sonohysterographic evaluation of women with postmenstrual bleeding as a result of previous cesarean delivery scar defects. Am J Obstet Gynecol. 2009;200(4):370.e1-4.

[17] Florio P, et al. A retrospective case-control study comparing hysteroscopic resection versus hormonal modulation in treating menstrual disorders due to isthmocele. Gynecol Endocrinol. 2011;27(6):434-8.

[18] Feng Y, et al. Hysteroscopic treatment of Postcesarean scar defect. J Minim Invasive Gynecol. 2012;19(4):498-502.

[19] Raimondo G, et al. Hysteroscopic treatment of symptomatic Cesarean-induced Isthmocele: a prospective study. J Minim Invasive Gynecol. 2015;22(2):297-301.

[20] Vegas Carrillo de Albornoz A, et al. Outcomes after Hysteroscopic treatment of symptomatic Isthmoceles in patients with abnormal uterine bleeding and pelvic pain: a prospective case series. Int J Fertil Steril. 2019;13(2): 108-12.

[21] Luo L, et al. Vaginal repair of cesarean section scar diverticula. J Minim Invasive Gynecol. 2012;19(4):454-8.

[22] Xie H, et al. A comparison of vaginal surgery and operative hysteroscopy for the treatment of cesareaninduced isthmocele:

a retrospective review. Gynecol Obstet Investig. 2014; 77(2):78-83.

[23] Donnez O, et al. Laparoscopic repair of wide and deep uterine scar dehiscence after cesarean section. Fertil Steril. 2008;89(4):974-80.

[24] Yalcinkaya T, et al. Robotic-assisted laparoscopic repair of symptomatic cesarean scar defect: a report of two cases. J Reprod Med. 2011;56(5-6):265-70.

[25] Marotta ML, et al. Laparoscopic repair of postcesarean section uterine scar defects diagnosed in nonpregnant women. J Minim Invasive Gynecol. 2013;20(3):386-91.

[26] Li C, et al. Hysteroscopic and laparoscopic management of uterine defects on previous cesarean delivery scars. J Perinat Med. 2014;42(3):363-70.

[27] Donnez O, et al. Gynecological and obstetrical outcomes after laparoscopic repair of a cesarean scar defect in a series of 38 women. Fertil Steril. 2017;107(1):289-296.e2.

[28] Zhang Y, et al. A comparative study of transvaginal repair and laparoscopic repair in the management of patients with previous cesarean scar defect. J Minim Invasive Gynecol. 2016;23(4):535-41.

[29] He Y, et al. Four surgical strategies for the treatment of cesarean scar defect: a systematic review and network meta-analysis. J Minim Invasive Gynecol. 2020;27(3):593-602.

[30] Gubbini G, et al. Surgical Hysteroscopic treatment of cesarean-induced Isthmocele in restoring fertility: prospective study. J Minim Invasive Gynecol. 2011;18(2):234-7.

[31] Tanimura S, et al. New diagnostic criteria and operative strategy for cesarean scar syndrome: endoscopic repair for secondary infertility caused by cesarean scar defect. J Obstet Gynaecol Res. 2015;41(9):1363-9.

[32] Miller CE, Steller C, Cholkeri-Singh A, Sasaki K. Laparoscopic resection and repair of uterine isthmocele. P-301 Tuesday, October 18, 2016. ASRM Scientifc Congress & Expo, Salt Lake City, October 15-19; 2016. Fertil Steril. September 2016;106(3):e219. Supplement.

第 11 章 腹腔镜下子宫颈切除术
Laparoscopic Trachelectomy

Natalia del Mazo-Arbona　Natalia R. Gómez-Hidalgo　Pedro F. Escobar　著

谢 川 译　郑 莹 校

子宫颈切除术包括单纯性子宫颈切除术和根治性（广泛性）子宫颈切除术，适合于子宫次全切术后的残留宫颈病变或早期宫颈癌的保育手术治疗。在 20 世纪 90 年代，"子宫次全切除术"等手术较受喜欢。部分研究认为保留子宫颈对患者有益，因为保留子宫颈可以保留盆底的支持结构，可能有助于维持性功能和性生活的满意度，但后来研究未能证明在切除子宫时保留子宫颈有任何益处 [1-3]。此外，在一部分接受过子宫次全切术的患者中，因为术后出现持续盆腔疼痛和阴道流血而最终需要切除残留的子宫颈。

子宫颈癌是影响女性健康的第四大常见恶性肿瘤。据美国癌症协会估计，仅 2021 年美国确诊的浸润性子宫颈癌新发病例就有 14 480 例，并预计约 4290 例患者将死于该疾病 [4]，约 15% 的 40 岁以下子宫颈癌患者希望保留生育能力 [5]。纵观历史，妇科医生一直试图找到一种既能切除恶性肿瘤又能满足患者保留生育能力的办法。根治性子宫颈切除术最早是由 Dargent 医生提出的，它是一种适用于 IA 至 IB₁ 期子宫颈癌患者保留生育力的手术方式。在 1994 年首次报道了经腹腔镜联合经阴道的根治性子宫颈切除术，其结果表明与开腹手术相比，腹腔镜联合阴式的根治性子宫颈切除术似乎没有增加复发率 [6]。根治性子宫颈切除术被认为是早期宫颈癌患者保留生育

功能的一种标准手术。由于微创手术的潜在优势（如术中出血少、住院时间短、能够更早恢复正常活动和饮食，以及对术后镇痛要求更少等），腹腔镜下子宫颈切除术（根治性子宫颈切除术）已被广泛接受。

本章中著者探讨了子宫颈切除术的适应证、外科解剖结构及手术技术的关键点。

一、子宫颈切除术的危险因素

关于因良性病变行子宫次全切术后再行宫颈切除术的发生率和危险因素方面的资料很少，其总体发病率的报道有显著差异，如从 Okaro 等报道 23% 的高发病率到 2%～3% 的低发病率 [7, 8]。有多种原因可能导致子宫次全切除术后患者出现持续性盆腔疼痛和（或）阴道流血等症状，并且可能最终导致其需要进行子宫颈切除术。其中，高达 80% 的原因是子宫内膜异位症；并且，在需行残留子宫颈切除术的病例中，近 50% 手术指征为子宫内膜异位症。现有文献数据支持 40 岁以下及子宫内膜异位症患者为子宫次全切除术后可能需行残留子宫颈切除术的重要危险因素 [9]。

二、根治性子宫颈切除术的适应证

为确保患者的安全和降低肿瘤复发率，行保留生育功能的根治性子宫颈切除术患者需满足以

下相对适应证。

• 育龄期女性，通常年龄小于40—45岁。

• 病理学结果为鳞状细胞癌或腺癌。应排除高危组织学表现（包括小细胞神经内分泌癌、胃型腺癌、恶性腺瘤等）的患者。

• 早期子宫颈癌，包括伴有LVSI的 I A_1 期、I A_2 期或 I B_1 期。

• 肿瘤直径不超过2cm。

• 无淋巴结转移。

• 无不孕史。

• 保留生育意愿强烈。

• 影像学检查排除子宫颈管上段内膜受累。

术前影像学检查评估肿瘤大小、距离子宫颈管内口距离及是否存在远处转移等非常重要。MRI在术前评估者是否适合行根治性子宫颈切除术中起着至关重要的作用，因为它可以确定肿瘤的大小、肿瘤是否延伸到子宫颈管内及子宫颈管的长度[10]（图11-1、图11-2）。

三、盆腔的解剖

（一）穿刺器的安置

手术医生需要对盆腔解剖（从体表标志到关键的盆腔深层解剖结构）非常熟悉。即使是经验丰富的腹腔镜外科医生，手术中遇到变异的解剖结构和因既往手术、放疗或子宫内膜异位症造成的严重粘连也是巨大的挑战。对于这种病情复杂的患者，腹腔镜套管穿刺器的放置位置尤为关键，因为其不仅可以避免因建立气腹时引起血管或内脏损伤，还影响了手术能否成功完成。

子宫次全切除术后发生小肠、大网膜或结肠粘连到腹前壁和（或）宫颈残端的可能性很高。著者建议采用Palmer点（左侧锁骨中线与左侧肋缘下方的交点）的入路方法，用5mm穿刺器和30°光学镜建立气腹。如有必要，可以在松解粘连后再将镜头置于脐上方。腹部的穿刺器应置于腹壁上、下血管外侧，这样可以避免损伤血管。

在下腹部，上述血管以髂外动脉为起点向内侧走行，并向脐部方向走行。在放置第二个穿刺器前，通常可以通过透光的方法来识别腹壁表浅的血管，从而可以避免血管损伤。辅助孔的穿刺器可置于髂前上棘的上方和内侧（译者注：原书似有误已修改）2～3cm处，这样可以避免损伤走行在腹内斜肌和腹横肌间的髂腹下神经和髂腹股沟神经（图11-3）。

（二）腹膜和腹膜后的解剖

仔细识别和解剖腹膜及腹膜后的血管、神经

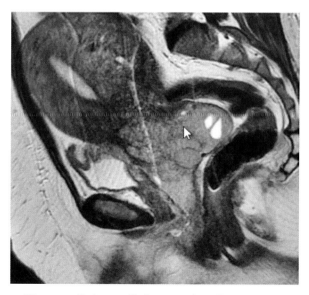

▲ 图 11-1　盆腔 MRI 检查（T_1 加权图像）显示子宫颈肿瘤已侵犯到宫颈管（箭头）

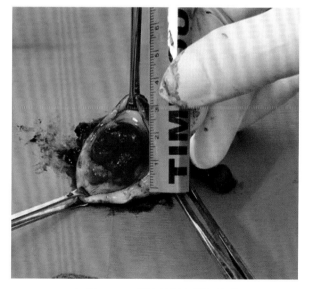

▲ 图 11-2　根治性子宫颈切除术
大体标本

位于 Okabayashi 间隙内，这些神经应当被保留。1921 年，日本著名外科医生 Hidekazu Okabayashi 于京都帝国医院（Kyoto Imperial Hospital）演示了第 1 例保留神经的根治性子宫切除术，Okabayashi 间隙由此而命名[11]（图 11-4 和图 11-5）。

四、手术的注意事项

（一）子宫内膜异位症手术入路方式（内侧入路法）

在内侧入路中，腹膜切口位于骨盆漏斗韧带内侧，这种进入腹膜后的方法常被结直肠、盆底

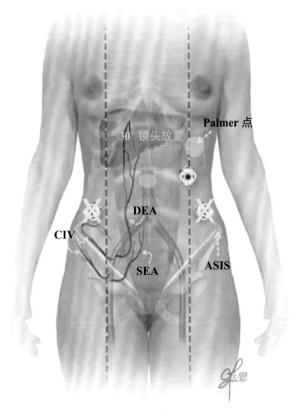

▲ 图 11-3　体表解剖标记及腹腔镜套管穿刺器位置
ASIS. 髂前上棘；SEA. 浅腹壁下动脉；DEA. 深腹壁下动脉；CIV. 旋髂浅动静脉

和泌尿生殖（膀胱/输尿管）结构是非常必要的，这也是腹腔镜下子宫颈切除术的必要步骤。应仔细探查腹盆腔，确定是否存在大网膜、小肠、膀胱和（或）结肠与子宫颈残端的粘连，再制订手术策略。

对于腹膜后区域的解剖，分离出输尿管、子宫动脉内外侧膀胱旁间隙、内外侧直肠旁间隙等结构尤为重要。对于既往有手术史、放疗史、盆腔感染史、子宫内膜异位症，或者本身病变特殊因素的患者，解剖出上述结构可能会非常具有挑战性。但是，因肿瘤或子宫内膜异位症行子宫颈切除术时，均建议仔细分离出上述腹膜后结构，并建议进行保留神经的手术。

输尿管将直肠旁间隙进一步分为直肠旁内侧间隙（Okabayashi 间隙）和直肠旁外侧间隙（Latzko 间隙）。在解剖学和生理学上，自主神经

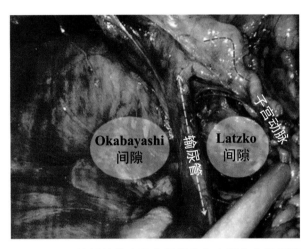

▲ 图 11-4　输尿管将直肠旁间隙分为直肠旁内侧间隙（Okabayashi 间隙）和直肠旁外侧间隙（Latzko 间隙）

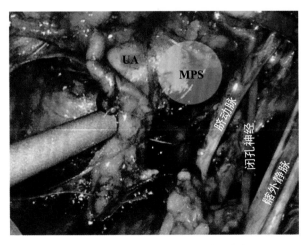

▲ 图 11-5　子宫动脉与内侧的膀胱旁间隙
UA. 子宫动脉；MPS. 膀胱旁间隙

和泌尿外科医生使用。输尿管是第一个被确定的解剖结构，然后用腹腔镜器械进行仔细的解剖，再打开 Okabayashi 间隙和 Latzko 间隙，向子宫骶骨韧带方向进一步游离输尿管，从而可以找到从髂内动脉分支出来的子宫动脉。髂内动脉的第一个分支血管是子宫动脉，其次是膀胱上动脉，在此之后就形成了闭锁血管或脐韧带。在一些深部浸润型子宫内膜异位症患者中解剖结构完全是紊乱的，而且与腹膜型子宫内膜异位症、阴道型子宫内膜异位症或卵巢型子宫内膜异位症患者的解剖结构也有很大的不同（图 11-6 至图 11-8）。

（二）肿瘤的入路方式（外侧入路法）

在保留生育功能的根治性子宫颈切除术中可选择外侧入路法，即腹膜切口位于骨盆漏斗韧带的外侧，术中应避免损伤骨盆漏斗韧带、卵巢固有韧带等，因为这些是保留组织（子宫体和输卵管卵巢）的主要血供。进入腹膜后首先进行腹腔镜下盆腔淋巴结切除术，与所有途径的盆腔淋巴结切除术一样，腹腔镜下盆腔淋巴结切除术包括切除髂总动脉区域、髂外动静脉周围及闭孔区域的淋巴结组织。盆腔淋巴结是否存在转移可以通过盆腔淋巴结清扫术或盆腔前哨淋巴结切除术来进行评估。

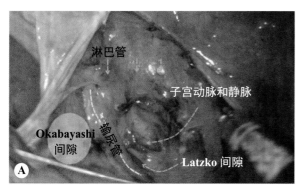
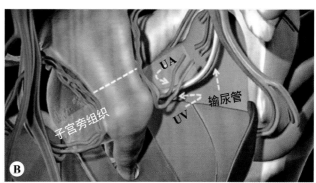

▲ 图 11-6 子宫内膜异位手术入路法（内侧至外侧入路）

A. 直肠旁间隙被输尿管分为直肠旁内侧间隙和外侧间隙（Okabayashi 间隙和 Latzko 间隙）；B. 子宫内膜异位症患者采用内侧入路至直肠旁间隙（UA. 子宫动脉；UV. 子宫静脉）

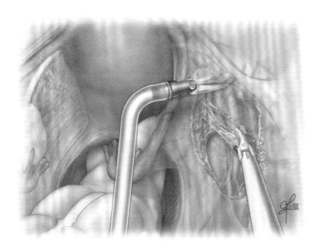

▲ 图 11-7 内侧入路法（输尿管跨过髂血管处的子宫内膜异位症）

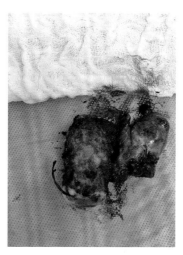

▲ 图 11-8 合并有卵巢型子宫内膜异位症的子宫颈切除术（子宫次全切除术后）

将子宫血管在其起始处与髂内血管分离出来，并打开输尿管隧道完全游离输尿管，在距离子宫颈外口下 1～2cm 处切开阴道前壁，然后环切阴道一周，该步骤中可以使用阴道轮廓仪（如 McCartney Tube™ 或其他阴道圆柱体）。在近端，著者更倾向于在子宫颈内口下约 5mm 处用冷刀切除子宫颈组织，将小儿 Foley 尿管、Smit 套管或 Malecot 导管，置入残留宫颈管内并行宫颈内口环扎术，以保持子宫颈管腔的通畅性和预防早产，然后通过间断缝合法或连续缝合法将子宫下段缝合至阴道黏膜[10]（图 11-9 至图 11-11）。

五、子宫颈管狭窄、子宫颈置管和子宫颈环扎术

残留子宫颈管狭窄是最常见影响生育的术后并发症。有专家提出，在残留的子宫颈管内放置 Foley 尿管、宫内节育器或 Smit 套管可以降低发生子宫颈管狭窄的风险。一项系统评价显示，根治性子宫颈切除术后颈管狭窄的发生率为 0%～73.3%，平均约 10.5%[12]。在这篇综述中，术中同时行宫颈环扎术后出现颈管狭窄的发生率为 8.6%，而未行环扎术的颈管狭窄发生率为 3.0%。虽然使用上述预防颈管狭窄的工具可有效降低子宫颈管狭窄的发生率，但没有指南推荐应该首选哪一种方法。目前，尚无关于导管放置时间的共识，一些研究表明放置 3～5 天即可达到预期效果，而其他研究表明如用宫内节育器则需要 3～8 周。子宫颈管狭窄患者通常无症状，但可能会出现影响月经的相关并发症，如月经周期规律但月经量减少、月经延长或不规律、新发的痛经或闭经，也可能导致更严重的并发症，并影响生活质量，如异常子宫出血、性交困难、不孕和继发性子宫内膜异位症等，并可能引起患者焦虑等心理障碍。环扎力度不合适也会导致子宫颈狭窄。是否使用永久缝合线进行环扎也是一个有争议的话题。一些学者认为宫颈环扎术可能会增加侵蚀和感染的风险，并引起颈管狭窄，最好是在患者妊娠后的第三个月末期进行宫颈环扎术，

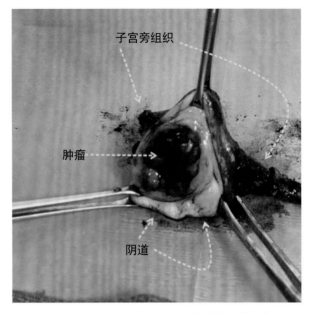

▲ 图 11-9　根治性子宫颈切除术的手术标本

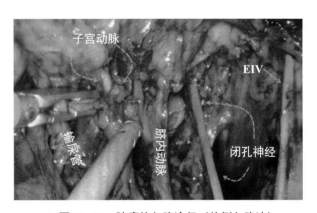

▲ 图 11-10　肿瘤的入路途径（外侧入路法）
EIV. 髂外静脉

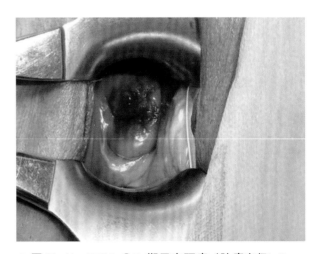

▲ 图 11-11　FIGO ⅠB₂ 期子宫颈癌（肿瘤直径＞2cm，＜4cm）

而不是在子宫颈切除术中同时进行。如果发生颈管狭窄，对残留子宫颈颈口进行扩张是改善预后的最好方法。对残留子宫颈进行环扎时需确保缝合线线结放置在子宫后部，这样可以避免因放置在子宫前方而侵蚀膀胱[11]（图 11-12）。

六、保留生育能力

子宫颈切除术是女性希望保留生育能力的一种手术选择。术后 12 个月的确切受孕率为 37%。在选择根治性子宫颈切除术时，潜在的生育相关并发症包括受孕困难、妊娠中期流产、未足月胎膜早破和早产。受孕率低可能是缺乏子宫颈黏液或术后发生的子宫颈管狭窄所致。研究报道显示，腹腔镜下根治性子宫颈切除术后的早产率约为 24%，高于普通人群的 10%。这可能与子宫颈功能不全、环扎术使用的缝合线或子宫颈黏液栓缺失导致的感染率增加有关[13]。子宫颈切除术所致的颈管缩短可能导致感染风险增加和子宫颈功能不全的发生。对于子宫颈切除术后的妊娠管理，目前还没有明确的指南，但著者建议应该对每个患者进行个体化管理，其中包括妊娠后进行残留子宫颈的环扎、早产高风险的女性口服抗菌药物、预防性常规给予激素支持治疗、常规使用超声测量子宫颈管长度、减少指检、从 20 周开始停止性交、每 2 周定期排查细菌性阴道病等[14]。

七、子宫动脉的保留问题

保留子宫血管是否对后续产科结局有影响，是子宫颈切除术一个备受争议的话题。有学者提出保留子宫动脉上行支可改善女性妊娠时的血液灌注[15]。目前，Tang 和 Makino 等学者已经解决了这个争议话题，其证明当子宫动脉未被保留时，子宫血液灌注率没有差异。最近，Escobar 等[16] 在保留子宫动脉和不保留子宫动脉的根治性子宫颈切除术时，利用吲哚菁绿荧光血管造影测量和分析了子宫的灌注情况，发现该情况下卵巢血管可能是维持子宫活力所需血供的主要来源。基于术中实时血管造影观察，著者认为根治

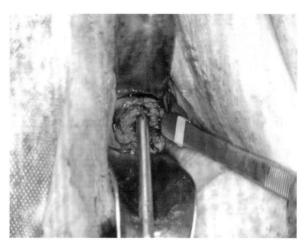

▲ 图 11-12　残留子宫颈管 / 子宫下段的通畅度检查

性子宫颈切除术时不保留子宫动脉仍可以维持子宫血供（图 11-13）。

八、并发症

子宫颈切除术中并发症包括输尿管损伤、肠道损伤、出血、感染、血管损伤、神经离断等，术后并发症包括盆腔感染、盆腔淋巴囊肿、宫内感染、月经异常、尿路感染、肾积水、肠梗阻、慢性盆腔疼痛、子宫 - 阴道吻合部位静脉曲张、瘘管形成等。远期术后并发症包括阴道脱垂和淋巴水肿等[17]。与根治性子宫切除术相比，腹腔镜下子宫颈切除术的术中失血量更少、恢复正常排尿时间和术后住院时间更短[4]。在一项对 100 例患者（对比开腹与微创根治性子宫颈切除术）的回顾性研究中，接受微创根治性子宫颈切除术患者的中位失血量明显低于接受开腹手术的患者（50ml vs. 300ml）。与其他路径的根治性子宫颈切除术相比，腹腔镜手术术后并发症风险更低。

九、肿瘤结局

Park 等对 79 例完成腹腔镜下根治性子宫颈切除术的患者进行了分析，患者的中位年龄为 31 岁，病理为子宫颈鳞状细胞癌或腺癌，中位随访时间为 44 个月，9 例患者（11%）出现疾病复发，1 例患者（1.3%）因疾病死亡[5]，中位复发时间间隔为 8 个月，5 年 DFS 和 OS 分别为 84%

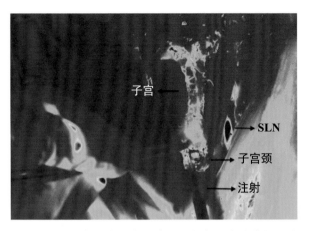

▲ 图 11-13　行保留子宫动脉和不保留子宫动脉的根治性子宫颈切除术时，吲哚菁绿荧光血管造影 - 动物模型
SLN. 前哨淋巴结

和 98%。根据文献报道，肿瘤直径<2cm 的阴式根治性子宫颈切除术患者的疾病复发率为 2.9%，开腹手术患者复发率为 2.4%，腹腔镜手术患者复发率为 6%。著者认为，对于肿瘤直径<2cm 的早期宫颈癌患者，腹腔镜下根治性子宫颈切除术是一种安全可行的保留生育能力手术方式。肿瘤复发的高危因素有肿瘤直径>2cm、间质浸润深度>50%、切缘阳性、宫旁受累、淋巴结转移（包括冷冻切片未发现的微转移）[18]。把握手术治疗适应证是影响患者肿瘤结局至关重要的因素。

十、总结

子宫颈切除术是良性子宫颈病变和早期宫颈癌保育患者的微创治疗方式，并且，对于有保育意愿的子宫颈病变患者（无论良性或恶性），均可考虑是否适合于腹腔镜或机器人等微创路径下的子宫颈切除术。有文献表明，对于适合的患者，根治性子宫颈切除术肿瘤结局与根治性子宫切除术相似。此外，与根治性子宫切除术或放疗相比，根治性子宫颈切除术后的肿瘤复发率没有差异。并且腹腔镜下根治性子宫颈切除术已被证明比其他路径的手术能更早地让患者恢复正常活动和饮食，能实现 ERAS 且术中并发症更低。清晰明确盆腔解剖结构和熟练掌握腹腔镜手术技能对微创手术医生而言必不可少，特别是腹腔镜下子宫颈切除术这类具有挑战性的术式。

参考文献

[1] Jernigan AM, Auer M, Fader AN, Escobar PF. Minimally invasive surgery in gynecologic oncology: a review of modalities and the literature. Womens Health (Lond). 2012;8(3):239-50. https://doi.org/10.2217/whe.12.13. PMID: 22554172.

[2] Jenkins TR. Laparoscopic supracervical hysterectomy. Am J Obstet Gynecol. 2004;191:1875-84.

[3] Thakar R, Ayers S, Clarkson P, Stanton S, Manyonda I. Outcomes after total versus subtotal abdominal hysterectomy. N Engl J Med. 2002;347:1318-25.

[4] American Cancer Society. Cancer facts & fgures 2021. Atlanta: American Cancer Society; 2021.

[5] Kim J-H, Park J-Y, Kim D-Y, Kim Y-M, Kim Y-T, Nam J-H. Fertility-sparing laparoscopic radical trachelectomy for young women with early stage cervical cancer. BJOG. 2010;117:340-7. https://doi. org/10.1111/j.1471-0528. 2009. 02446.x.

[6] Dargent D, Martin X, Sacchetoni A, Mathevet P. Laparoscopic vaginal radical Trachelectomy: a treatment to preserve the fertility of cervical carcinoma patients. Cancer. 2000;88: 1877-82.

[7] Okaro EO, Jones KD, Sutton C. Long term outcome following laparoscopic supracervical hysterectomy. BJOG. 2001; 108: 1017-20.

[8] Van Evert JS, Smeenk JM, Dijkhuizen FP, de Kruif JH, Kluivers KB. Laparoscopic subtotal hysterectomy versus laparoscopic total hysterectomy: a decade of experience. Gynecol Surg. 2010;7:9-12.

[9] Tsafrir Z, Aoun J, Papalekas E, Taylor A, Schiff L, Theoharis E, Eisenstein D. Risk factors for trachelectomy following supracervical hysterectomy. Acta Obstet Gynecol Scand. 2017;96(4):421-5. https://doi. org/10.1111/aogs.13099. Epub 2017 Mar 1.

[10] Costales A, Michener C, Escobar-Rodriguez PF. Radical trachelectomy for early stage cervical cancer. Gynecologic cancers. Curr Treat Options in Oncol. 2018;19:75. https:// doi.org/10.1007/s11864-018-0591-4.

[11] Puntambekar S, Manchada R. Surgical pelvic anatomy

in gynecologic oncology. FIGO Cancer Report 2018. Int J Gynecol Obstet 2018;143(Suppl. 2):86-92. https://doi.org/10.1002/ijgo.12616.

[12] Li X, Li J, Xiaohua W. Incidence, risk factors and treatment of cervical stenosis after radical trachelectomy: a systematic review. Eur J Cancer. 2015;51:1751-9. https://doi.org/10.1016/j.ejca.2015.05.012.

[13] Bernardini M, Barrett J, Seaward G, Covens A. Pregnancy outcomes in patients after radical trachelectomy. Am J Obstet Gynecol. 2005;189:1378-82. https://doi.org/10.1067/S0002-9378(03)00776-2.

[14] Plante M, Renaud M-C, Hoskins IA, Roy M. Vaginal radical trachelectomy: a valuable fertility-preserving option in the management of early-stage cervical cancer. A series of 50 pregnancies and review of the literature. Gynecol Oncol. 2005;3-10. https://doi. org/10.1016/j.ygyno.2005.04.014.

[15] Hsuan S, Huang K-G, Yen C-F, Ota T, Lee C-L. Laparoscopic radical trachelectomy: the choice for conservative surgery in early cervical cancer. Gynecol Minim Invasive Ther. 2013;2:39-41. https://doi.org/10.1016/j.gmit.2013.02.007.

[16] Escobar PF, Ramirez PT, Garcia Ocasio RE, Pareja R, Zimberg S, Sprague M, Frumovitz M. Utility of indocyanine green (ICG) intra-operative angiography to determine uterine vascular perfusion at the time of radical trachelectomy. Gynecol Oncol. 2016;143:357-61. https://doi.org/10.1016/j.ygyno.2016.08.239.

[17] Chao X, Li L, Ming W, Huanwen W, Ma S, Tan X, Zhong S, Lang J. Minimally invasive versus open radical trachelectomy for early-stage cervical cancer: protocol for a multicenter randomized controlled trial in China. Chao et al. Trials. 2020;21:1022. https://doi. org/10.1186/s13063-020-04938-3.

[18] Park J-Y, Joo WD, Chang S-J, Kim D-Y, Kim J-H, Kim Y-M, Kim Y-T, Nam J-H. Long-term outcomes after fertility-sparing laparoscopic radical Trachelectomy in young women with early-stage cervical cancer: an Asian Gynecologic Cancer Group (AGCG) study. J Surg Oncol. 2014;110:252-7. https://doi.org/10.1002/jso.23631.

第 12 章　单孔腹腔镜下附件手术
Single-Port Laparoscopic Adnexal Surgery

Julia Nicole Chalif　Sabrina Marie Bedell　Chad M. Michener　著
勾金海　译　　李征宇　校

在妇科领域，附件手术的腹腔镜应用可以追溯到 20 世纪初对诊断性腹腔镜和腹腔镜输卵管手术的报道。1910 年，一位名叫 Jacobeaus 的瑞典医生在使用膀胱镜进行第一次腹腔内 "检查" 时，创造了 "腹腔镜" 这一术语。尽管当时已发明了这种只需一个小切口就能看到腹腔内部的新技术，但腹腔镜在美国的起步发展缓慢。在 20 世纪 40 年代末，TeLinde 等报道了通过阴道使用硬质镜评估附件情况，将其称为内镜检查，并用于不孕症患者的检查，以及异位妊娠患者行开腹手术前进行评估检查[1]。经阴道途径对盆腹腔进行观察是经自然腔道手术的基础之一[2]，而通过经腹途径的腹腔镜对腹腔进行观察的方法在美国普及的时间稍长。直到 20 世纪 60 年代末，使用带摄像头的单通道腹腔镜进行腹腔镜下输卵管烧灼术开始出现并被报道后，腹腔镜手术才被更多地关注[3]。从那时起，技术的革新大大改善了腹腔镜设备的可视性和安全性，伴随技术革新，具有前瞻思想的外科医生发现了腹腔镜手术新的潜在应用。这也是近年来关于传统腹腔镜、机器人辅助腹腔镜及单孔腹腔镜治疗良性和恶性附件疾病的报道剧增的原因。本章将重点讨论妇科手术中附件手术的单孔腹腔镜应用。

一、患者的选择和适应证

单孔腹腔镜附件手术适应证和患者选择与传统腹腔镜手术适应证相似。机器人腹腔镜子宫切除术后切口部位疝气形成风险为 1.9%，而单孔腹腔镜手术的风险为 4%～5.5%[4, 5]。较大的体重指数（BMI）与较高的疝气形成风险有关[6]。选择哪类患者使用腹腔镜，应基于合理的临床判断和外科医生技能。对于一例 CA125 明显升高，超声检查高度怀疑为恶性肿瘤的患者，可能并不是腹腔镜治疗的合适人选。相反，一例主要表现为直径 8cm 单纯性卵巢囊肿、囊壁很薄、CA125 正常的患者，则是尝试单孔腹腔镜手术的适宜人选。肿物大小通常是判断患者是否需要手术治疗，以及是否适合选择腹腔镜手术的重要考虑因素之一。Ghezzi 等发现[7]，附件肿物 >10cm 且无腹水或转移证据的女性，患卵巢癌的风险为 8.6%，低恶性潜能肿瘤的风险为 4.3%，而卵巢转移性肿瘤的风险为 0.5%。这意味着超过 85% 的 >10cm 的肿瘤为良性，可以安全地通过腹腔镜进行手术。在著者的机构，接受单孔腹腔镜手术的附件病变患者中，恶性率为 7.4%，交界性病变率为 5.2%[4]。

二、潜在的益处和风险

单孔腹腔镜手术的单个切口稍大，虽然其直径约是 12mm 传统腹腔镜孔的 2 倍，但仍小到足以隐藏在大多数患者的脐部（图 12-1）。这种额外

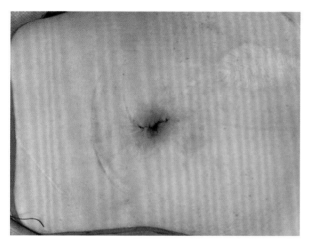

▲ 图 12-1　缝合后的单孔腹腔镜经脐切口

增加的切口长度使手术更加灵活，并且在需要吸引减压的巨大囊肿或实性成分较多的肿物中，可以更容易、更有保护措施地取出标本。使用脐部切口，还可以根据需要扩大，从而避免拉伸扩张或延长 12mm 的侧部腹腔镜切口来帮助取出标本，这种"拉伸扩张"可能会增加术后疼痛和疝气形成风险。单孔手术可配备经腹壁的切口保护套（如 Applied Medical Gel Point™ 或 Olympus TriPort™/Quadport™），较小的卵巢在切除后通常可完整取出。然而，单孔腹腔镜手术在妇科领域应用仍存在一些挑战（表 12-1）。最常讨论的问题包括器械碰撞（在腹腔内和腹腔外）、器械三角定位的缺乏，以及当器械与镜头方向一致时深度感知缺失。上述部分限制已经被新型器械所克服，其中包括曲柄式腹腔镜、曲柄式器械和改进的摄像光学系统。然而，即使是高年资的腹腔镜外科医生改用单孔腹腔镜操作时，仍有一定学习曲线的过程。一些关于单孔手术的手术时长和熟练程度的研究已经报道了这一点。Fader 等研究了 3 个机构中具有高级腹腔镜技能妇科肿瘤医生进行的所有单孔腹腔镜手术，结果显示在前 10 例和第 11～20 例两组手术中，后者单孔装置的置入和手术时间均明显减少。并且，第 20 例手术后的手术时间趋于稳定[8]。一项对接受单孔腹腔镜手术行子宫内膜癌全面分期患者的单中心回顾性

研究显示，约在第 20 例手术患者后，手术时间有明显改善[9]。一项前瞻性观察研究显示，对于单孔腹腔镜下子宫切除术，一名手术医生约需要 20 例手术才能达到熟练的操作[10]；而对于单孔腹腔镜下子宫肌瘤切除术，约 45 例后才能达到熟练程度[11]。这些研究表明，熟练的手术医生能通过一定规律的学习曲线获取熟练的单孔手术技巧。

利用单孔腹腔镜行附件肿物切除手术的患者选择与传统腹腔镜手术并无差别。附件肿物的病因繁多，部分诊断可以在术前确定（表 12-2）。根据患者年龄、家族史、症状、超声检查结果和肿瘤标志物，可将卵巢肿物分为高风险和低风险类型。其中，肿瘤标志物被广泛用于卵巢肿物的鉴别诊断。人类附睾蛋白 4（HE4）和 CA125 在卵巢癌和子宫内膜癌患者血清中表达可能增加[12]。卵巢恶性肿瘤风险系数，即 ROMA，利用 HE4、CA125 与患者的绝经状态相结合，将患者分为上皮性卵巢癌的低风险和高风险[13]。前瞻性研究对这些不同的诊断方法进行了研究和比较，有些研究发现 ROMA 评分对识别恶性肿瘤有很高的特异性[14]（表 12-3）。国际卵巢肿瘤分析（IOTA）小组试图将妇科超声检查中使用的术语和程序标准化，目的是促进超声分析，帮助医生更好地鉴别附件病变的类型[15]。著者所在机构更倾向于通过超声特征与 CA125 相结合进行患者分层。然而，由于非教学医院内高年资妇科超声医生可能较少，ROMA 评分可能是一种更好的方法，这些标准也可以用于确定哪些患者应该转诊给妇科肿

表 12-1　附件肿物行单孔腹腔镜手术的潜在益处和挑战	
潜在益处	潜在挑战
更容易取出标本	可能增加肿物破裂风险
切口延伸的灵活性	特定患者中可能增加疝气风险
更美观	操作时器械碰撞

表 12-2 附件肿物的潜在病因	
良性病因	**恶性病因**
卵巢囊肿	**卵巢恶性肿瘤**
• 卵巢扭转	• 上皮细胞恶性肿瘤
• 出血性囊肿	• 生殖细胞恶性肿瘤
• 黄素化囊肿	• 性索／间质细胞恶性
良性卵巢肿瘤	肿瘤
• 上皮细胞来源	• 肉瘤
• 生殖细胞来源	**输卵管恶性肿瘤**
• 性索／间质细胞来源	**低度恶性潜能肿瘤**
感染性／炎症	**附件转移性恶性肿瘤**
• 输卵管卵巢脓肿	• 转移性癌
• 阑尾脓肿	• 胃肠道肿瘤
• 憩室脓肿	• 乳腺肿瘤
• 子宫内膜异位症	• 胰腺肿瘤
输卵管疾病	• 假黏液性／阑尾肿瘤
• 输卵管积水	• 转移性肉瘤
• 输卵管旁囊肿	
• 异位妊娠	
其他包块	
• 腹腔包裹性囊肿	
• 子宫肌瘤（浆膜下）	

表 12-3 卵巢恶性风险指数（ROMA）		
绝经状态	公式（预测指数）	ROMA 评分阈值
绝经前	$-12.0+2.38\times LN（HE4）$ $+0.0626\times LN（CA125）$	≥13.1 分
绝经后	$-8.09+1.04\times LN（HE4）$ $+0.732\times LN（CA125）$	≥27.7 分

利用 HE4 和 CA125 水平计算所得的预测指数将患者分为恶性肿瘤的高风险和低风险（LN. 自然对数）

瘤专家[16]（表 12-4）。CEA 和 CA199 也可用于协助鉴别诊断卵巢恶性肿瘤，但在其他原发部位的腹腔内或黏液性恶性肿瘤中，这些标志物也可以升高。

与传统腹腔镜相比，使用单孔腹腔镜没有绝对禁忌证。然而，在一些关于附件肿物单孔腹腔镜手术的相关研究中描述了不同的排除标准。例

表 12-4 SGO/ACOG 推荐转诊至妇科肿瘤医生的相关因素
转诊因素
• CA125 水平异常升高[a]
• 腹水
• 结节或固定的盆腔包块
• 有转移证据
• 风险评估工具评分升高（如 ROMA、RMI、IOTA）
• 一个或多个一级亲属有卵巢癌或乳腺癌的家族史

引自 ACOG 实践指南 NO. 174[34]，经许可转载
a. 目前尚未确定绝经前女性该值高即为患恶性肿瘤风险增加，但该值高代表可疑程度增加，其取决于是否存在其他相关特征

如，可疑恶性肿瘤、紧急手术、合并其他外科手术、肿瘤＞7cm、年龄＞70 岁，以及既往恶性肿瘤腹部手术史等[17, 18]。著者认为，大多数妇科手术都可以应用单孔途径，真正的禁忌证较少。即使是既往做过一次或多次腹部手术的患者也可以考虑使用单孔腹腔镜，因为单孔腹腔镜是通过开放式途径进入腹腔并且切口稍大，能尽可能地分离切口部位周围的粘连，使其足以放置单孔设备，并且可以在腹腔镜下分离剩余的粘连。然而，临床实际抉择取决于主刀医生及患者，选择腹腔镜还是开腹手术，还需考虑医生手术时的舒适度和适应度。

三、手术过程

表 12-5 列出了单孔腹腔镜处理附件肿物的步骤。大多数附件手术最好通过经脐的单孔途径进行。进入腹腔可使用 Hasson 等所描述的技术[10]，偶尔也可选择其他部位进入腹腔，如针对体积较大的子宫或附件肿物，可在脐部以上的位置做切口。著者推荐用布比卡因对脐周进行麻醉，用 Allis 钳钳夹脐部边缘 3 点钟和 9 点钟方位的腹壁组织，然后在脐底部的中线上做一个 1.5～2.5cm 的切口。延长筋膜切口，钳夹腹膜并切开进入腹腔后手指伸入腹腔以评估周围

表 12-5 附件肿物切除的单孔腹腔镜手术步骤

1. 麻醉状态下探查
2. 通过 Hasson 技术经脐进入
3. 放置单孔系统并腹腔充气
4. 探查包块、腹膜表面、膈肌（使用 30° 或可弯曲摄像镜更容易）
5. 收集盆腹腔冲洗液
6. 可疑转移部位取活检并行冰冻切片检查（必要时）
7. 切除附件包块（囊肿切除、卵巢切除或输卵管切除）
  （a）切除前确定输尿管位置
  （b）卵巢切除术中结扎卵巢血管
  （c）如果行预防性的输卵管卵巢切除术，需确认所有卵巢组织被切除（包括粘连）并且在距卵巢 2~3cm 处结扎骨盆漏斗韧带
8. 将包块放入腹腔镜标本袋中取出
9. 将组织送冰冻切片病理检查
10. 检查、止血、冲洗然后关闭

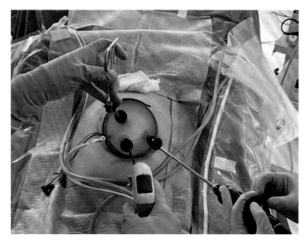

▲ 图 12-2 单孔腹腔镜中使用直柄式器械操作俯视图
镜头位于右侧

粘连情况，然后在切口的下方将一个 S 型牵引器放入腹腔。再将单孔切口保护套放入腹腔、固定、加盖，建立气腹（图 12-2）。腹腔镜镜头进入腹腔后可利用镜头变化方向及角度评估切口周围的腹壁情况，并评估腹腔内是否有腹水、癌变和其他病变。手术过程仍可以使用标准的直柄式腹腔镜器械进行。现在有越来越多的曲柄式器械可用，以减少器械的碰撞。在机器人辅助手术中，使用"筷子布局"来避免器械的碰撞，这种布局使器械在腹壁交叉，右侧器械在目标左侧，左侧器械在目标右侧[19]（图 12-3 和图 12-4）。

多功能器械的开发使外科医生能够在不更换器械情况下同时完成组织分离、血管闭合和组织切割，这也是高效的单孔（及传统）腹腔镜手术的一个关键因素。在单孔和传统多孔腹腔镜手术中，可使用 Endo Catch 袋或其他标本袋取出标本（图 12-5）。手术完成后通常用 0 号延迟可吸收缝线连续缝合关闭筋膜。如果既往有脐疝，可使用不可吸收缝合线间断缝合。皮肤使用 4-0 可吸收

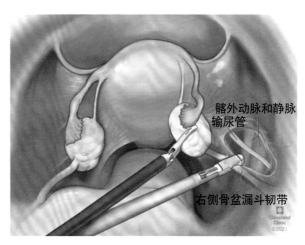

▲ 图 12-3 单孔腹腔镜手术中腹腔镜器械位置示意图，位于右卵巢的钝弯钳与骨盆漏斗韧带上血管闭合器在单孔入口处进行"交叉"

缝线行表皮下（皮内）缝合。

四、单孔腹腔镜下附件手术

（一）输卵管手术

最早，单孔腹腔镜手术首先被报道用于输卵管绝育术。1968—1972 年，Wheeless 等报道了在约翰斯·霍普金斯大学通过单孔经脐入路行输卵管绝育手术的 2600 例女性，并与另外 1000 例行双切口绝育手术的女性进行了比较[3]。最近，Sewta 等也发表了印度 2011 例患者使用输卵管环

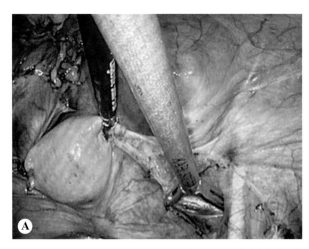
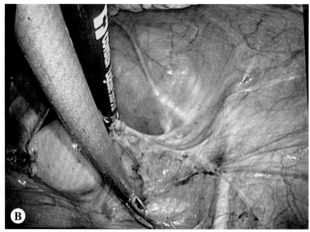

▲ 图 12-4　打开腹膜后间隙时操作器械的"交叉技巧"

A. 腹膜后血管间隙的钝性分离；B. 阔韧带内侧叶输尿管位置的确定

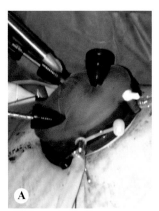
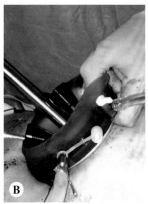
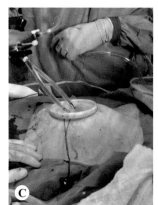
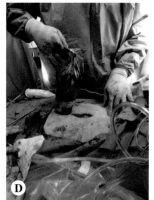

▲ 图 12-5　通过 Applied Medical Gel Point™ 直接置入一个大型 Endo Catch 袋

A. 带有金属环的标本装置入在推杆中；B. 通过硅胶封帽直接置入包含标本袋的推杆；C. 推出金属环及标本袋装入标本、收紧标本袋并撤回金属环；D. 切断绳子、取下硅胶帽、标本袋中取出腹腔（注：本例中切口被扩大以取出一个非常巨大的实性肿物）

的单孔腹腔镜绝育术。均未出现绝育失败，也无严重并发症[11-13]。

此外，单孔腹腔镜手术在输卵管异位妊娠和输卵管良性疾病治疗中也得到了应用。Bedaiwy 等报道了使用单孔腹腔镜行输卵管切除术治疗 11 例血流动力学稳定的峡部和壶腹部异位妊娠的患者。该研究中，输卵管肿物大小为 1～6.5cm，有 6 例存在胚胎心管搏动。中位手术时间和出血量分别为 35min 和 30ml，无中转开腹或发生并发症的病例。Yoon 等发表了使用其自制的"手套切口保护"装置行单孔腹腔镜下输卵管切除术治疗 20 例异位妊娠患者的经验[15]，无中转手术的情况。一项对使用单孔腹腔镜或传统多孔腹腔镜治疗输卵管妊娠患者的回顾性研究发现，手术时间和术后疼痛视觉模拟量表的改善在统计学上无显著差异[20]。此外，一项小型前瞻性研究探讨了单孔腹腔镜技术在治疗输卵管积水中的应用，结论认为这是一种可行的方法[21]。

（二）预防性输卵管卵巢切除术

单孔腹腔镜下预防性（降低风险）输卵管卵巢切除术已被证明对乳腺癌或 BRCA 突变的患者来讲安全可行，手术时间短、安全性高[22-24]。

（三）附件肿物手术

越来越多的数据显示，各种单孔腹腔镜技术在处理附件肿物和其他疾病方面的疗效。Kim 等报道其使用一个自制的"手套切口保护"装置来治疗 > 8cm 的良性附件肿物[17]。手辅助下单孔腹腔镜手术（single-port access hand-assisted laparoscopic surgery，SPA-HALS）适用于切除较大的附件肿瘤。Rho 等对比了 43 例 SPA-HALS 治疗的巨大附件肿瘤患者和 96 例普通单孔手术的患者[18]，发现 SPA-HALS 组的肿物体积更大（10.9cm vs. 6.3cm），而肿瘤溢出率却更低（10.3% vs. 31.3%），保留附件的成功率也更高（76.7% vs. 43.8%）。

对于附件良性肿物剥除术，单孔腹腔镜手术和传统的多孔腹腔镜手术在平均手术时间、住院时间和估计出血量等方面表现相当[25]。著者所在医疗机构的一项回顾性研究考察了单孔腹腔镜在切除附件肿物中的应用。并专门探讨了手术后 30 天内的不良后果发生率，评估内容包括再次手术率（0.0%）、术中损伤率（1.5%）、静脉血栓栓塞率（0.3%）和输血率（0.6%）[4]，不良后果的发生风险非常低，此研究进一步证实，对于附件肿物的切除，单孔腹腔镜手术不仅可行且安全（图 12-6 切除附件肿物，图 12-7 切除子宫肌瘤）。

早在 20 世纪 50 至 60 年代，阴道后穹窿镜就很受欢迎，一些文献和著作介绍经阴道处理各种附件和子宫病变的方法。Tsin 等报道在通过经阴道腹腔镜进行的各种手术中（包括卵巢囊肿剥除术、卵巢切除术、子宫肌瘤切除术、阑尾切除术和胆囊切除术），未发现严重的并发症[26]。其他文献报道的经阴道途径手术的肠道损伤率为 0.25%～0.65%[27]。最近，有一项随机对照试验比较了经阴道自然腔道内镜手术（vaginal natural orifice transluminal endoscopic surgery，v-NOTES）和传统腹腔镜手术，纳入 67 例附件肿物患者，结果显示 v-NOTES 组的手术时间更短、术后疼痛更轻，但发生并发症的风险更高（15% vs. 3%）[28]。

五、并发症

单孔腹腔镜手术预期的并发症与传统腹腔镜手术相似，如脏器或组织损伤、切口疝和肿瘤破裂等[29]。随着脐部入路切口尺寸的扩大，切口疝的风险一直是重要关注点。传统腹腔镜的相关研究显示，随着脐部切口的增大，切口疝的发生率也相应增加。传统腹腔镜手术一般为 10～12mm

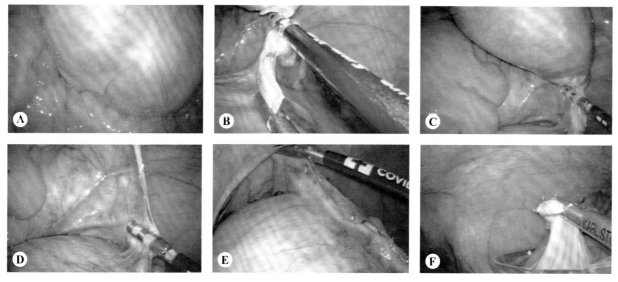

▲ 图 12-6 右卵巢 15cm 肿物的逆向切除

A. 原位的 15cm 肿物；B. 近输卵管侧的横向离断；C. 卵巢固有韧带的离断；D. 阔韧带上份的离断；E. 骨盆漏斗韧带的离断；F. 将标本装入标本袋

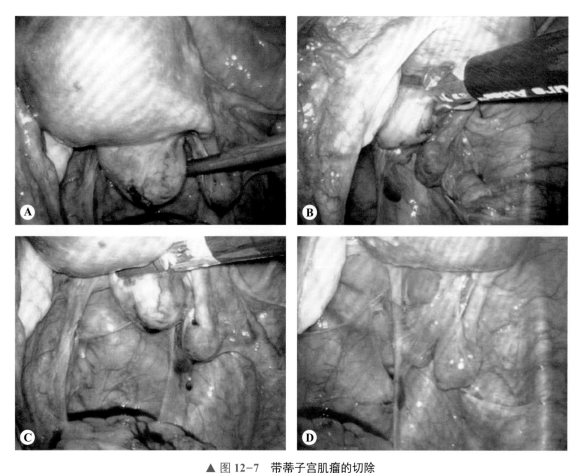

▲ 图 12-7 带蒂子宫肌瘤的切除

A. 带蒂子宫肌瘤；B. 利用 10mm 血管闭合器装置缓慢闭合钳口并烧灼；C. 根蒂的切除；D. 完整切除子宫肌瘤

的切口，脐疝发生率为 1%～3%，从而担心将脐部切口增加到 20～25mm 会增加脐疝的风险 [30, 31]。然而，大多数文献中妇科单孔腹腔镜术后发生脐疝风险为 0%～2.4% [32, 33]（表 12-6）。值得关注的是，著者机构统计的脐疝发生率为 4%～5.5%，脐部切口不同关闭方法与脐部切口疝具体关系尚待研究 [4, 5]。根据早期数据，单孔腹腔镜手术脏器损伤和出血率似乎并不高。肿瘤破裂发生率在不同的研究中有差异，这可能是各研究对于破裂的定义不同所致，一些作者认为囊肿液体的大量渗漏才算肿瘤破裂，而一些作者认为囊壁任何破损都是肿瘤破裂。腹腔镜手术中，破裂发生率约为 20%，但根据定义的不同，差异很大。此外，囊肿剥除术与卵巢切除术相比破裂风险增加，并且随着肿物大小的增大而增高 [27]。

六、总结

妇科附件单孔腹腔镜手术安全可行。随着技术的不断进步，手术新器械使用将单孔手术变得更容易掌握。同时，单孔腹腔镜手术相关设备和知识技巧的不断传播及推广，使更多的妇科外科医生在临床实践中应用单孔腹腔镜。在良性妇科疾病中，大部分病例可采用微创的手术途径（包括单孔或传统腹腔镜手术）。然而，在决定哪些患者应该接受单孔腹腔镜手术时，应考虑医生的临床经验和所擅长的手术方式，而不是盲从于新技术。在实践中，加强微创手术训练及操作可有效减少中转开放性手术的比例，减少术后并发症。当然，仍需更多研究数据来阐明单孔腹腔镜下卵巢囊肿剥除术或切除术是否有更高肿瘤破裂的风险，以及是否会进一步影响肿瘤患者预后 [34]。

表 12-6　附件手术和子宫切除术的单孔腹腔镜手术相关文献回顾

	手术指标	报道范围	研究文献
附件手术	平均肿物大小（cm）	4.9～11.9	[17, 18, 25, 35-41]
	手术时长（min）	42～90	[4, 17, 18, 25, 35-44]
	估计出血量（ml）	5～100	[4, 17, 18, 25, 35-42, 44]
子宫切除术	手术时长（min）	80～170	[4, 5, 45-48]
	估计出血量（ml）	65～197	[4, 5, 47, 48]

	并发症	发生率（%）	研究文献
	囊肿破裂	9.1～31.3	[17, 18, 35]
	疝气	0～5.5	[4, 5, 17, 18, 35-40, 42, 48]
	蜂窝组织炎	0～6.2	[4-6, 17, 18, 35-40, 42]
	术中损伤	0～1.5	[4, 5, 17, 18, 35-40]

参考文献

[1] TeLinde RW, Rutledge F. Culdoscopy, a useful gynecologic procedure. Obstet Gynecol Surv. 1948;3(3):444-6. https://doi.org/10.1097/00006254-194806000-00066.

[2] Christian J, Barrier BF, Schust D, Miedema BW, Thaler K. Culdoscopy: a foundation for natural orifce surgery-past, present, and future. J Am Coll Surg. 2008;207(3):417-22. https://doi.org/10.1016/j. jamcollsurg.2008.01.032.

[3] Wheeless CR, Thompson BH. Laparoscopic sterilization: review of 3600 cases. Obstet Gynecol. 1973;42(5):751-8.

[4] Moulton LJ, Jernigan AM, Michener CM. Postoperative outcomes after single-port laparoscopic removal of adnexal masses in patients referred to gynecologic oncology at a large academic center. J Minim Invasive Gynecol. 2017;24(7):1136-44. https://doi.org/10.1016/j.jmig.2017.06.023.

[5] Moulton L, Jernigan AM, Carr C, Freeman L, Escobar PF, Michener CM. Single-port laparoscopy in gynecologic oncology: seven years of experience at a single institution. Am J Obstet Gynecol. 2017;217(5):610.e1-8. https://doi.org/10.1016/j. ajog.2017.06.008.

[6] Schiavone MB, et al. Herniation formation in women undergoing robotically assisted laparoscopy or laparotomy for endometrial cancer. Gynecol Oncol. 2016;140(3):383-6. https://doi.org/10.1016/j. ygyno.2016.01.010.

[7] Ghezzi F, et al. Should adnexal mass size infuence surgical approach? A series of 186 laparoscopically managed large adnexal masses. BJOG An Int J Obstet Gynaecol. 2008; 115(8):

1020-7. https://doi. org/10.1111/j.1471-0528.2008.01775.x.

[8] Fader AN, Rojas-Espaillat L, Ibeanu O, Grumbine FC, Escobar PF. Laparoendoscopic single-site surgery (LESS) in gynecology: a multi-institutional evaluation. Am J Obstet Gynecol. 2010;203(5):501.e1-6. https://doi.org/10.1016/j.ajog.2010.06.028.

[9] Barnes H, Harrison R, Huffman L, Medlin E, Spencer R, Al-Niaimi A. The adoption of single-port laparoscopy for full staging of endometrial cancer: surgical and oncology outcomes and evaluation of the learning curve. J Minim Invasive Gynecol. 2017;24(6):1029-36. https://doi.org/10.1016/j.jmig.2017.06.017.

[10] You SH, Huang CY, Su H, Han CM, Lee CL, Yen CF. The power law of learning in Transumbilical single-port laparoscopic subtotal hysterectomy. J Minim Invasive Gynecol. 2018;25(6):994-1001. https://doi.org/10.1016/j.jmig.2018.01.015.

[11] Lee HJ, Kim JY, Kim SK, Lee JR, Suh CS, Kim SH. Learning curve analysis and surgical outcomes of single-port laparoscopic myomectomy. J Minim Invasive Gynecol. 2015;22(4):607-11. https://doi. org/10.1016/j.jmig. 2015. 01.009.

[12] Huhtinen K, et al. Serum HE4 concentration differentiates malignant ovarian tumours from ovarian endometriotic cysts. Br J Cancer. 2009;100(8):1315-9. https://doi.org/10.1038/sj.bjc.6605011.

[13] Moore RG, et al. A novel multiple marker bioassay utilizing HE4 and CA125 for the prediction of ovarian cancer in patients with a pelvic mass. Gynecol Oncol. 2009;112(1):40-6. https://doi.org/10.1016/j. ygyno.2008.08.031.

[14] Aslan K, Onan MA, Yilmaz C, Bukan N, Erdem M. Comparison of HE 4, CA 125, ROMA score and ultrasound score in the differential diagnosis of ovarian masses. J Gynecol Obstet Hum Reprod. 2020;49(5) https://doi. org/10.1016/j.jogoh.2020.101713.

[15] Timmerman D, Valentin L, Bourne TH, Collins WP, Verrelst H, Vergote I. Terms, defnitions and measurements to describe the sonographic features of adnexal tumors: a consensus opinion from the International Ovarian Tumor Analysis (IOTA) group. Ultrasound Obstet Gynecol. 2000;16(5):500-5. https://doi. org/10.1046/j.1469-0705. 2000.00287.x.

[16] Im SS, et al. Validation of referral guidelines for women with pelvic masses. Obstet Gynecol. 2005;105(1):35-41. https://doi.org/10.1097/01. AOG.0000149159.69560.ef.

[17] Kim WC, Im KS, Kwon YS. Single-port transumbilical laparoscopic-assisted adnexal surgery. J Soc Laparoendosc Surg. 2011;15(2):222-7. https://doi. org/10.4293/10868081 1X13071180406510.

[18] Roh HJ, Lee SJ, Ahn JW, Kwon YS, Cho HJ, Kim DY. Single-port-access, hand-assisted laparoscopic surgery for benign large adnexal tumors versus single-port pure laparoscopic surgery for adnexal tumors. Surg Endosc. 2012;26(3):693-703. https://doi.org/10.1007/s00464-011-1939-z.

[19] Joseph RA, Goh AC, Cuevas SP, Donovan MA, Kauffman MG, Salas NA, Miles B, Bass BL. 'Chopstick' surgery: a novel technique improves surgeon performance and eliminates arm collision in robotic single-incision laparoscopic surgery. Surg Endosc. 2010;24(6):1331-5.

[20] Sun HD, et al. Comparison of single-port and threeport laparoscopic salpingectomy in the management for tubal pregnancy. J Chinese Med Assoc. 2018;81(5):469-74. https://doi.org/10.1016/j. jcma.2017.11.005.

[21] Yuk JS, Kim KH, Park JK, Lee JH. Single-port laparoscopic neosalpingostomy for hydrosalpinx. Gynecol Minim Invasive Ther. 2017;6(3):116-9. https://doi. org/10.1016/j.gmit.2017.03.002.

[22] Escobar PF, Starks DC, Fader AN, Barber M, RojasEspalliat L. Single-port risk-reducing salpingooophorectomy with and without hysterectomy: surgical outcomes and learning curve analysis. Gynecol Oncol. 2010;119(1):43-7. https://doi. org/10.1016/j.ygyno.2010.05.026.

[23] Angioni S, et al. Single-port versus conventional multiport access prophylactic laparoscopic bilateral salpingo-oophorectomy in high-risk patients for ovarian cancer: a comparison of surgical outcomes. Onco Targets Ther. 2015;8:1575-80. https://doi. org/10.2147/OTT.S82570.

[24] Carr CE, Chambers L, Jernigan AM, Freeman L, Escobar PF, Michener CM. Short- and long-term outcomes for single-port risk-reducing salpingooophorectomy with and without hysterectomy for women at risk for gynecologic cancer. Int J Gynecol Cancer. 2021;31(2):215-21. https:// doi.org/10.1136/ijgc-2020-001405.

[25] Wang SY, Yin L, Guan XM, Xiao BB, Zhang Y, Delgado A. Single port transumbilical laparoscopic surgery versus conventional laparoscopic surgery for benign adnexal masses: a retrospective study of feasibility and safety. Chin Med J. 2016;129(11):1305-10. https://doi.org/10.4103/0366-6999.182829.

[26] Tsin DA, Colombero LT, Lambeck J, Manolas P. Minilaparoscopy-assisted natural orifce surgery. JSLS. 2007;11(1):24-9.

[27] Gordts S, Watrelot A, Campo R, Brosens I. Risk and outcome of bowel injury during transvaginal pelvic endoscopy. Fertil Steril. 2001;76(6):1238-41. https://doi.org/10.1016/S0015-0282(01)02887-4.

[28] Baekelandt J. Adnexectomy by vaginal natural orifce transluminal endoscopic surgery versus laparoscopy: results of a frst randomised controlled trial (NOTABLE trial). BJOG An Int J Obstet Gynaecol. 2021;128(11):1782-91.

[29] Jansen FW, Kolkman W, Bakkum EA, De Kroon CD, Trimbos-Kemper TCM, Trimbos JB. Complications of laparoscopy: an inquiry about closed- versus open-entry technique. Am J Obstet Gynecol. 2004;190(3):634-8. https://doi.org/10.1016/j. ajog.2003.09.035.

[30] Coda A, Bossotti A, Ferri M, Mattio F, Ramellini R, Poma G, Quaglino A, Flippa F, Bona C. Incisional hernia and fascial defect following laparoscopic surgery. Surg Laparosc Endosc Percutaneous Tech. 1999;9(5):348-52.

[31] Kadar N, Reich H, Liu CY, Manko GF, Gimpelson R. Incisional hernias after major laparoscopic gynecologic procedures. Am J Obstet Gynecol. 1993;168(5):1493-5. https://doi.org/10.1016/S0002-9378(11)90787-X.

[32] Lee M, Kim SW, Nam EJ, Yim GW, Kim S, Kim YT. Single-port laparoscopic surgery is applicable to most gynecologic surgery: a single surgeon's experience. Surg Endosc. 2012;26(5):1318-24. https://doi. org/10.1007/s00464-011-2030-5.

[33] Gunderson CC, et al. The risk of umbilical hernia and other complications with laparoendoscopic single-site surgery. J Minim Invasive Gynecol. 2012;19(1):40-5. https://doi.org/10.1016/j.jmig.2011.09.002.

[34] Practice Bulletin No. 174: evaluation and management of adnexal masses. Obstetr Gynecol. 2016;128(5):e210-26. https://doi.org/10.1097/AOG.0000000000001768.

[35] Kim TJ, et al. Single port access laparoscopic adnexal surgery. J Minim Invasive Gynecol. 2009;16(5):612-5. https://doi.org/10.1016/j.jmig.2009.06.011.

[36] Lee YY, et al. Single port access laparoscopic adnexal surgery versus conventional laparoscopic adnexal surgery: a comparison of peri-operative outcomes. Eur J Obstet Gynecol Reprod Biol. 2010;151(2):181-4. https://doi.org/10.1016/j.ejogrb.2010.03.010.

[37] Bedaiwy MA, Starks D, Hurd W, Escobar PF. Laparoendoscopic

single-site surgery in patients with benign adnexal disease: a comparative study. Gynecol Obstet Investig. 2012; 73(4):294-8. https://doi.org/10.1159/000334741.

[38] Im KS, Koo YJ, Kim JB, Kwon YS. Laparoendoscopic single-site surgery versus conventional laparoscopic surgery for adnexal tumors: a comparison of surgical outcomes and postoperative pain outcomes. Kaohsiung J Med Sci. 2011;27(3):91-5. https://doi. org/10.1016/j.kjms.2010.10.001.

[39] Kim WC, Lee JE, Kwon YS, Koo YJ, Lee IH, Lim KT. Laparoendoscopic single-site surgery (LESS) for adnexal tumors: one surgeon's initial experience over a one-year period. Eur J Obstet Gynecol Reprod Biol. 2011;158(2):265-8. https://doi.org/10.1016/j. ejogrb.2011.04.020.

[40] Kim TJ, et al. Does single-port access (SPA) laparoscopy mean reduced pain? A retrospective cohort analysis between SPA and conventional laparoscopy. Eur J Obstet Gynecol Reprod Biol. 2012;162(1):71-4. https://doi.org/10.1016/j.ejogrb.2012.01.007.

[41] Park JY, Kim DY, Kim SH, Suh DS, Kim JH, Nam JH. Laparoendoscopic single-site compared with conventional laparoscopic ovarian cystectomy for ovarian endometrioma. J Minim Invasive Gynecol. 2015;22(5):813-9. https://doi.org/10.1016/j. jmig.2015.03.012.

[42] Mereu L, Angioni S, Melis GB, Mencaglia L. Single access laparoscopy for adnexal pathologies using a novel reusable port and curved instruments. Int J Gynecol Obstet. 2010;109(1):78-80. https://doi. org/10.1016/j.ijgo.2009.11.012.

[43] Lee IO, et al. A comparison of clinical and surgical outcomes between laparo-endoscopic single-site surgery and traditional multiport laparoscopic surgery for adnexal tumors. Obstet Gynecol Sci. 2014;57(5):386. https://doi.org/10.5468/ogs.2014.57.5.386.

[44] Bedaiwy MA, et al. Laparoendoscopic single-site surgery for benign ovarian cystectomies. Gynecol Obstet Investig. 2015;79(3):179-83. https://doi. org/10.1159/000367659.

[45] Sangnier E, et al. Single port laparoscopy (SPL): retrospective study evaluating postoperative pain in comparison with conventional laparoscopy (CL). J Gynecol Obstet Hum Reprod. 2018;47(8):365-9. https://doi.org/10.1016/j.jogoh.2018.04.006.

[46] Kim TJ, et al. Multi-institution, prospective, randomized trial to compare the success rates of single-port versus multiport laparoscopic hysterectomy for the treatment of uterine myoma or adenomyosis. J Minim Invasive Gynecol. 2015;22(5):785-91. https://doi. org/10.1016/j.jmig. 2015. 02.022.

[47] Chung JH, et al. A comparison of postoperative pain after transumbilical single-port access and conventional three-port total laparoscopic hysterectomy: a randomized controlled trial. Acta Obstet Gynecol Scand. 2015;94(12):1290-6. https://doi. org/10.1111/aogs.12767.

[48] Li M, Han Y, Feng YC. Single-port laparoscopic hysterectomy versus conventional laparoscopic hysterectomy: a prospective randomized trial. J Int Med Res. 2012;40(2):701-8. https://doi.org/10.1177/147323001204000234.

第 13 章　单孔腹腔镜下子宫切除术
Single-Port Laparoscopic Hysterectomy

Kevin J. E. Stepp　Anjana R. Nair　著
李　林　译　李征宇　校

20 世纪 80 年代末 90 代初至今，当阴式子宫切除术不再被青睐，妇科医生积极地探索其他微创技术，以减少传统子宫切除术的并发症，促进了腹腔镜下子宫切除术的发展和进步。过去 10～15 年，腹腔镜手术路径和设备均得到了改进，相对来说其技术却并无太多变化。尽管是微创手术，传统腹腔镜和机器人辅助腹腔镜下子宫切除术通常都需要在腹壁切开 3～5 个穿刺孔。每个穿刺孔虽然小，却可能带来无法被忽视的切口并发症风险 [1]。此外，每个手术切口都具有感染、出血、潜在脏器损伤的潜在风险，以及美容相关的后续效应。为了尽量减小术后疼痛等风险，并改善美容效果，人们不断地探索以改进传统腹腔镜手术。多个中心正在研究如何采用专用内镜由自然腔道进入腹腔，而无须其他腹壁切口。经自然腔道内镜手术（natural orifice transluminal endoscopic surgery，NOTES）在动物模型和人体身上都已被报道 [2, 3]。创伤更小、风险也潜在减少的途径是通过腹壁上单个孔道实施腹腔镜手术。外科医生通过位于脐部隐蔽的单切口置入具备多通道的套管（Port），可完成腹腔镜手术。其他的技术进步包括高清摄像头和灵活手术器械的发展。

几个回顾性研究结果表明单孔腹腔镜可减少疼痛，而另有两项随机对照试验得到的结果却并不一致 [4, 5]。Fagotti 等认为，单孔腹腔镜手术患者术后疼痛感更低；而 Jung 等认为，没有证据显示单孔手术能减少术后疼痛。Pontis 等 [6] 纳入了多项随机对照试验进行 Meta 分析比较单孔和多孔腹腔镜妇科手术，认为单孔腹腔镜途径在术后疼痛和美容效果方面并未展现出预期的优势。在 2017 年的一篇系统评价与 Meta 分析中，Sandberg 等 [7] 发现与多孔腹腔镜手术相比，单孔腹腔镜下子宫切除术是可行、有效、安全的，但并未发现临床相关数据的优势。尽管如此，单孔腹腔镜手术仍被持续作为一项可替代传统腹腔镜入路的技术应用于子宫切除术和良性妇科手术中。自首次报道以来，全球的术者们采用了多种术语来描述经单切口实施的腹腔镜手术。一项多学科国际会议推荐将其命名为 LESS（Laparo-Endoscopic Single-Site Surgery）[1, 8]。然而，仍有多种术语在使用（表 13-1）。

单孔腹腔镜手术的潜在缺点有更大脐部切口可能带来更高切口疝的风险、操作三角缺失、器械靠近或拥挤导致内部和外部器械碰撞带来的技术挑战，在学习曲线阶段的手术时间增加。此外，尚不确定单孔腹腔镜手术是否有更高的成本效益，因为开展这项新技术可能产生其他花费［如需购买新产品（如镜头、操作器械及专用穿刺套管和切口保护套等）］[7]。报道显示，有 3.5% 的单孔

表 13-1　用于描述单孔腹腔镜手术的术语和缩写
• 经胚源性自然腔道内镜手术（embryonic natural orifce transluminal endoscopic surgery，eNOTES）
• 单孔腹腔镜手术（laparoendoscopic single-site surgery，LESS）
• 经脐自然腔道手术（natural orifice transumbilical surgery，NOTUS）
• 单孔脐部手术（one-port umbilical surgery，OPUS）
• 单入路腹腔镜手术（single-access site laparoscopic surgery，SAS）
• 单切口腹腔镜手术（single-incision laparoscopic surgery，SILS）
• 单口入路腹腔镜手术（single-port access laparoscopic surgery，SPA）
• 单口腹腔镜手术（singe-port laparoscopic surgery，SPLS）
• 单孔入路腹腔镜手术（single-site access laparoscopic surgery，SSA）
• 单孔腹腔镜（single-site laparoscopy，SSL）
• 经脐内镜手术（transumbilical endoscopic surgery，TUES）
• 经脐腹腔镜辅助手术（transumbilical laparoscopic assisted surgery，TULA）
• 经脐单孔腹腔镜手术（transumbilical laparoendoscopic single-site surgery，U-LESS）

改编自 Tracy 等 [1]

腹腔镜下子宫切除手术需增加辅助孔。自 1969 年首例单孔腹腔镜手术被报道以后，1991 年 Pelosi 等开展了首例单孔腹腔镜下子宫切除术 [9, 10]。针对子宫切除术中采用单孔腹腔镜手术完成的占比，目前没有一个国家性或全球性的数据 [7]。

单孔腹腔镜手术的学习曲线与传统腹腔镜的学习曲线相似 [11]。本章的目的是详解如何有效且高效、可重复地开展单孔腹腔镜下子宫切除术，阐述的基本概念可应用到各种盆腔手术，易理解、可复制。尽管这些技术能较好地运用于复杂手术，但建议手术医生首先从良性疾病和简单手术中熟悉该技术。复杂情况（如子宫内膜异位症、大子宫肌瘤、重度粘连、恶性肿瘤）针对的是高级阶段单孔腹腔镜医生，不在此叙述。著者对有兴趣学习单孔腹腔镜手术的医生进行技术讲解。理解本章讲述的步骤和技术，将有助于医生更熟练地进行微创器械交换、内部与外部器械交互，避免产生不良的手术体验。

一、器械

专用的铰接式器械可能在特定情况下对单孔腹腔镜有所帮助，但使用此类铰接式器械需要一定的学习曲线；而当手术医生学习一项新技术时，建议尽可能地减少学习曲线。以下介绍的单孔腹腔镜相关手术技巧，均可通过常备、常用器械完成。

二、内镜选择

单孔腹腔镜手术中一体镜因可使手术变得更高效而备受青睐（图 13-1B）。但是，使用短器械或长器械、30° 镜或 45° 镜，也可以成功实施手术。如果使用非铰接式腹腔镜，著者推荐使用 90° 的适配器，以尽可能减少光纤对手术操作的干扰（图 13-1A 和放大部分）。

三、技术原则

• 做好手术规划，尽量减少术中更换器械的需求。

• 牵拉方式：尽量向远离镜头和脐部中心区域的位置移动器械手柄，防止器械在外部的冲突。

• 使用举宫器暴露阴道穹窿。

• 当手术困难时考虑增加辅助孔。

四、入路建立及 Port 放置

脐部本是人体的一处瘢痕，可能有独特的褶皱和形状。现有多种进入腹腔的方法被用于单孔

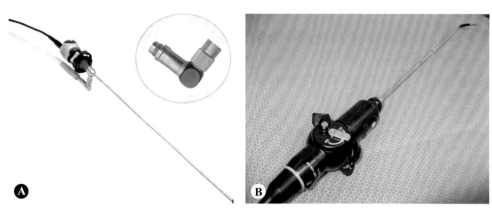

▲ 图 13-1　内镜选择

A. 30° 或 45° 腹腔镜，镜体越长、镜头角度越大，越有利于减少外部器械相互干扰。插图：90° 的光纤适配器可减少光纤与其他器械的干扰；B. 一体镜 EndoEye™（Olympus Surgical & Industrial America Inc., Center Valley, PA），可减少摄像头和器械的相互干扰

腹腔镜手术，选取皮肤切口时应尽可能考虑到美容效果。对某些患者，纵切口可能是首选。而对其他患者，环形或"Ω"形切口可能更适合 [12]。普外科医生在多孔腹腔镜中也常采用这种切口以提供充分的空间取出标本 [13, 14]。一项纳入 120 例行单孔腹腔镜手术患者的回顾性研究发现，脐部纵切口和环形切口在感染率方面没有差异 [12]。术前准备应注意脐部清洁和护理。过度限制切口的大小可能会在切口边缘上产生过大的张力，导致切口边缘组织发生压力性坏死。通常切口最终都能愈合，但在选取皮肤切口时仍应考虑上述因素，并为患者选择合适的单孔手术入路平台（Port）。以下为市面上可获得的针对单筋膜切口的商用 Port 成品（图 13-2）。

图 13-2 A: X-CONE™（Storz Endoscopy, Tuttlingen, Germany）（3 个 5mm 通道）。

图 13-2 B: AnchorPort® SIL Kit device（Surgiquest Inc, Orange, CT）（允许 3 个或更多 5mm 通道）。

图 13-2 C: SILS™ Port（Covidien, Norwalk, CT）（3 个 5mm 通道，其中 1 个可以扩大到 15mm）。

图 13-2 D: GelPoint Mini™（Applied Medical, Rancho Santa Margarita, CA）（包括 4 个 5~12mm 通道，根据需要可放置额外器械）。

图 13-2 E: TriPort Plus™（Advanced Surgical Concepts, Wicklow, Ireland）（3 个 5mm 和 1 个 10mm 通道）。

图 13-2 F: TriPort 15™（Advanced Surgical Concepts, Wicklow, Ireland）（3 个 5mm 和 1 个 15mm 通道）。

大多数市售 Port 都有单独的进气、排烟管道，必要时可增加额外的进气孔。选择具有多个通道的 Port，可最大限度地减少在切口水平的器械摩擦和冲突。必要时，可考虑增加一个辅助孔以方便操作，单孔手术中增孔或转为多孔腹腔镜手术不应被视为并发症。

五、技术

单孔腹腔镜手术中非常强调完成前一个步骤后再进入下一个步骤，这样可避免无关或重复动作，确保器械彼此远离，减少在内部和外部发生器械相互干扰。

第 1 步：切口定位及 Port 的放置。

手术医生应根据自己的经验及患者个体特征、病情来选择切口和 Port。按照制造商的使用说明放置 Port，建议旋转 Port 至图 13-3 所示方位，并定位各通道，镜头可以从最头侧的通道放入，使其外部尽可能放低、贴近腹壁和胸部，其内部上台靠近腹前壁，然后，根据术中实际情况尽可能通过向侧旁的方向来移动镜头（图 13-4），以保证其他器械的操作空间。镜头的角度越大

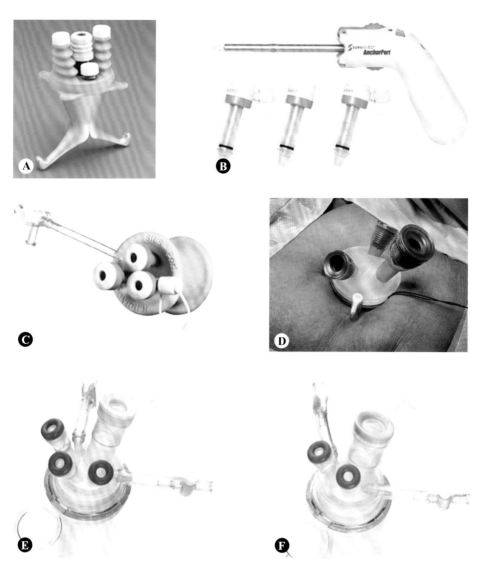

▲ 图 13-2　商用 Port 成品

A. X-CONE™（Storz Endoscopy, Tuttlingen, Germany）; B. AnchorPort® SIL Kit device（Surgiquest Inc., Orange, CT）; C. SILS™ Port（Covidien, Norwalk, CT）; D. GelPoint™（Applied Medical, Rancho Santa Margarita, CA）; E. TriPort Plus™（Advanced Surgical Concepts, Wicklow, Ireland）; F. TriPort 15™（Advanced Surgical Concepts, Wicklow, Ireland）

（30°、45° 或柔性的），就越容易让镜头远离操作野，避免发生碰撞。

第 2 步：置入辅助器械。

现假设主刀医生习惯站在患者左侧，并从患者左侧开始进行子宫切除术（若习惯站在患者右侧，则反之），通过左侧通道置入辅助抓钳，并用左手控制（图 13-5）。推荐的技巧是牵拉方向应尽量是在外部将器械手柄从中线移开、向侧旁移动并远离镜头位置，最大限度地增加了镜头和器械手柄的外部空间。可使用举宫器充分上举子宫，并使其向右上方向摆动，左手控制辅助抓钳尽可能地为电外科器械暴露出左侧子宫卵巢及阔韧带（图 13-6）。

第 3 步：置入能量器械。

著者推荐通过右侧通道置入能量器械（图 13-7）。子宫切除术时从电凝切断卵巢固有韧带开始往往更容易，使卵巢脱离子宫、留在盆侧壁并远离操作野。子宫切除后，切除卵巢或输卵管

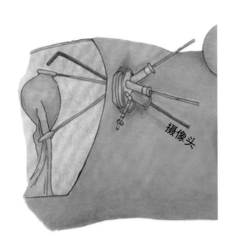
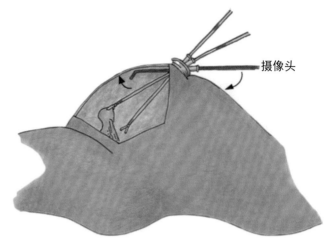

摄像头

摄像头

▲ 图 13-3　**Port** 放置方向和镜头放置的位置
Port 定位后镜头可从最头侧的通道放入

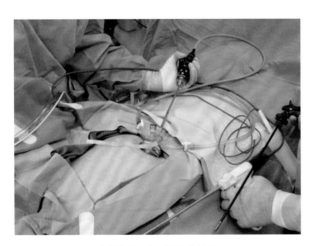
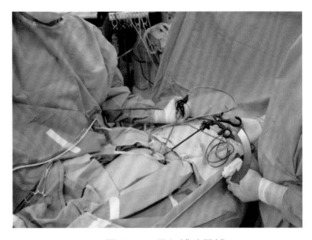

▲ 图 13-4　镜头的放置
应先于其他器械之前置入镜头，外部应放低、贴近胸部，术中尽量向侧旁移动，以尽可能增加其他器械的空间

▲ 图 13-5　置入辅助器械
牵拉时器械手柄尽量向侧旁、远离中线的方向移动

则更轻易。在器械手柄彼此冲突或与镜头发生干扰时，两个器械手柄应尽量朝向相反方向，互相远离（图 13-8）。

第 4 步：子宫切除术中的左侧处理。

用电外科器械抓持并凝闭卵巢固有韧带，继续凝切阔韧带直至超过圆韧带。分离阔韧带前后叶以暴露子宫血管（图 13-9）。上推举宫器可暴露子宫血管并增加其与输尿管的距离。当清晰暴露子宫血管后则可对其进行凝闭，在举宫杯内侧进行操作可保持与输尿管的安全距离、避免发生

电器械侧向的热损伤（图 13-10）。

第 5 步：下推膀胱。

使用抓钳钳夹膀胱腹膜向头侧及上方提起、牵拉。张开能量器械的钳口，并将操作头向右旋转可提供向右侧操作的额外空间（图 13-11）。根据术者需要，能量器械可选用单 / 双极钩或超声刀以下推膀胱（图 13-12）。

第 6 步：子宫切除术中的右侧处理。

在单孔腹腔镜手术学习曲线的早期，处理对侧的最简单方法是主刀医生移到患者对侧（图

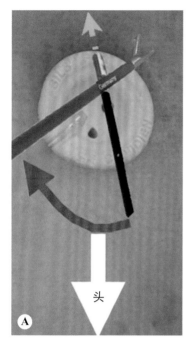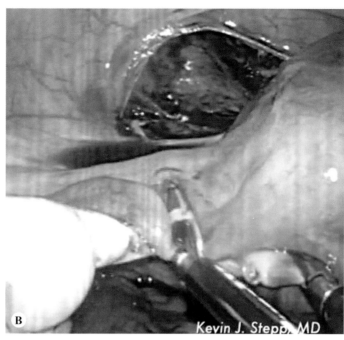

▲ 图 13-6 从左侧开始行子宫切除术

辅助抓钳和举宫器将子宫向对侧摆动，为能量器械开始子宫切除提供最佳空间

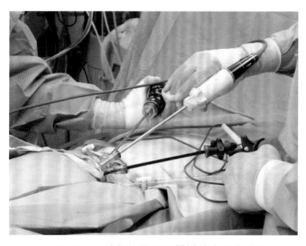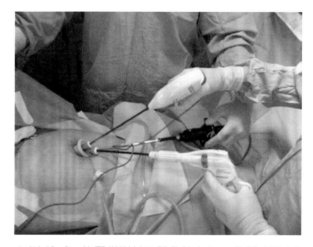

▲ 图 13-7 外部视图显示器械并未发生碰撞

注意辅助抓钳和能量器械的手柄朝向相反方向

▲ 图 13-8 外部视图显示镜头位十 Port 头侧（下方）通道，主刀医生器械手柄各朝向外侧

13-14），从患者右侧通道重新插入辅助抓钳并向侧方牵拉，通过左侧通道置入能量器械（图 13-15），举宫器将子宫向患者左肩方向上举，然后从右侧进行上述第 2~5 步，凝闭切断卵巢固有韧带、圆韧带和阔韧带、下推右侧膀胱，暴露并凝闭右侧子宫血管（图 13-16）。若主刀医生不改变站位，则可通过换为左手操作能量器械来保持较为舒适的姿势。

第 7 步：宫体的切除（适用于子宫次全切除术）。

举宫器将子宫朝患者右肩方向上举，从左侧通道置入辅助抓钳，抓住宫底或置于宫颈后方，将子宫向患者右肩方向抬高并远离肠道。外部器械手柄向左下方外侧并远离镜头。从对侧

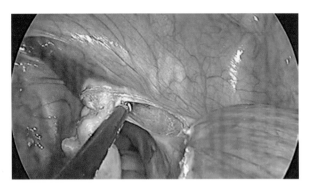

▲ 图 13-9　圆韧带切断后分离阔韧带前后叶，暴露子宫血管，下推膀胱

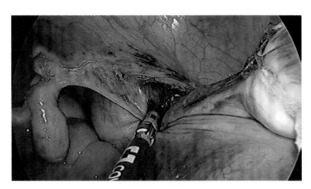

▲ 图 13-10　举宫器向上推举子宫，凝闭子宫血管
双极应在举宫杯内侧操作，以尽可能减少输尿管损伤的风险

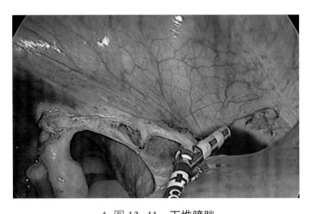

▲ 图 13-11　下推膀胱
张开能量器械的钳口，并将操作头向右旋转可提供向右侧操作的额外空间

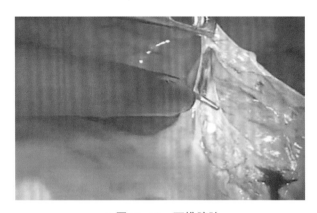

▲ 图 13-12　下推膀胱
辅助抓钳于中线处提起膀胱前方腹膜，切开腹膜以暴露阴道穹窿

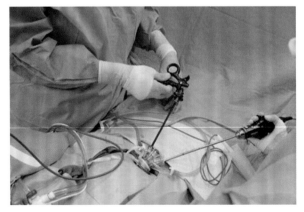

▲ 图 13-13　处理子宫切除术的右侧部分
图中主刀医生已经站到患者右侧，取出所有器械并重新摆放操作位置：辅助抓钳从右侧通道放置，手柄向侧旁牵拉

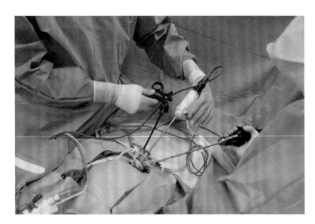

▲ 图 13-14　处理子宫切除术的右侧部分
能量器械从左侧通道放置，器械手柄间及其与镜头间没有碰撞或冲突

（右）通道置入能量器械（单极）进行切断（图13-17），器械接近子宫下段时应位于子宫的中线（图13-18）。从左侧完成左半侧的切除（图13-19），辅助抓钳继续向上牵引子宫协助反向锥形切除宫颈，以确保最大限度地切除宫颈内口。重新放置器械，通过右侧通道放置辅助抓钳，抓住宫底或置于宫颈后面牵引子宫。外部器械手柄向右下方外侧并远离镜头，举宫器上举使子宫向患者左肩方向抬高并远离肠管，通过左侧通道重新置入能量器械进行切除，在右侧重复上述步骤，完成右半侧宫颈切除，并电凝宫颈内膜。

第8步：切开阴道（适用于子宫全切术）。

此过程与子宫次全切除相似（图13-17）。举宫器向右侧上举子宫，辅助抓钳从左侧通道放置，抓住宫底或置于宫颈后方，将子宫向患者右肩方向抬高并远离肠管。从对侧通道放置能量器械，定位并暴露出宫颈阴道交界部进行阴道切开（图13-20），从左侧完成左半侧的阴道切开，并从对侧（右侧）重复该切开过程（图13-21）。有时需将子宫向前上方举抬以完成后方中间部分的阴道切开。

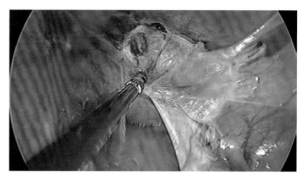

▲ 图 13-16　举宫器上举子宫，凝闭右侧子宫血管

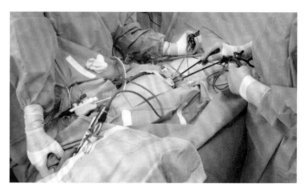

▲ 图 13-17　宫颈上切除或阴道切开的器械摆放
辅助抓钳的手柄横向外侧，为能量器械提供空间，避免发生碰撞

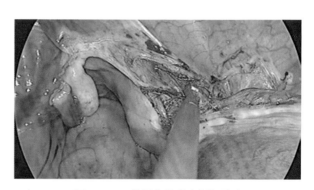

▲ 图 13-18　单极电钩从左侧切除宫颈

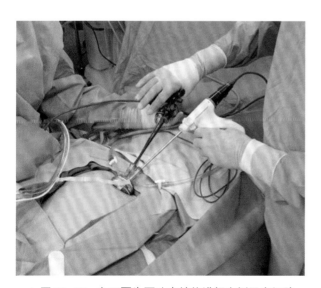

▲ 图 13-15　主刀医生不改变站位进行右侧子宫切除
器械放置同图13-14，但主刀医生仍然是站在患者的左侧。为了保持舒适的姿势，需要主刀医生换用左手操作能量器械

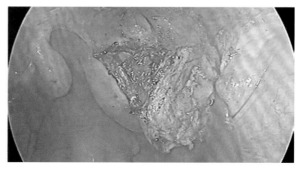

▲ 图 13-19　完全切除左侧后再处理对侧（右侧），尽量减少来回操作

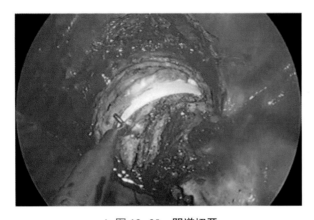

▲ 图 13-20　阴道切开

向上推举子宫有助于增加宫旁与输尿管侧向距离。由前面开始，经侧面到后方尽可能切开阴道，再换到对侧进行

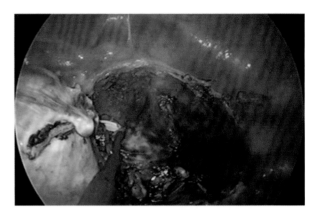

▲ 图 13-21　在右侧凝闭子宫血管，进行阴道切开

第 9 步：关闭阴道。

针对单孔腹腔镜下子宫全切术，可选择经阴道途径关闭阴道断端，镜下缝合是单孔腹腔镜手术最难完成的任务之一，建议由单孔腹腔镜手术经验丰富的医生进行缝合，并可使用一些缝合辅助器械、材料，如 Endostitch（Covidien, Norwalk, CT）、倒刺缝合线和 Laparo-Ty（Ethicon EndoSurgery, INC. Cincinnati, OH）。

六、单孔腹腔镜手术特有的风险

对于合适的患者，单孔腹腔镜手术是传统多孔腹腔镜手术可行且安全的替代微创手术方案。但与传统腹腔镜手术一样，手术医生必须充分了解电外科知识，避免发生电外科相关的并发症。单孔腹腔镜手术理论上可能增加发生电容耦合的风险。近距离操作器械可能会导致绝缘层的破损。因此，建议对器械及设备进行细致检查。一次性电外科器械可降低绝缘层破损和发生直接耦合风险。良好技术可降低发生能量器械热损伤风险。

参考文献

[1] Tracy CR, Raman JD, Cadeddu JA, Rane A. Laparoendoscopic single-site surgery in urology: where have we been and where are we heading? Nat Clin Pract Urol. 2008;5:561-8.

[2] Marescaux J, Dallemagne D, Perretta S, Wattiez A, Mutter D, Coumaros D. Report of transluminal cholecystectomy in a human being. Arch Surg. 2007;142:823-6.

[3] Wagh MS, Thompson CC. Surgery insight: natural orifce transluminal endoscopic surgery - an analysis of work to date. Nat Clin Pract Gastroenterol Hepatol. 2007;4:386-92.

[4] Fagotti A, Bottoni C, Vizzielli G, et al. Post operative pain after conventional laparoscopy and laparoendoscopic single site surgery (LESS) for benign adnexal disease: a randomized trial. Fertil Steril. 2011;96(1):255-9.

[5] Jung YK, Lee M, Yim GW. A randomized prospective study of single-port and four-port approaches for hysterectomy in terms of postoperative pain. Surg Endos. 2011;25:2462-9.

[6] Pontis A, Sedda F, Mereu A, et al. Review and meta-analysis of prospective randomized controlled trials (RCTs) comparing laparo-endoscopic single site and multiport laparoscopy in gynecologic operative procedures. Arch Gynecol Obstet. 2016;294:567-77.

[7] Sandberg EM, la Chapelle CF, van den Tweel MM, et al. Laparoscopic single-site surgery versus conventional laparoscopy for hysterectomy: a systematic review and meta-analysis. Arch Gynecol Obstet. 2017;295:1089-103.

[8] Gill IS, Advincula AP, Aron M. Consensus statement of the

consortium for laparoendoscopic single-site surgery. Surg Endosc. 2010;4:762-8.

[9] Bush AJ, Morris SN, Millham FH, et al. Women's preferences for minimally invasive incisions. J Minim Invasive Gynecol. 2011;18:640-3.

[10] Pelosi MA, Pelosi MA III. Laparoscopic hysterectomy with bilateral salpingo-oopherectomy using a single umbilical puncture. N J Med. 1991;88:721-6.

[11] Escobar PF, Starks DC, Fader AN, et al. Singleport risk-reducing salpingo-oopherectomy with and without hysterectomy: surgical outcomes and learning curve analysis. Gynecol Oncol. 2010;119:43-7.

[12] Kane S, Stepp KJ. Circumumbilical (omega) incision for laparoendoscopic single-site surgery. Oral Presentation: Society Gynecologic Surgeons Annual Clinical Meeting, San Antonio, TX, April 2011.

[13] Huang CK, Houng JY, Chiang CJ, et al. Single incision transumbilical laparoscopic Roux-en-Y gastric bypass: a frst case report. Obes Surg. 2009;19:1711-5.

[14] Hong SH, Seo SI, Kim JC, Hwang TK. Cosmetic circumumbilical incision for extraction of specimen after laparoscopic radical prostatectomy. J Endourol. 2006;20(7):519-21.

第二篇　机器人手术

Robotic Surgery

第 14 章　机器人辅助腹腔镜子宫全切术··130

第 15 章　机器人子宫肌瘤切除术··139

第 16 章　机器人在子宫内膜异位症手术中的应用································145

第 17 章　妇科泌尿和盆底重建的机器人手术······································152

第 18 章　机器人输卵管吻合术··166

第 19 章　机器人附件手术···171

第 20 章　并发症的管理···179

第 21 章　机器人手术的新技术··188

第 14 章　机器人辅助腹腔镜子宫全切术
Robotic-Assisted Total Laparoscopic Hysterectomy

Danielle B. Chau　Peter G. Rose　著

周圣涛　译　　张家文　校

　　过去 20 年，机器人辅助腹腔镜子宫切除术作为一种微创手术越来越受欢迎。手术机器人的关节样器械和高分辨率双目视觉，使复杂手术也能通过微创来实现[1]。同样，人体工程学优先理念下的控制台，既能改善外科医生手术的姿势、减少震颤和肌肉紧张，又利于增加医生手术持久性[2]。本章主要讨论机器人辅助腹腔镜子宫全切术的适应证[1]。

一、综述

　　ACOG 建议，基于微创手术比传统开腹手术更具优势，应在可行的情况下采用微创子宫切除术[3]。因此，自 2005 年 FDA 批准机器人辅助腹腔镜妇科适应证后，机器人辅助技术作为一种微创子宫切除术的选择，受欢迎度迅速增加。

　　事实上，美国所有子宫切除术中显著增加的微创术式就是机器人辅助子宫切除术，其使用率从 2008 年的 0.9% 上升到 2010 年的 8.2%[4]，其中良性疾病手术的应用高达 19%～25%[5, 6]。这与经阴道子宫切除术形成了较明显的对比，尽管后者仍然是良性疾病的推荐术式，但其使用率随着时间的推移持续减少。

　　机器人辅助子宫切除术日益受到推崇，可能是因为该技术的一些功能为复杂病例实施外科微创手术提供帮助，符合人体工程学的设计可以减少外科医生疲劳。本章将讨论适合机器人子宫切除术的条件，以及良性和恶性适应证。

二、候选条件和替代方法比较

　　虽然经阴道的子宫切除术是治疗子宫良性疾病的首选术式，但在合并巨大附件肿物、严重盆腔粘连、子宫内膜异位症或巨大子宫等危险因素时并不适用。此外，针对需要探查腹腔、进行淋巴结切除术或要求达到阴性边缘等经阴道手术也不可行。

　　凡可接受传统腹腔镜手术的患者均可接受机器人辅助手术。麻醉风险评估要包括患者耐受 Trendelenburg 体位（即头低臀高）的能力，如 BMI 较高的患者在头低臀高位下通气更具有挑战性。解剖学评估因素有子宫活动度，以及是否能达到需切除阴道的范围等。

　　这两种微创手术都有切口小、失血量少、住院时间短（甚至可当天出院）等优势[3]。虽然机器人手术还有其他优势，但目前还没有随机对照研究证明机器人妇科手术确实优于传统腹腔镜手术。一些研究指出机器人对接增加了手术时间[7, 8]。因此，在抉择机器人手术还是传统腹腔镜手术时，需权衡维护机器人手术系统、设备和专业手术人员的成本，增加麻醉时间的成本，精细器械和立体视觉的好处。一项系统性评价表明，与传统腹腔镜相比，机器人辅助腹腔镜子宫全切术并没有显著收益[9]。

ACOG 和妇科外科医生协会（Society of Gynecologic Surgeons，SGS）建议，应根据与其他手术方法相比是否有改善预后结果的可能性来选择机器人辅助手术的病例[1]。虽然机器人与传统腹腔镜直接比较的总体结论并没有得出明显的益处，但某些队列研究认为机器人手术将对患者更有利。2016 年，Lim 等发表的一篇综述评估了 7 名外科医生累积的经验。虽然机器人手术和传统腹腔镜手术的围术期并发症或中转开腹概率没有明显差异，但机器人队列中患者年龄较大，粘连性疾病、大子宫的发生率较高，这提示机器人辅助腹腔镜可以在不增加并发症发生率的情况下提高病例复杂性[10]。

机器人关节样器械允许外科医生克服传统腹腔镜器械无法接受的解剖挑战，如可以直接进入阴道切开部位处理位置较低的子宫肌瘤。此外，对于 BMI 较高的患者，普通腹腔器械操作可能更具挑战性，因为每个穿刺孔的支点随着腹壁厚度增加，在皮下层移高，这增加了套管中进行精细解剖操作的困难度。机器人手术系统正好可以克服这一困难，由于其机械臂有一个固定的支撑点，以及机器人系统为其提供一定的保护强度。基于这些问题，BMI 较大的患者通常不是传统腹腔镜的良好候选者，但仍然可以选择机器人辅助子宫切除术，并受益于微创方法所带来的手术部位低感染率和减少伤口并发症风险[3]。事实上，最近瑞典一项大数据研究中，包括 12 000 多例 BMI≥30kg/m^2 的女性，与传统腹腔镜相比，机器人子宫切除术患者的中转开腹概率明显降低（OR=28.2，95%CI 6.4～124.7），这表明机器人手术提高了肥胖患者微创子宫切除术的成功率[11]。

机器人手术的相关风险与传统腹腔镜手术相似，患者应进行相同的术前评估。无论何种途径进行子宫切除术，一般风险包括损伤周围组织 / 器官、出血、感染和粘连形成。微创手术（包括机器人手术和传统腹腔镜手术）的特殊风险，包

括与体位相关的暂时性疼痛 / 神经损伤、较长的手术时长，以及可能中转开腹、增加切口等。中转手术可能会导致更长的手术和麻醉时间，并增加并发症风险（表 14-1）[12]。

三、机器人子宫切除术的良性适应证

相比传统腹腔镜下的子宫切除术，机器人手术的学习曲线具有明显优势，能更快、更有效地掌握机器人子宫切除术的要点[13]。数据显示，即使在处理疑难病例时，机器人子宫切除术的中转开腹概率也更低[14]。多个机械臂切换有助于术中牵拉和处理子宫和附件（图 14-1 和图 14-2）。

在美国克利夫兰诊所，举宫器（VCare）通常用于良性疾病子宫切除术。对于子宫颈明显狭窄的患者，可以用海绵棒或阴道切开管（如

表 14-1　机器人辅助腹腔镜子宫全切术的风险

子宫切除术的特殊风险
- 泌尿系统损伤
- 排尿功能障碍
- 阴道断端问题（分离、粘连、肉芽组织、感染、蜂窝织炎、血肿）
- 肠损伤
- 阴道撕裂
- 阴道缩短
- 瘘管形成：膀胱阴道瘘、直肠阴道瘘

微创手术的特殊风险
- 与体位相关的暂时性疼痛或神经损伤
- 更长的手术时间
- 中转开腹

与手术类型相关的风险
- 人为错误的可能性
- 设备故障的可能性
- 潜在的麻醉并发症

大手术可能导致严重和危及生命的并发症，需长期和（或）非计划性住院、再手术
- 组织和（或）器官损伤
- 出血
- 感染
- 长期功能障碍或疼痛的瘢痕

改编自 da Vinci® 网站

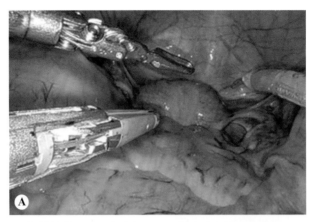

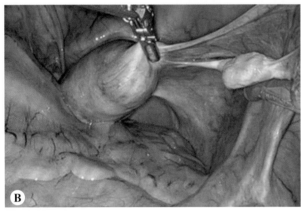
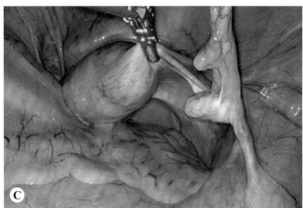

▲ 图 14-1　A. 机器人辅助腹腔镜子宫全切术的入路，3 个套管分别安置单极电剪、多齿钳和血管钳；B 和 C 各个机械臂间的切换，牵拉子宫及附件。在进行子宫或附件切除前需识别输尿管

McCartney Tube™）以标识宫颈阴道交界处。对于恶性可能性小的患者，标本取出时可进行密闭式粉碎，使用 Alexis® 伤口牵开器有助于改善小切口的视野，也可以在阴道内进行密闭式粉碎（图 14-3）。

（一）大子宫肌瘤

大子宫肌瘤的子宫切除术可能受益于机器人手术。通常，畸形子宫的解剖结构更扭曲，机械臂连接关节样器械则可完成更复杂的解剖。此外，在子宫肌瘤下异常血管在与机器人系统高倍放大下更容易识别（图 14-4）。

（二）粘连性疾病和子宫内膜异位症

因子宫内膜异位症需要行子宫切除术的患者可能合并弥漫性病灶或子宫腺肌症的严重粘连。此类情况下，恢复正常的解剖结构是保证子宫切除术手术进展的关键。机器人系统关节样器械和

3D 摄像镜头，以及在各个机械臂间切换操作则可以使这些解剖及分离操作更加容易（图 14-5）。

（三）输尿管的识别

对于既往有盆腔或腹膜后手术史的患者，在瘢痕组织中经腹腔内探查见输尿管通常比较困难，需要打开腹膜后进行输尿管松解以确保输尿管安全，可选择在骨盆漏斗韧带内外侧打开腹膜（图 14-6）。

四、机器人子宫切除术的恶性适应证

2012 年，SGO 发布了一份共识声明，认为机器人手术和传统腹腔镜手术对癌症患者围术期结局是等效的，并推荐对妇科肿瘤学医师进行机器人手术和传统腹腔镜的标准化培训[15]。虽然没有随机数据表明机器人相比传统腹腔镜手术对癌症患者子宫切除术有显著收益，但机器人手术治

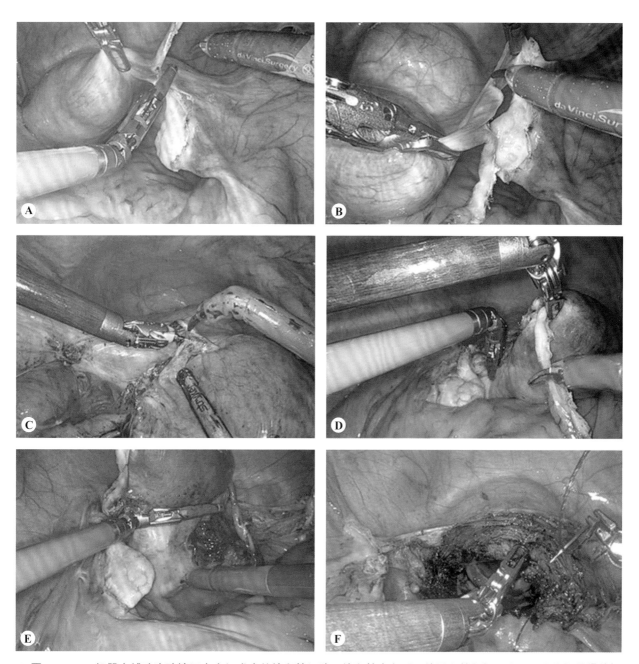

▲ 图 14-2 A. 机器人辅助腹腔镜子宫全切术中的输卵管切除：输卵管离断后，使用血管凝闭器或双极烧灼和单极剪切开卵巢固有韧带；B. 电切圆韧带；C. 打开阔韧带前叶，暴露膀胱后间隙；D. 裸露子宫血管；E. 封堵阴道后进行切开阴道，通常从后穹窿开始；F. 使用持针器和 V-Loc™ 缝线缝合阴道断端

疗妇科恶性肿瘤有其独特优势。

（一）子宫体癌的机器人辅助子宫全切术

目前，美国机器人辅助腹腔镜子宫全切术联合系统性或前哨淋巴结清扫术已应用于早期子宫内膜癌。2009 年，妇科肿瘤组一项随机对照试验，证实了微创手术在子宫内膜癌分期手术中的有效

性，该试验显示，与开腹手术分期相比，微创方法在短期安全性和住院时间方面具有优越性，在无肿瘤复发间期上具有非劣效性[16]。

由于有回顾性研究数据显示有宫内组件的举宫器可能增加肿瘤复发风险[17]，在克利夫兰诊所通常不使用该类举宫器。子宫恶性肿瘤建议使用

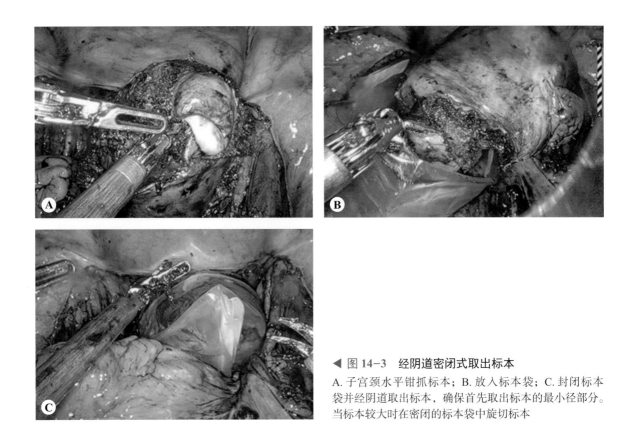

◀ 图 14-3　经阴道密闭式取出标本

A. 子宫颈水平钳抓标本；B. 放入标本袋；C. 封闭标本袋并经阴道取出标本，确保首先取出标本的最小径部分。当标本较大时在密闭的标本袋中旋切标本

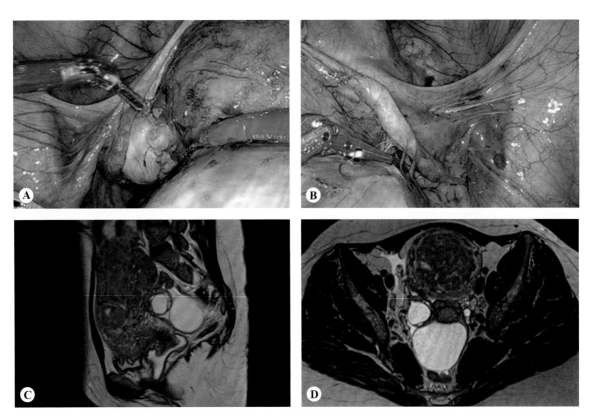

▲ 图 14-4　大子宫肌瘤合并附件肿块在机器人手术中（A 和 B）和 MRI（C 和 D）的影像
子宫后壁的巨大肌瘤遮挡了后盆腔

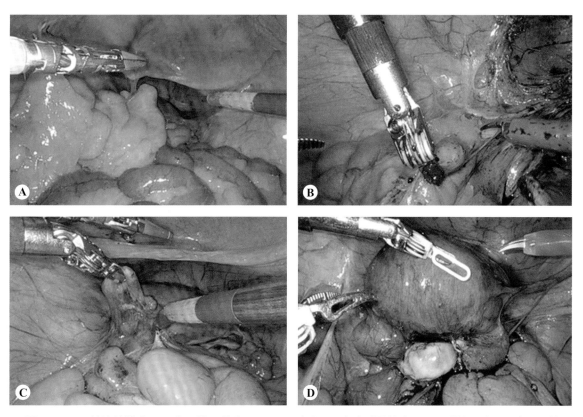

▲ 图 14-5 **A.** 单纯性粘连；**B.** 生理性肠粘连；**C** 和 **D.** 继发于子宫内膜异位症，累及附件、结肠的病理性粘连

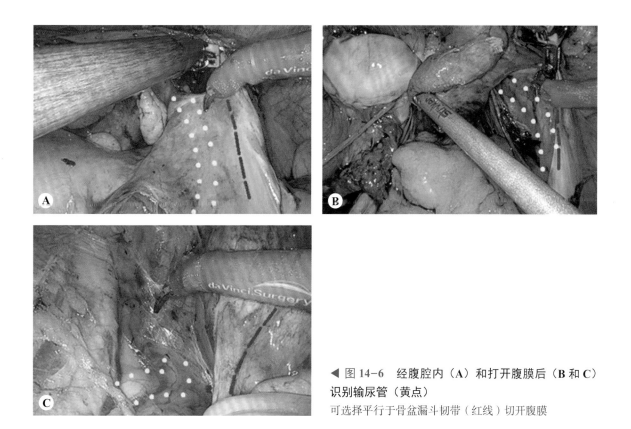

◀ 图 14-6 经腹腔内（**A**）和打开腹膜后（**B** 和 **C**）识别输尿管（黄点）

可选择平行于骨盆漏斗韧带（红线）切开腹膜

McCartney Tube™（图 14-7）。

恶性子宫肿瘤行子宫全切术时，为提供完整标本用于分期，禁止粉碎标本（即使在标本袋内进行粉碎也不推荐）。因此，如果无法经阴道完整取出标本，最好通过微型开腹切口完整地取出标本。

子宫内膜癌手术治疗中的机器人辅助淋巴结切除术学习曲线比腹腔镜更容易。Lim 等的一项大型研究发现，机器人辅助腹腔镜子宫全切术伴淋巴结清扫术的患者与传统腹腔镜和开腹患者相比显示出更好的临床效果，即平均住院时间更短、平均失血量和术中并发症发生率更少，并

且转开腹概率（1.7%）显著低于传统腹腔镜组（7.1%）[18]。

机器人辅助下行前哨淋巴结切除术的方法与传统腹腔镜手术相似，在子宫颈注射吲哚菁绿，打开腹膜后间隙通过荧光识别前哨淋巴结（图 14-8）。著者在行盆腔淋巴结切除术时为松解输尿管获得盆腔侧壁更宽阔的操作空间，术中使用了一个经皮放置的血管环扎带（图 14-9）。

（二）其他妇科恶性肿瘤的机器人子宫切除术

虽然机器人辅助根治性子宫切除术曾经是治疗早期子宫颈癌一种较受推崇的方法，但大型随

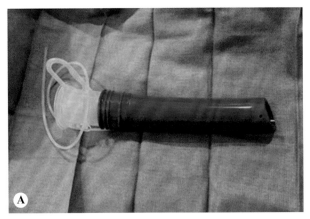
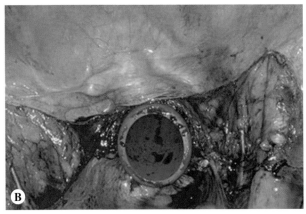

▲ 图 14-7　**A. McCartney Tube™** 包括一个定向手柄、吸引套管和一个硅胶绑带，用于将管固定在无菌吊板上；**B.** 它还可作为阴道封堵器，缝合阴道断端时维持气腹，以及作为取出标本的通道（如大网膜、淋巴结等）

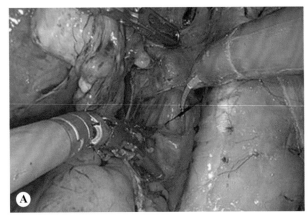
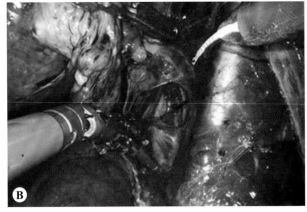

▲ 图 14-8　**A.** 宫颈注射吲哚菁绿后，打开腹膜后间隙暴露直肠旁和膀胱旁间隙；**B.** 通过荧光显影的淋巴结及淋巴管找到前哨淋巴结

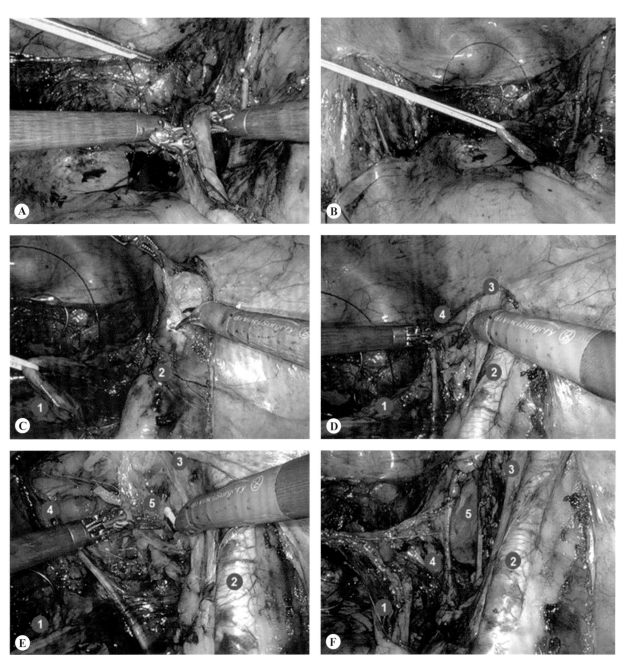

▲ 图 14-9 盆腔淋巴结切除术

A. 打开腹膜后间隙识别输尿管。通过腹部使用 Carter-Thomason® 装置置入一个血管环扎带；B. 通过环扎带牵拉输尿管，并可在腹外钳夹固定；C. 向内侧拉开输尿管（①）后，暴露髂外动脉，在其内侧解剖腹膜后组织，图中是从远端开始逐渐向髂总动脉分叉水平靠近；D. 从髂外静脉（③）进一步切除腹膜后淋巴结及邻近结缔组织；E. 膀胱旁间隙是通过牵引闭锁的脐动脉（④）来暴露，处理该间隙直到暴露出闭孔神经（⑤）；通过向头侧至髂总分叉切除其余部分的盆腔淋巴结；F. 清除区域淋巴结组织后可以清晰地暴露出腹膜后的解剖结构和盆腔淋巴结切除术的边界；1. 输尿管；2. 髂外动脉；3. 髂外静脉；4. 闭锁的脐静脉（髂内动脉远端）；5. 闭孔神经

机对照研究数据表明，这种方法在总体生存方面不如开腹手术[19]。因此，目前国际上不再推荐子宫颈癌患者采用微创手术进行根治性子宫切除

术。机器人辅助技术也可用于需行根治性子宫切除术的其他适应证，如子宫下段或宫颈肌瘤，以及部分子宫内膜癌患者。

五、总结

机器人辅助腹腔镜子宫全切术是一种微创手术方法，学习曲线较短，可以应用于复杂的手术病例，如大子宫、严重粘连、子宫内膜异位症，以及部分妇科恶性肿瘤。机器人微创外科技术可以有效减少外科医生的疲劳，有利于延长微创手术医生的临床实践年限。

参考文献

[1] American College of Obstetricians and Gynecologists. Robot-assisted surgery for noncancerous gynecologic conditions: committee opinion no. 810. Obstet Gynecol. 2020;136:640-1.

[2] Moss EL, Sarhanis P, Ind T, Smith M, Davies Q, Zecca M. Impact of obesity on surgeon ergonomics in robotic and straight-stick laparoscopic surgery. J inim Invasive Gynecol. 2020;27:1063-9.

[3] American College of Obstetricians and Gynecologists. Choosing the route of hysterectomy for benign disease. Committee opinion no. 701. Obstet Gynecol. 2017;129:155-9.

[4] Wright JD, Herzog TJ, Tsui J, Ananth CV, Lewin SN, Lu YS, Neugut AI, Hershman DL. Nationwide trends in the performance of inpatient hysterectomy in the United States. Obstet Gynecol. 2013;122:233-41.

[5] Mehta A, Xu T, Hutfess S, Makary MA, Sinno AK, Tanner EJ 3rd, Stone RL, Wang K, Fader AN. Patient, surgeon, and hospital disparities associated with benign hysterectomy approach and perioperative complications. Am J Obstet Gynecol. 2017;216(5):497. e1-10.

[6] Price JT, Zimmerman LD, Koelper NC, Sammel MD, Lee S, Butts SF. Social determinants of access to minimally invasive hysterectomy: reevaluating the relationship between race and route of hysterectomy for benign disease. Am J Obstet Gynecol. 2017;217(572):e1-10.

[7] Sarlos D, Kots L, Stevanovic N, von Felten S, Schär G. Robotic compared with conventional laparoscopic hysterectomy: a randomized controlled trial. Obstet Gynecol. 2012;120:604-11.

[8] Paraiso MF, Ridgeway B, Park AJ, Jelovsek JE, Barber MD, Falcone T, Einarsson JI. A randomized trial comparing conventional and robotically assisted total laparoscopic hysterectomy. Am J Obstet Gynecol. 2013;208(368):e1-7.

[9] Aarts JW, Nieboer TE, Johnson N, Tavender E, Garry R, Mol BW, Kluivers KB. Surgical approach to hysterectomy for benign gynaecological disease. Cochrane Database Syst Rev. 2015;8:CD003677.

[10] Lim PC, Crane JT, English EJ, Farnam RW, Garza DM, Winter ML, Rozeboom JL. Multicenter analysis comparing robotic, open, laparoscopic, and vaginal hysterectomies performed by high-volume surgeons for benign indications. Int J Gynaecol Obstet. 2016;133:359-64.

[11] Brunes M, Johannesson U, Häbel H, Söderberg MW, Ek M. Effects of obesity on Peri- and postoperative outcomes in patients undergoing robotic versus conventional hysterectomy. J Minim Invasive Gynecol. 2021;28:228-36.

[12] Intuitive Robotic Surgical Company: Safety Information. https://www.intuitive.com/en-us/aboutus/company/legal/safety-information. Accessed 1 Nov 2021.

[13] Advincula AP, Wang K. Evolving role and current state of robotics in minimally invasive gynecologic surgery. J Minim Invasive Gynecol. 2009;16:291-301.

[14] Lim CS, Mowers EL, Mahnert N, Skinner BD, Kamdar N, Morgan DM, As-Sanie S. Risk factors and outcomes for conversion to laparotomy of laparoscopic hysterectomy in benign gynecology. Obstet Gynecol. 2016;128:1295-305.

[15] Ramirez PT, Adams S, Boggess JF, Burke WM, Frumovitz MM, Gardner GJ, Havrilesky LJ, Holloway R, Lowe MP, Magrina JF, Moore DH, Soliman PT, Yap S. Robotic-assisted surgery in gynecologic oncology: a Society of Gynecologic Oncology consensus statement. Developed by the Society of Gynecologic Oncology's Clinical Practice Robotics Task Force. Gynecol Oncol. 2012;124:180-4.

[16] Walker JL, Piedmonte MR, Spirtos NM, Eisenkop SM, Schlaerth JB, Mannel RS, Spiegel G, Barakat R, Pearl ML, Sharma SK. Laparoscopy compared with laparotomy for comprehensive surgical staging of uterine cancer: Gynecologic Oncology Group Study LAP2. J Clin Oncol. 2009;27:5331-6.

[17] Padilla-Iserte P, Lago V, Tauste C, Díaz-Feijoo B, GilMoreno A, Oliver R, Coronado P, Martín-Salamanca MB, Pantoja-Garrido M, Marcos-Sanmartin J, Gilabert-Estellés J, Lorenzo C, Cazorla E, RoldánRivas F, Rodríguez-Hernández JR, Sánchez L, Muruzábal JC, Hervas D, Domingo S, Spanish Society of Gynecology and Obstetrics Spanish Investigational Network Gynecologic Oncology Group. Impact of uterine manipulator on oncological outcome in endometrial cancer surgery. Am J Obstet Gynecol. 2021;224(65):e1-11.

[18] Lim PC, Kang E, Park DH. Learning curve and surgical outcome for robotic-assisted hysterectomy with lymphadenectomy: case-matched controlled comparison with laparoscopy and laparotomy for treatment of endometrial cancer. J Minim Invasive Gynecol. 2010;17:739-48.

[19] Ramirez PT, Frumovitz M, Pareja R, Lopez A, Vieira M, Ribeiro R, Buda A, Yan X, Shuzhong Y, Chetty N, Isla D, Tamura M, Zhu T, Robledo KP, Gebski V, Asher R, Behan V, Nicklin JL, Coleman RL, Obermair A. Minimally invasive versus abdominal radical hysterectomy for cervical cancer. N Engl J Med. 2018;379:1895-904.

第 15 章 机器人子宫肌瘤切除术
Principles of Robotic Myomectomy

Antonio R. Gargiulo 著

郭 涛 译 张家文 校

子宫肌瘤切除术是典型的保留生育能力的手术，是一种常规、非常安全的手术方式[1]。即使对于已经完成生育的绝经前患者，子宫肌瘤切除术也可以作为替代子宫切除术的保留器官方案。满足以下要求时子宫肌瘤切除术可认为是一种显微外科手术：①保留子宫肌层、子宫内膜和输卵管；②彻底止血且尽量少用电凝；③分层重建并精准的对合组织；④避免缝线暴露，对浆膜层的损伤保持最小。当然，对于外科医生而言，无论选择开腹还是微创手术，都必须遵守手术规范。

与开腹子宫肌瘤切除相比，微创手术路径具有更好的临床结局[2]。尽管如此，一些原因导致部分手术医生仍然将开腹作为首选手术方式[3]。首先，开腹手术相较于微创手术更易开展。自2015年FDA发出黑框警告后，子宫肌瘤电动粉碎器广泛停产，微创子宫肌瘤切除术面临的技术挑战也因此而加剧。其次，从客观上讲开腹手术仍是部分患者唯一可行的选择。任何子宫肌瘤切除手术路径，只要遵循上述显微外科的原则，都是符合原则的选择。

20年前，机器人子宫肌瘤切除术就已在美国开展。2004年发表了第一个临床病例。随后，机器人子宫肌瘤切除术的安全性和有效性也得到了证实[4-8]。一项病例对照研究，将开腹手术和机器人手术进行了比较，结果显示机器人手术组的失血量更低、并发症更少、住院时间更短，这一结果同传统腹腔镜下子宫肌瘤切除术所观察到的相似[9, 10]。机器人子宫肌瘤切除术缝合的标准化，改善了术后粘连形成和生殖结局[11]。遗憾的是，传统腹腔镜下子宫肌瘤切除术通常采用单层缝合子宫切口的方式（机器人手术则常用双层或三层缝合），单层缝合方式导致伤口延迟愈合的发生率较高，而且伤口不平整也增加了术后粘连的概率[12, 13]。

一、机器人子宫肌瘤切除术的硬件平台

自从本书第1版发布以来，已有多个机器人平台获批用于临床，未来几年还将有更多的机器人平台加速发展。然而，我们有理由相信，在机器人自动化开发出来之前（预计在未来数年内还不会出现），子宫肌瘤切除术的总体流程将保持不变。本章中，著者把机器人子宫肌瘤切除术分为几个基本步骤，并解释各种机器人平台中配备器械的使用优势。

在微创子宫肌瘤切除术中，术者不能通过触诊子宫来评估肌瘤位置，一些机器人平台可以提供模拟触觉反馈[14]。然而，通过腹腔镜手术器械尖端所获得的触觉反馈仍是无法与开腹术中术者触诊相比的。因此，各种微创手术路径都需要有高质量的术前影像学检查。MRI检查不仅对较

小肌瘤定位能力优于超声检查，用于与子宫腺肌瘤排除诊断准确性也更高[15, 16]。即使是开腹肌瘤切除术中，术者直接触诊子宫时对较小的肌壁间肌瘤探查的准确度也无法与先进的影像学技术相比[17, 18]。因此，术中触觉反馈在子宫肌瘤切除术的意义被高估了，具有模拟触觉反馈的机器人平台也无明显优势。著者认为 MRI 检查是机器人子宫肌瘤切除术前的基本影像学检查，手术 MRI 实时图像融合将有望成为机器人平台的特色。

为了优化微创子宫肌瘤切除术中的可视化，可将镜头置入位于宫底水平上方约 10 cm 的穿刺套管。在大肌瘤手术中，该穿刺位置穿过肝脏镰状韧带[19]，但目前尚无因镰状韧带撕裂导致相关并发症的文献报道。上腹部可置 2～3 个机器人机械臂套管，水平位置通常与脐齐平，间距至少隔 8cm（图 15-1）。

可在下象限额外安置辅助孔帮助实现缝针在腹腔内的安全进出。微创子宫肌瘤切除术中，在下象限安置辅助套管的原因有：①防止在腹腔镜的可视范围之外而丢失缝针；②用于取标本；③帮助举宫。

子宫肌瘤切除术的 3 个主要步骤：①子宫壁切开；②瘤体挖除；③分层缝合重建。

现有机器人手术平台，通常使用单极电切器械（剪刀、电钩和电铲）进行子宫壁切开。这些电器械使用与组织热损伤密切相关：文献报道的腹腔镜和机器人肌瘤切除术后发生子宫破裂的病例均与使用单极或双极电器械有关[11, 20]。电外科器械各有优劣势，我们应减少使用"电凝"模式（非连续波形），尽量使用纯"切割"模式（恒定波形）。超声刀和二氧化碳激光等能量器械在显著减小组织侧向热损伤方面有很大优势，但它们尚没有被广泛应用于机器人手术平台里，这也一定程度限制了机器人手术平台的接受度和普及度[21-23]。

成功挖除瘤体的关键在于能否迅速识别并进入瘤体和假包膜的间隙：正确瘤体挖除应在包膜内进行[24]。机器人手术可获得对宫壁放大的三维

立体高清影像。选择正确切口切开子宫后，需要用抓钳钳夹瘤体并牵引固定。瘤体正确牵拉应是通过切口牵离宫体的方向：机器人手术系统三个机械臂操作在切除肌瘤中很有优势，可以使用两个机械臂分离子宫肌层，另一个机械臂持续牵拉肌瘤。因此，无法同时使用三个机械臂机器人平台，很大程度上限制了机器人路径在子宫肌瘤切除术中的应用。

止血需要通过迅速且精准的摘除瘤体及缝合以实现，建议尽量避免在肌瘤切除术中把热能作为止血的手段。电凝止血可增加术后发生子宫破裂等严重后果的风险。机器人辅助手术提高了止血效率和精确度。从各个角度自由缝合的能力也允许更好地选择子宫切口（通过最浅的子宫肌层进入瘤体并避免生殖相关组织的损伤）。机械人手术器械可以完全模仿人腕动作，在缝合子宫肌壁时占据优势。从灵活性角度，末端固定的器械与机器人"内腕"器械没有可比性。机器人"内腕"器械缝合可实现非惯用手缝合和反手缝合，这与传统腹腔镜的缝合方式不同，故机器人下缝合需先通过模拟器进行熟练。CT-1 和 CT-2 型缝针倒刺缝线是子宫肌瘤切除术中进行缝合的首选。在缝合过程中，必要时可使用举宫器帮助缝合，但在肌瘤较大的情况下举宫器的使用效果可能受限制，或可选择用机器人抓钳协助举宫。如果术中发现穿透宫腔，需先仔细缝合黏膜层及破口上方的肌层，再缝合其他肌层组织。对于位置较深的肌层组织可以采用连续缝合方式。对于比较浅的肌层可以直接采用浆肌层缝合或叠瓦状（"棒球"）缝合，术中可选择使用可吸收止血纱覆盖子宫切口（图 15-2）。

缝合结束后，降低气腹压力确认止血满意。目前手术机器人无法辅助组织标本的取出。由于电动粉碎器的禁用，著者研发了一种成熟的取肌瘤标本技术[25, 26]，即将腔镜标本袋置入腹腔装取肌瘤组织，通过脐部切口或下象限（辅助孔）切口的延长（直径约 2.5cm）拉出取物袋。使用巾钳牵拉肌瘤组织，刀片以半圆形旋切方式取出肌

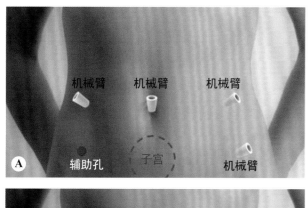
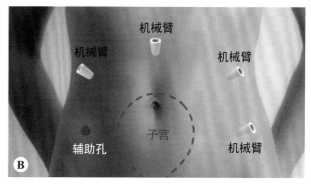
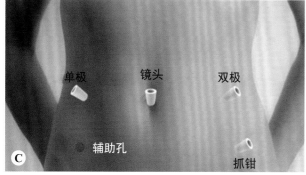
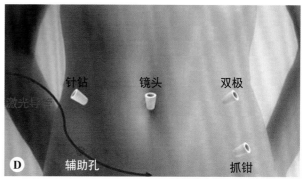
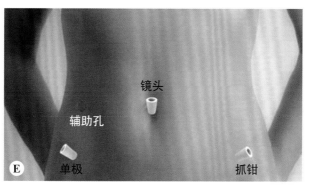

▲ 图 15-1　机器人子宫肌瘤切除术中，机器人机械臂套管和辅助套管的推荐位置

辅助孔（红圈）位于右下象限，使用的是标准直径为 12mm 的一次性穿刺套管，以确保多种型号的缝针（CT-1 和 CT-2）通过，还可以用于术中组织标本的取出。A. 标准套管放置；B. 大肌瘤手术套管放置：在子宫肌瘤切除术中，置镜套管尽可能在子宫底部上方约 10cm 处。其他套管根据手术情况往两侧延伸；C. 推荐使用的器械包括：带切割的单极器械、主要用于止血和组织操作的双极抓钳及用于肿瘤固定和牵引的抓钳；D. 有效的利用软性二氧化碳光纤激光器作为切割工具，可通过辅助孔套管置入激光导管，针持钳来导管尖端引导操作；E. 小肌瘤手术套管放置：可仅使用 3 个机器人机械臂套管（镜头加 2 个操作器械），且放置位置最美观，器械臂套管分别位于髂前上棘内侧。直径 5mm 辅助孔套管可位于上腹部侧面或耻骨上位置；对于小肌瘤也可不需要辅助孔，并可通过脐部套管孔置入激光导管，在侧边的套管放置镜头

瘤组织。切口经美容缝合后切口愈合良好，能被患者所接受（图 15-3）。

二、特殊情况的处理

（一）巨大子宫肌瘤切除术（直径＞10cm）

受限制于操作象限，目前机器人平台尚不适

用于巨大肌瘤的切除。此外，机器人手术中可选择的抓钳是专为较小和较轻肿瘤设计的精密器械。因此，对于巨大肌瘤著者通常联合传统腹腔镜和机器人平台进行手术，即在传统腹腔镜下行瘤体挖除术，再使用机器人平台进行显微外科子宫缝合重建。腹腔镜下可以有更大的抓钳，上象

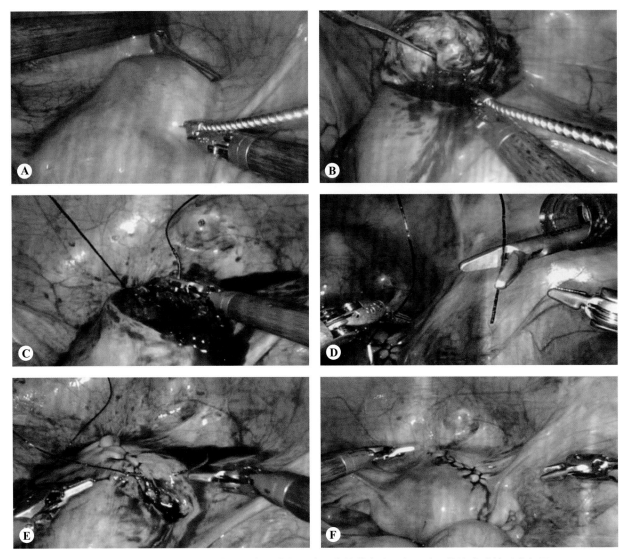

▲ 图 15-2　机器人手术中瘤体剥除和缝合重建子宫的基本步骤与经腹 / 传统腹腔镜手术相同

包膜内切除，即将肿块从其假包膜及周围的神经血管束中轻柔分离出来。抓钳固定瘤体，2 个钝性器械将子宫肌层从固定好的瘤体上分离。通过药物（血管收缩剂）和机械方法止血。倒刺缝线进行各子宫壁层的缝合。A. 前壁下段小肌瘤切除术步骤，包括 2 个机械臂和器械（抓钳和持针器），以及 1 个经辅助孔置入的二氧化碳激光，抓钳位于左侧的机械臂。B. 抓钳固定瘤体，持针器引导激光导管引导器的尖端剥离瘤体。警惕子宫切口处正常肌壁组织是否有热损伤迹象。C. 用 2-0 倒刺缝线连续缝合包膜内腔隙，同法缝合子宫肌层；D. 在镜头视野内进行缝针调节；E 和 F. "棒球缝法" 缝合浆膜层，包埋所有倒刺缝线

限操作更不受限，而机器人平台可以提供一个更好的缝合，用于宫壁的缝合重建[21]。

（二）小肌瘤切除手术

对于体积较小的肌瘤手术，建议尽量选择对外观影响最小的手术方式[22, 26, 27]，如单孔机器人子宫肌瘤切除术不需要额外的穿刺套管，术后切口更美观（脐部约 2.5cm 的切口）。此外，在小肌瘤切除术中也有切口美观的多孔方案，如可将

2 个机器人穿刺套管放置在左侧和右侧髂前上棘的内侧稍上方，或选择在耻骨上方使用 5mm 的辅助孔或不使用辅助孔（图 15-1）。

（三）子宫颈肌瘤和腹膜后肌瘤

腹膜后肌瘤切除术的主要难点是剥除瘤体时需避免损伤输尿管或撕裂盆腔血管。术中可考虑使用凝血酶和纤维蛋白产物等止血药。对于较大的子宫颈肌瘤，著者推荐术前由放射介入团队进

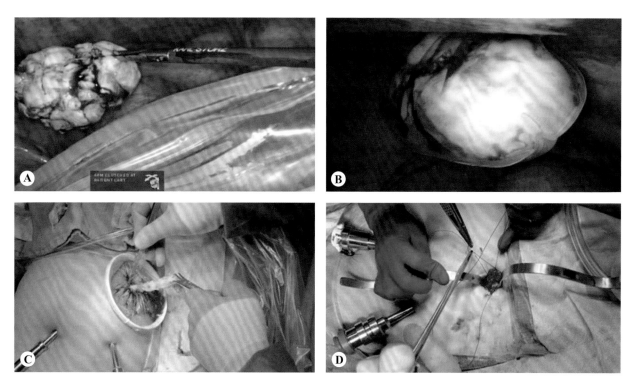

▲ 图 15-3　机器人子宫肌瘤切除术的取出瘤体

通过标本袋将肌瘤标本从脐部切口或下象限延长的切口（直径 2.5cm）取出。A 和 B. 将肌瘤标本置入标本袋，拉出前腹壁；C. 将辅助孔的直径从 12mm 扩到 25mm。抓钳牵拉瘤体，在保护套剂标本袋内用手术刀小心地以半圆旋切方式取出瘤体；D. 使用 0 号微乔缝线缝合切口，关闭筋膜层

行临时子宫动脉栓塞术[28, 29]。机器人技术用于腹膜后肌瘤手术的主要优势：①能够提供腹膜后间隙的高质量且稳定的影像；②识别肿瘤及其周围组织间可操作的空间及间隙；③使手术医生可以专注于复杂的解剖结构和手术操作；④解决了腹腔镜器械面临的相关困难和挑战。

　　声明　本章献给著者同事 Micheal C. Pitter，医学博士，系机器人外科医生大师和创新者，他作为先驱者对机器人子宫肌瘤切除术的标准化和推广做出了巨大贡献。

参考文献

[1] Bortoletto P, Hariton E, Gargiulo AR. The evolution of myomectomy: from laparotomy to minimally invasive surgery. BJOG. 2018;125(5):586.

[2] Liu G, Zolis L, Kung R, Melchior M, Singh S, Francis CE. The laparoscopic myomectomy: a survey of Canadian gynaecologists. J Obstet Gynaecol Can. 2010;32(2):139-48.

[3] Jin C, Hu Y, Chen XC, Zheng FY, Lin F, Zhou K, Chen FD, Gu HZ. Laparoscopic versus open myomectomy - a meta-analysis of randomized controlled trials. Eur J Obstet Gynecol Reprod Biol. 2009;145:14-21.

[4] Advincula AP, Song A, Burke W, Reynolds RK. Preliminary

experience with robot-assisted laparoscopic myomectomy. J Am Assoc Gynecol Laparosc. 2004;11(4):511-8.

[5] Bedient CE, Magrina JF, Noble BN, Kho RM. Comparison of robotic and laparoscopic myomectomy. Am J Obstet Gynecol. 2009;201(6):566 e1-5.

[6] Nezhat C, Lavie O, Hsu S, Watson J, Barnett O, Lemire M. Robotic-assisted laparoscopic myomectomy compared with standard laparoscopic myomectomy-a retrospective matched control study. Fertil Steril. 2009;91(2):556-9.

[7] Gargiulo AR, Srouji SS, Missmer SA, Correia KF, Vellinga TT, Einarsson JI. Robot-assisted laparoscopic myomectomy

compared with standard laparoscopic myomectomy. Obstet Gynecol. 2012;120(2 Pt 1):284-91. Erratum in: Obstet Gynecol. 2013 Sep;122(3):698.

[8] Pitter MC, Gargiulo AR, Bonaventura LM, Lehman JS, Srouji SS. Pregnancy outcomes following robotassisted myomectomy. Hum Reprod. 2013;28:99-108.

[9] Advincula AP, Xu X, St G, Ransom SB. Robotassisted laparoscopic myomectomy versus abdominal myomectomy: a comparison of short-term surgical outcomes and immediate costs. J Minim Invasive Gynecol. 2007;14(6):698-705.

[10] Barakat EE, Bedaiwy MA, Zimberg S, Nutter B, Nosseir M, Falcone T. Robotic-assisted, laparoscopic, and abdominal myomectomy: a comparison of surgical outcomes. Obstet Gynecol. 2011;117(2 Pt 1):256-29.

[11] Pitter M, Srouji S, Gargiulo A, Kardos L, SeshadriKreaden U, Hubert HB, Weitzman GA. Fertility and symptom relief following robot-assisted laparoscopic myomectomy. Obstet Gynecol Int. 2015;

[12] Puchino N, Litta P, Freschi L, Russo M, Santoro AN, Gadducci A, Cela V. Comparison of the initial surgical experience with robotic and laparoscopic myomectomy. Int J Med Robot. 2014;10(2):208-12.

[13] Kumakiri J, Kikuchi I, Kitade M, Matsuoka S, Kono A, Ozaki R, Takeda S. Association between uterine repair at laparoscopic myomectomy and postoperative adhesions. Acta Obstet Gynecol Scand. 2012;91(3):331-7.

[14] Fanfano F, Reistano S, Rossitto C, Gueli Alletti S, Costantini B, Monterossi G, Cappuccio S, Perrone E, Scambia G. Total laparoscopic (S-LPS) versus TELELAP ALF-X robotic-assisted hysterectomy: a case-control study. J Minim Invasive Gynecol. 2016;23(6):933-8.

[15] Shwayder J, Sakhel K. Imaging for uterine myomas and adenomyosis. J Minim Invasive Gynecol. 2014;21(3):362-76.

[16] Moghadam R, Lathi RB, Shahmohamady B, Saberi NS, Nezhat CH, Nezhat F, Nezhat C. Predictive value of magnetic resonance imaging in differentiating between leiomyoma and adenomyosis. JSLS. 2006;10(2):216-9.

[17] Angioli R, Battista C, Terranova C, Zullo MA, Sereni MI, Cafà EV, Benedetti PP. Intraoperative contact ultrasonography during open myomectomy for uterine fbroids. Fertil Steril. 2010;94(4):1487-90.

[18] Battita C, Capriglione S, Guzzo F, Luvero D, Sadun B, Cafa EV, Sereni MI, Terranova C, Plotti AR. The challenge of preoperative identifcation of uterine myomas: is ultrasound trustworthy? A prospective cohort study. Arch Gynecol Obstet. 2016;293(6):1235-41.

[19] Bedaiwy MA, Zhang A, Henry D, Falcone T, Soto E. Surgical anatomy of supraumbilical port placement: implications for robotic and advanced laparoscopic surgery. Fertil Steril. 2015;103(4):e33.

[20] Parker WH, Einarsson J, Istre O, Dubuisson JB. Risk factors for uterine rupture after laparoscopic myomectomy. J Min Invasive Gynecol. 2010;17(5):551-4.

[21] Quaas AM, Einarsson JI, Srouji SS, Gargiulo AR. Robotic myomectomy: a review of indications and techniques. Rev Obstet Gynecol. 2010;3(4):185-91.

[22] Choussein S, Srouji SS, Farland LV, Gargiulo AR. Flexible carbon dioxide laser fber versus ultrasonic scalpel in robot-assisted laparoscopic myomectomy. J Minim Invasive Gynecol. 2015;22(7):1183-90.

[23] Bailey AP, Lancerotto L, Gridley C, Orgill DP, Nguyen H, Pescarini E, Lago G, Gargiulo AR. Greater surgical precision of a fexible carbon dioxide laser fber compared to monopolar electrosurgery in porcine myometrium. J Minim Invasive Gynecol. 2014;21(6):1103-9.

[24] Tinelli A, Malvasi A, Hurst BS, Tsin DA, Davila F, Dominguez G, Dell'edera D, Cavallotti C, Negro R, Gustapane S, Teigland CM, Lettler L. Surgical management of neurovascular bundle in uterine fbroid pseudocapsule. JSLS. 2012;16(1):119-29.

[25] Srouji SS, Kaser DK, Gargiulo AR. Techniques for contained morcellation in gynecologic surgery. Fertil Steril. 2015; 103(40):e34.

[26] Gargiulo AR, Lewis EI, Kaser DJ, Srouji SS. Robotic single site myomectomy: a step-by-step tutorial. Fertil Steril. 2015;104(5)

[27] Lewis EI, Srouji SS, Gargiulo AR. Robotic single site myomectomy: initial report and technique. Fertil Steril. 2015;103:1370-7.

[28] Hawa N, Robinson J, Chahine BE. Combined preoperative angiography transient uterine artery embolization makes laparoscopic surgery for massive myomatous uteri a reasonable option: case reports. J Minim Invasive Gynecol. 2012;19(3):386-90.

[29] Liu L, Li Y, Xu H, Chen Y, Zhang G, Liang Z. Laparoscopic transient uterine artery occlusion and myomectomy for symptomatic uterine myoma. Fertil Steril. 2011;95(1):254-8.

第 16 章　机器人在子宫内膜异位症手术中的应用

Robotic-Assisted Surgical Management of Endometriosis

Katherine de Souza　Lindsey N. Valentine　著

袁嘉玲　译　　何跃东　校

子宫内膜异位症是指子宫内膜腺体和基质出现在宫腔外的位置形成的一种常见妇科疾病。临床表现包括疼痛、不孕和生活质量下降等。对于保守治疗无效的有症状患者，可考虑手术治疗，手术具有诊断和治疗双重优势。手术中可以探查到子宫内膜异位症引起的严重盆腔粘连及肠道或膀胱受累。由于子宫内膜异位症的复杂性，腹腔镜手术医生需要丰富的手术技巧和经验。机器人辅助腹腔镜在妇科领域的引入成为一种可行的手术选择。机器人辅助腹腔镜具有传统腹腔镜的优点，同时机器人技术提供了额外的优势。目前比较机器人辅助腹腔镜与传统腹腔镜治疗子宫内膜异位症的数据有限，但结局表明机器人辅助腹腔镜并不劣于传统腹腔镜，并在某些操作中具有明显优势，应根据手术医生偏好和经验选择手术入路。

一、背景

子宫内膜异位症是一种慢性炎症性疾病，影响高达 10% 的育龄期女性[1]，常见表现包括盆腔疼痛、痛经、生育力低下和附件包块等。子宫内膜异位症的管理是复杂和多模式的，包括药物治疗和外科治疗。激素类药物或 GnRHa 治疗通常被视为一线治疗方案。建议接受药物治疗后症状持续存在的患者、有药物禁忌证 / 不耐受、附件包块或不孕症患者进行手术治疗。虽然在部分情况下，未经病理确诊仅基于临床判断就能开始治疗，但是，病理检查才是确诊的金标准。手术对于子宫内膜异位症有诊断和治疗双重意义。手术治疗目标包括切除可见病变和恢复解剖结构。

腹腔镜手术已被确立为子宫内膜异位症外科治疗的标准（见第 5 章）。与开腹手术相比，腹腔镜手术住院时间更短、术后疼痛减轻、美观改善、围术期并发症减少。最近，机器人辅助腹腔镜和单孔腹腔镜手术（LESS）扩大了可用的手术路径，同时仍保持了微创手术的优势。达·芬奇机器人手术系统（Intuitive Surgical Inc; Sunnyvale, CA）于 2005 年获得 FDA 批准用于妇科。机器人辅助腹腔镜手术具有许多技术优势，包括深度感知增强的 3D 成像、关节样器械、减少震颤和外科医生自主控制。机器人手术可改善手术医生的人体工程学和减少疲劳。

子宫内膜异位症的病变可以是浅表型、深部浸润型，也可位于卵巢或盆腔外，通常会破坏正常解剖引起的严重粘连。不同的疾病表现、解剖结构的破坏，以及与其他重要器官严重粘连使得子宫内膜异位症的切除手术复杂且具有挑战性，是可受益于机器人手术相关优势的适应证。

二、子宫内膜异位症的机器人手术

微创手术已被确立为子宫内膜异位症的首选手术方式。随着机器人辅助腹腔镜在妇科的出现，一些医生将该技术应用于子宫内膜异位症手术。与开腹手术相比，机器人辅助腹腔镜具有传统腹腔镜的优势，通过放大和成角的摄像头，医生可以仔细探查腹膜、直视盆腔深处。开腹手术很难获得类似的视图。并且，小切口可缩短住院时间、加快恢复、减轻术后疼痛和减少围术期并发症。

虽然微创手术比开腹手术有明显的优势，但目前对机器人和腹腔镜的选择尚无明确标准。与传统腹腔镜相比，机器人手术有更先进技术，但也有额外的成本，故在选择手术路径时应仔细考虑：①机器人机械臂有包括腕关节在内的7个自由度，增加了手术灵活性；②双目光学系统用于创建手术区域的3D视图，具有更好的深度感知和放大效果；③运动范围缩小可减少震颤；④手术医生可以从控制台同时操控镜头和所有机械臂，其自主控制更直观，并且减少了对助手的依赖。此外，一些外科医生认为，与传统腹腔镜或开腹手术相比，机器人辅助腹腔镜手术更加符合手术者的人体工程学，减少了疲劳。这对于长时间细致的解剖非常有利。机器人摄像及成像系统增强了手术视野及病灶的可视性，便于精确切除病变，从而保护正常组织并降低损伤邻近器官的风险。鉴于以上机器人系统优势及疾病的复杂性，晚期重型子宫内膜异位症是机器人手术极好的适应证。

尽管机器人手术具有显著优势，但也有局限性。在控制台操控导致手术医生缺乏力触觉反馈是其显著缺点。经验丰富的机器人外科医生可以通过提高对视觉信息判断的准确性来弥补这一局限。此外，机器人平台增加了术前准备及术后机器复位等整体手术室时长。妇科领域多项研究表明，机器人手术病例的手术室时间更长，最常见的原因是机械臂对接所需的时间更长。房间和仪器设置、机器人推车的无菌套安置等都可能会发生额外延迟。训练有素的机器人手术团队和经验丰富的机器人手术医生有助于最大限度地缩短这一时间。机器人技术还有一项主要的

限制是机器人系统和相关器械经济成本的增加。手术医生保守使用手术器械可降低手术器械的成本。

比较机器人与腹腔镜手术治疗子宫内膜异位症的研究很少且局限于回顾性、非随机设计的研究。现有K. de Souza和L. N. Valentine等的193例研究数据显示，机器人手术在所有期别子宫内膜异位症的疗效均不劣于腹腔镜手术，并且在并发症、中转开腹或失血量方面无显著差异。当对重度疾病进行分层时，该结论保持不变[2]。迄今为止，只有一项随机对照试验研究了机器人辅助腹腔镜与传统腹腔镜手术方法治疗子宫内膜异位症[3]。与其他研究相似，尚未观察到两者围术期结局存在差异，而针对长期生活质量或疼痛改善等结局的研究尚无结论。

三、患者体位和手术室设置

（一）患者体位

妇科机器人辅助腹腔镜手术的患者体位与传统腹腔镜遵循相同的一般原则，患者可选择截石位，双臂收拢在两侧。机器人手术过程中的手术床移位或滑动尤其危险，因为穿刺套管和仪器是固定的，不随患者而移动，故应采取额外措施防止患者在手术床上头低足高位时向头侧滑动。在患者下方使用泡沫垫、凝胶垫等可用于防止患者滑动；还可使用胸带来进一步固定患者的位置。放置泡沫衬垫或头部支架可以保护患者的面部免受仪器和机械臂的伤害。

（二）穿刺孔选择

通常选择在脐部安置摄像镜头的机器人套管，在脐部外侧选择2个或3个8mm机械臂套管，用于放置操作器械。与传统腹腔镜相比，穿刺孔位置更偏向头侧和外侧，以适应机器人器械相对于远端中心和靶解剖结构工作距离的增加。穿刺孔间隔至少为8～10cm，以降低机械臂体外碰撞的风险。

助手的辅助孔通常位于左上象限或右上象限，最好将该穿刺孔选择于手术机器人推车的对

侧，以便为助手提供足够的工作空间。对于惯用右手的助手，左上象限助手穿刺套管通常更符合人体工程学。

第三个操作机械臂有助于牵开组织，特别是对于需要广泛分粘的严重疾病。该穿刺孔通常位于左上象限或右上象限（助手位置的对侧），同时套管之间保持适当距离（图 16-1 和图 16-2）。

机器人辅助腹腔镜的独特之处在于，机器人穿刺套管有一个由粗黑线划分的远程运动中心点。远程运动中心点应放置在腹壁内，其在正确定位时应在腹腔内不可见。

（三）对接和手术室设置

安置完套管后，将机器人推车移动到位并对接机械臂。对接取决于手术本身、手术室设置和手术医生偏好。著者通常将床旁机械臂系统的尾端放置在患者左下肢或右下肢附近，与手术台约成 45° 角（图 16-3）。其他变化包括与病床两侧或患者双下肢之间呈 90° 平行对接。应避免将床旁机械臂系统放在患者两腿间，因为这会限制进入阴道、膀胱和直肠的操作，也会限制操控举宫器（图 16-4）。

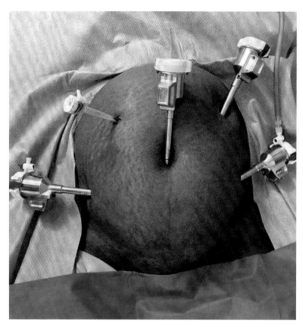

▲ 图 16-2　机械臂套管的放置
图中包括 3 个操作机械臂，5mm 辅助孔位于右上象限

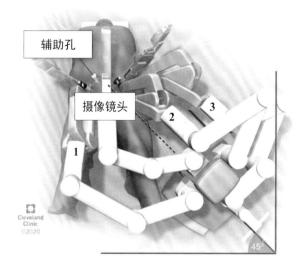

辅助孔

摄像镜头

▲ 图 16-3　与手术台成 45° 角对接的床旁机械臂系统位置
经许可转载，Cleveland Clinic Center for Medical Art & Photography ©2021. 版权所有

定位床旁机械臂系统后，安置机器人摄像镜头和器械。手术器械应包括抓取工具和进行电外科手术的工具。著者通常使用有孔双极和单极剪刀，也可选多种工具。如果使用第三个机械臂，则放置另一个抓钳，以进行组织牵拉和其他操作。

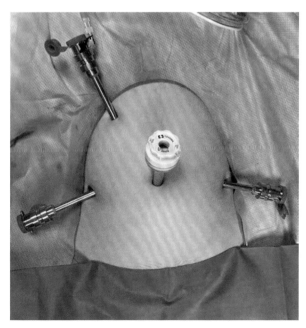

▲ 图 16-1　套管的穿刺孔的选择
摄像镜头的套管位于脐部，助手的辅助孔位于右上象限

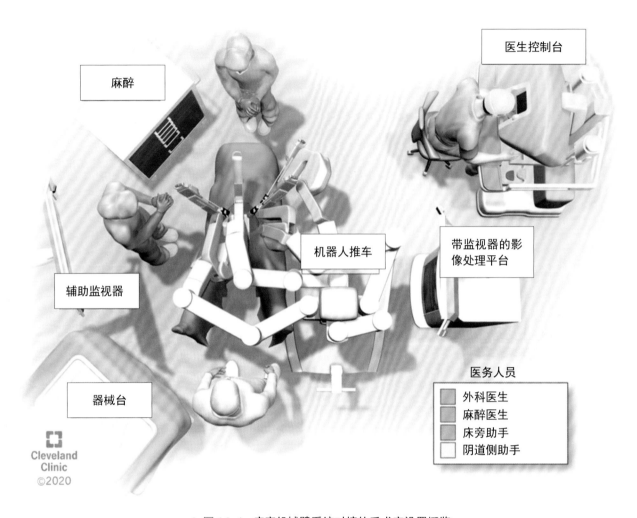

麻醉

医生控制台

机器人推车

带监视器的影像处理平台

辅助监视器

器械台

医务人员

外科医生
麻醉医生
床旁助手
阴道侧助手

Cleveland
Clinic
©2020

▲ 图 16-4　床旁机械臂系统对接的手术室设置概览

经许可转载，Cleveland Clinic Center for Medical Art & Photography ©2021. 版权所有

四、手术技巧

（一）一般方法

外科手术的目的包括疾病的诊断和描述、解剖结构的恢复和可见病变的切除。子宫内膜异位症手术应从盆腹腔的全面探查开始。子宫内膜异位症病变可有多种表型表现，包括典型的"粉刺样"病损、水疱状丘疹和纤维化斑块等（图 16-5）。所有位于解剖结构周围的可疑病灶均应予以识别和评估。

抓住病变区域并将其从下层组织中提起。对于边界清楚的病变，可联合使用电外科器械同时锐钝性分离切除病变（图 16-6 和图 16-7）。为恢复正常的解剖平面需先行粘连松解术。

深部浸润性子宫内膜异位症（DIE）是指病变浸润深度超过 5mm 的病变，这种类型的结节常累及直肠阴道间隙、子宫骶骨韧带、肠管、膀胱和（或）输尿管[2, 4]。虽然 DIE 的一般入路遵循相同的基本原则，但由于结节的大小和深度增加及接近或侵入盆腔结构，切除更具技术挑战性。对于涉及非妇科器官的疾病，建议采用多学科合作。

手术中，卵巢应尽可能恢复到解剖位置，在松解其周围的粘连后，可由助手牵引、采用缝合悬吊或第三只机械手臂将卵巢提起。使用组织牵拉器或缝合固定将卵巢暂时悬吊在腹前壁，可空

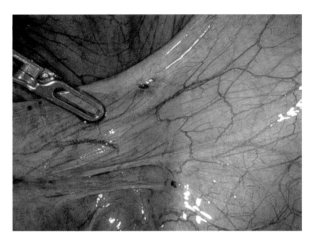

▲ 图 16-5　右侧圆韧带的子宫内膜异位病变

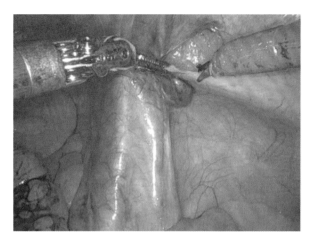

▲ 图 16-6　切除水疱状病变

出多余的器械用于分离和牵拉，同时最大化暴露盆腔后方结构、卵巢窝和腹膜后（图 16-8）。

（二）子宫内膜异位囊肿

子宫内膜异位囊肿是指含有子宫内膜异位症的卵巢囊肿（图 16-9）。经阴道超声检查对子宫内膜异位囊肿的诊断灵敏度高，囊肿展示出典型的毛玻璃影。在处理子宫内膜异位囊肿时，单纯引流复发风险高，著者并不建议[5]。虽然完整切除囊肿壁可降低复发风险，但也可造成卵巢间质损伤。对有生育需求的患者选择手术方案时，应权衡手术对卵巢储备功能的影响和疾病治疗的利弊。

行机器人下囊肿切除术，最有效的是使用三个抓持器械。一个器械固定卵巢，后从相反方向

操作另两个器械。结合囊肿大小仔细评估卵巢切口，远离输卵管系膜及血管区域，在卵巢做一表浅的切口，识别囊肿和卵巢的分界。由于操作囊肿通常会破裂，可术中先人为刺破囊肿吸尽囊液（避免囊液溢出），以便改善手术视野和易于剥除囊肿。从卵巢间质反向分离出囊肿壁（图 16-10 和图 16-11）。

可通过电外科器械、激光汽化或卵巢皮质缝合来止血。精细的组织操作和能量使用可减少对正常卵巢实质的损伤，从而获得更好的持续卵巢功能和生育力结局[6]。

（三）肠道子宫内膜异位症

肠道受累是一个具有挑战性的子宫内膜异位症类别。在子宫内膜异位症患者中，肠道受累发

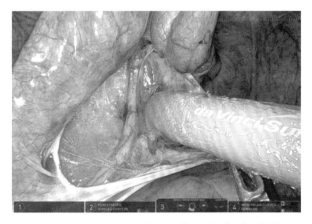

▲ 图 16-7　切除受累盆腔腹膜前需先松解输尿管粘连

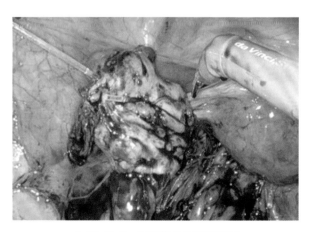

▲ 图 16-8　左卵巢悬吊于腹前壁

生率为 4%～37%[7-9]。最常见的受累部位是直肠乙状结肠。遵循子宫内膜异位症切除的一般原则，手术治疗的目的是切除所有可见病变的同时尽可能保留更多健康组织。根据病变大小、深度和位置，肠道子宫内膜异位症切除可通过 3 种公认的技术完成，即病灶剔除（削切）、碟形切除或节段切除。每种技术的处理方法相似，解剖通常从腹膜后开始，首先识别输尿管，然后识别并分离直肠旁间隙，精细分解粘连，游离出子宫内膜异位症累及的肠段。经直肠放置端 - 端吻合器可帮助识别肠道边缘，特别是肥胖或严重粘连导致解剖结构扭曲的患者，并且，还可以帮助确定直肠阴道间的病变。例如，助手可以在阴道内放置海绵棒，轻轻向前按压后穹窿，同时向后推动直肠内的端 - 端吻合器，有助于突出和辨识直肠阴道隔。

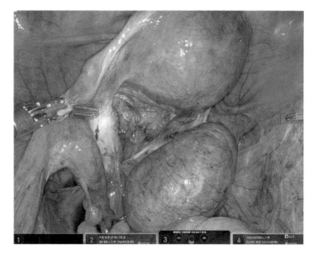

▲ 图 16-9　晚期子宫内膜异位症（引流前的右侧巨大子宫内膜异位囊肿）

肠道病灶剔除是最保守的切除方法，适用于肠黏膜且至少有部分肌层保留的患者。钳夹病变，提起组织，用锋利的剪刀和薄的单极电外科器械逐层剔除表层肠道的病变。切除后，用缝线加固其表面的浆膜和（或）肌层缺损。

对于占肠周长不足 60% 的较大或较深的病变，可选择碟形切除。钳夹并提起子宫内膜异位症结节，切除包括肠壁全层的病变。根据手术医生偏好，可以通过双层缝合修复或吻合器来关闭因肠道病灶切除产生的缺口。

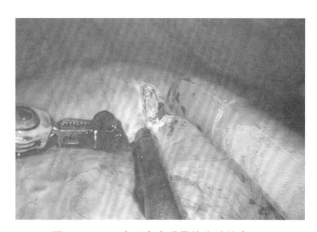

▲ 图 16-10　巨大子宫内膜异位囊肿的表面切口

对于多灶性病变、单个结节＞3cm，或者单个结节占肠周长＞60% 的情况，通常需要肠道节段性切除[7, 8]。节段性切除需要对相关解剖结构和外科专业知识有更深入的了解，强烈推荐多学科外科团队参与。分离粘连后游离受累肠段，引入直线型吻合器，在结节近端和远端分离肠道，切除中间受累肠段。初次吻合可采用侧对侧或端对端吻合术进行。造口术可用于促进无张力愈合并降低术后吻合口瘘的风险。肠段切除和肠吻合术后，应评估肠道完整性以确定达到密封性修复。

（四）盆腔外子宫内膜异位症

盆腔外子宫内膜异位症较少见，如腹壁、横

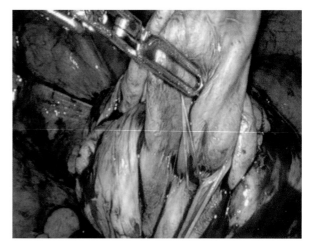

▲ 图 16-11　抓钳向卵巢相反方向剥除子宫内膜异位囊肿壁

隔膜和小肠等部位。发生在各种远离盆腔解剖部位的子宫内膜异位症更为罕见，包括肾脏、肝脏、胰腺、胆囊、外周神经、胸腔和中枢神经系统[10]。盆腔外子宫内膜异位症手术治疗建议由妇科与其他相关专家组成的多学科团队来完成。由于对接后的穿刺套管活动范围有限，上腹部手术将需要重新对接器械臂，若在盆腔解剖后继续使用机器人入路，可能需要重新定位床旁机械臂系统，可能还需要额外穿刺套管来创建合适的操作三角和盆腔外目标解剖结构的可视化。

（五）标本取出

虽然罕见，但有文献描述了既往穿刺器部位的腹壁子宫内膜异位症[11]。小的病变可通过机器人穿刺套管或辅助孔的套管直接取出。但是，由于存在取标本部位病变种植的风险，建议使用标本袋取出较大病变。

五、术后管理

与腹腔镜下子宫内膜异位症切除术相似，大多数接受机器人子宫内膜异位症切除术的患者可以在手术当天出院回家。口服对乙酰氨基酚和布洛芬是术后疼痛管理的主要药物，也可提供其他阿片类药物治疗重度疼痛。通常在术后4周内对患者进行随访。

虽然手术治疗通常能提高子宫内膜异位症患者的生活质量，但子宫内膜异位病变及相关症状常复发。无禁忌证且暂无生育需求的女性可从辅助药物治疗中获益[1]。对于子宫内膜异位症相关的慢性盆腔痛，常需要多种方法和长期的管理。

六、总结

机器人辅助腹腔镜是子宫内膜异位症手术切除的一种安全有效的方法。现有的有限数据表明，机器人手术不劣于传统腹腔镜手术。机器人平台的优势为光学视觉系统改进、仪器灵活性和手术精度增加。因此，子宫内膜异位症病灶的切除，特别是晚期重度疾病患者是机器人手术的适应证。

参考文献

[1] Falcone T, Flyckt R. Clinical management of endometriosis. Obstet Gynecol. 2018;131(3):557-71.

[2] Restaino S, Mereu L, Finelli A, Spina MR, Marini G, Catena U, Turco LC, Moroni R, Milani M, Cela V, Scambia G, Fanfani F. Robotic surgery vs laparoscopic surgery in patients with diagnosis of endometriosis: a systematic review and meta-analysis. J Robot Surg. 2020;14(5):687-94.

[3] Soto E, Luu TH, Liu X, Magrina JF, Wasson MN, Einarsson JI, Cohen SL, Falcone T. Laparoscopy vs. robotic surgery for endometriosis (LAROSE): a multicenter, randomized, controlled trial. Fertil Steril. 2017;107(4):996-1002.e3.

[4] Cornillie FJ, Oosterlynck D, Lauweryns JM, Koninckx PR. Deeply infltrating pelvic endometriosis: histology and clinical signifcance. Fertil Steril. 1990;53(6):978-83. https://doi.org/10.1016/s0015-0282(16)53570-5.

[5] Hickman LC, Kotlyar A, Luu TH, Falcone T. Do we need a robot in endometriosis surgery? Minerva Ginecol. 2016; 68: 380-7.

[6] Muzii L, Di Tucci C, Di Feliciantonio M, Galati G, Verrelli L, Donato VD, Marchetti C, Panici PB. Management of Endometriomas. Semin Reprod Med. 2017;35(1):25-30.

[7] Hur C, Falcone T. Robotic treatment of bowel endometriosis. Best Pract Res Clin Obstet Gynaecol. 2021;71:129-43.

[8] Nezhat C, Li A, Falik R, Copeland D, Razavi G, Shakib A, Mihailide C, Bamford H, DiFrancesco L, Tazuke S, Ghanouni P, Rivas H, Nezhat A, Nezhat C, Nezhat F. Bowel endometriosis: diagnosis and management. Am J Obstet Gynecol. 2018;218(6):549-62.

[9] Siesto G, Ieda N, Rosati R, Vitobello D. Robotic surgery for deep endometriosis: a paradigm shift. Int J Med Robot. 2014;10(2):140-6.

[10] Andres MP, Arcoverde FVL, Souza CCC, Fernandes LFC, Abrão MS, Kho RM. Extrapelvic endometriosis: a systematic review. J Minim Invasive Gynecol. 2020;27(2):373-89. https://doi.org/10.1016/j.jmig.2019.10.004.

[11] Cozzolino M, Magnolf S, Corioni S, Moncini D, Mattei A. Abdominal wall endometriosis on the right port site after laparoscopy: case report and literature review. Ochsner J. 2015;15(3):251-5.

第17章 妇科泌尿和盆底重建的机器人手术

Techniques for Robotic Urogynecology and Pelvic Reconstructive Surgery

Heather M. Winn　Megan E. Tarr　Marie Fidela Paraiso　著

梅　玲　译　　牛晓宇　陈悦悦　校

20世纪90年代，首次报道了腹腔镜下尿道固定术。2004年，首次报道了机器人辅助阴道骶骨固定术[1]。在过去的15~20年，腹腔镜及机器人辅助腹腔镜技术已被广泛应用于盆腔器官脱垂和尿失禁的多种手术中。自2005年FDA批准达·芬奇手术机器人用于妇科领域后，在开腹、经阴道或腹腔镜等传统手术路径外，妇科医生多了一个微创手术选择。

在女性盆底重建手术领域中，机器人辅助腹腔镜下阴道骶骨固定术被应用得最多。回顾性队列研究显示机器人辅助阴道骶骨固定术与传统开腹手术相比，术中出血量更少、住院天数更短、短期解剖复位效果更佳[2, 3]。此外，证据表明机器人学习曲线更短，因此即使手术医生没有接受过大量传统腹腔镜手术训练或尚不具备复杂腹部微创手术的熟练技巧，也可能从机器人手术中受益[4-10]。

虽然机器人辅助阴道骶骨固定术较开腹手术有多种优点，但仍然存在某些限制。首先，机器人手术的主刀医生、助手及手术室团队必须训练有素，配合密切。其次，机器人手术可能延长患者的麻醉时间，尤其是早期机器人手术学习时。Linder等研究表明，在完成60例机器人辅助阴道骶骨固定术后主刀医生达到手术时间曲线的平台期，约完成84例手术后熟练程度则较满意[11]。

其他研究数据显示，依据不同参数，该术式学习曲线大概需完成20例[12]、50例[13]或30~60例[14]手术。在某些医疗机构，设备成本及机器人维修保养费可能影响机器人技术的持续应用和普及推广。

机器人技术扩充了微创盆腔脏器脱垂治疗技术，尤其是阴道骶骨固定术。随着机器人技术在女性盆底功能障碍性疾病中的应用和完善，我们需不断地了解微创手术技术以供选择，要考虑的因素包括患者支出费用、社会成本，以及最重要的患者安全和满意度。

一、围术期注意事项

机器人辅助腹腔镜盆底重建手术的适应证与传统腹腔镜相同。患者应能耐受气腹和头低臀高卧位（以便肠管向头端聚拢从而盆腔解剖结构能更好地暴露）。一些合并心肺疾病的患者可能不适合进行机器人或腹腔镜盆底重建手术。此外，与传统腹腔镜手术不同的是，机器人手术过程中禁止移动手术床及患者体位，患者通常需要持续处于较大的头低臀高位角度。长时间保持该体位会增加胸廓阻力和无效腔，导致肺泡 – 动脉氧扩散减少、肺顺应性和功能残气量降低，从而可能导致患者术中通气困难和血流动力学变化[15]，这些影响在肥胖患者中更为明显[16-19]。因此，颅内压增高的患者不适合接受腹腔镜或机器人手术。此外，医生也需考虑腹腔内 CO_2 对有慢性阻塞性肺病、心血管疾病和慢性肾脏疾病等合并症患者血流动力学和代谢的影响[17, 18, 20, 21]，尤其在耗时较长的微创手术中更要充分考虑这些因素[22, 23]。术前需让患者充分知情同意，告知其可能出现的风险，根据术中监测的相关生理指标，必要时可中转开腹手术。

机器人辅助下阴道骶骨固定术的学习曲线显示，整个手术通常需要 3h[11-13]，麻醉时间较长可能增加栓塞、低体温及神经损伤的风险，手术时间较长与并发症的发生有相关性，主刀医生应注意手术的进展情况。在机器人手术培训过程中，经常以时间目标来指导学员，要求学员在一定时间内完成某一部分的手术操作。如果时间目标成功完成，则可继续后续手术，如果没有完成，则替换主刀医生完成手术。

二、患者体位和手术室设置

目前最常用的是达·芬奇 Si 或 Xi 手术系统，为双控制台系统。手术团队通常由控制台边的主刀医生、手术床旁的助手、位于患者两腿间操控举宫器的助手和一名器械护士，以及一名巡回护士组成。团队整体对机器人系统及技术的熟悉度越高，手术效率越高[14]。

机器人阴道骶骨固定术的手术室配置如图 17-1 所示。通常需要一器械台放置腹腔镜和机器人手术器械，另一器械台放置阴式手术和膀胱镜

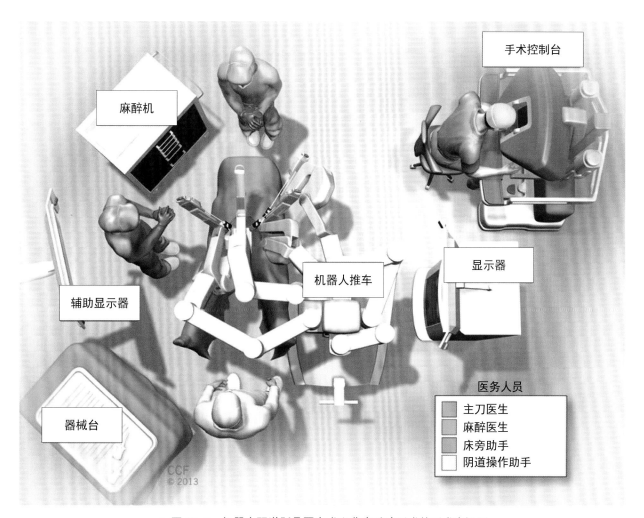

▲ 图 17-1　机器人阴道骶骨固定术和盆底重建手术的手术室设置

器械，一个大的 Mayo 台用来放置机器人内镜（从加热装置中取出），直到将镜头放入腹腔。显示屏通常放置在手术台右侧，以便助手能获得最佳观看角度。

机器人阴道骶骨固定术中患者体位与腹腔镜手术的要求相同（见第 8 章），患者躺在一个防滑垫或泡沫垫上。麻醉诱导后将患者摆放呈截石位，臀部略超过手术床边缘以便灵活操控举宫器。为保护神经，患者手臂放于体侧用布单卷盖，手和所有骨性隆突部位放于软垫上，可在乳头连线以上放置一个胸垫保护躯干，保暖装置于其上。在患者被保护及固定稳妥后安置 Foley 尿管。在手术过程中，需要时常检查患者体位是否处于最佳状态。为了实现术后快速康复（ERAS），严格把控上述细节至关重要[24]。

在建立腹腔通路后，将手术床摆放成最大的头低臀高位，然后放置 8mm 的机器人穿刺套管与辅助孔穿刺套管，并完成机械臂对接。床旁助手通常位于患者左侧。

三、脱垂手术

（一）阴道骶骨固定术

机器人阴道骶骨固定术的手术程序与腹腔镜手术相同（见第 8 章）。在美国，达·芬奇手术系统是目前唯一被广泛使用的机器人系统，四臂达·芬奇 Si 或达·芬奇 Xi 系统最常用。机器人阴道骶骨固定术在安置穿刺器的位置（图 17-2）、机器人的对接、腹腔内打结等细节，有别于腹腔镜手术。机器人和腹腔镜阴道骶骨固定术各有几种不同的穿刺套管安置方案，著者推荐使用 5 个套管，其安置位置成一个浅 W 形：① 1 个直径 8mm（适用于 Xi 系统）或 12mm（适用于 Si 系统）机器人穿刺套管安置于脐部用于放置摄像镜头；② 2 个 8mm 穿刺套管安置于两侧，位于脐部旁开并下移 9cm；③第四个套管安置在左上腹部，距左侧套管再向外上移 9cm；④ 1 个 10mm 或 8mm 的辅助孔套管安置于上述右侧套管的外侧 9cm 处，以便于术中放入和取出各种缝针（SH、GS-21、V-20、TH-26 和 CT-2）。这些套管各自

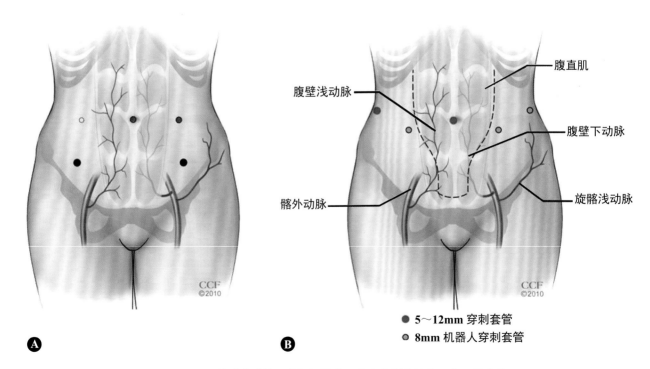

● 5~12mm 穿刺套管
● 8mm 机器人穿刺套管

腹直肌
腹壁浅动脉
腹壁下动脉
髂外动脉
旋髂浅动脉

▲ 图 17-2　传统腹腔镜手术与机器人手术中穿刺套管安置位置的比较
A. 传统腹腔镜手术穿刺孔的布局；B. 机器人手术穿刺孔的布局

间隔 9～10cm 放置是为了避免机械臂在体外的碰撞。如果患者躯干较短，套管安置可布局成一个浅 Z 形，即右侧穿刺套管分别位于右上腹部和右下腹部（辅助孔，安置于髂前上棘向上、向内侧的 3 指宽处），以减少机械臂的碰撞。在穿刺套管安置完成后，患者体位放置为最大的头低臀高仰卧位（约 30°），床旁助手指导机械臂对接（图 17-3）。

有多种对接方案，著者推荐将机器人 Si 系统推车放于患者左侧并以 30°～45° 与手术床对接，更利于阴道骶骨固定术中阴道直肠的解剖操作，并能最大限度地减少机器人手臂间的碰撞（图 17-4）。而 Xi 系统推车则需从患者左侧垂直地对

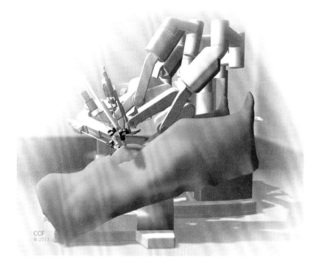

▲ 图 17-3　机器人推车与 **30°Trendelenburg** 位的手术床对接

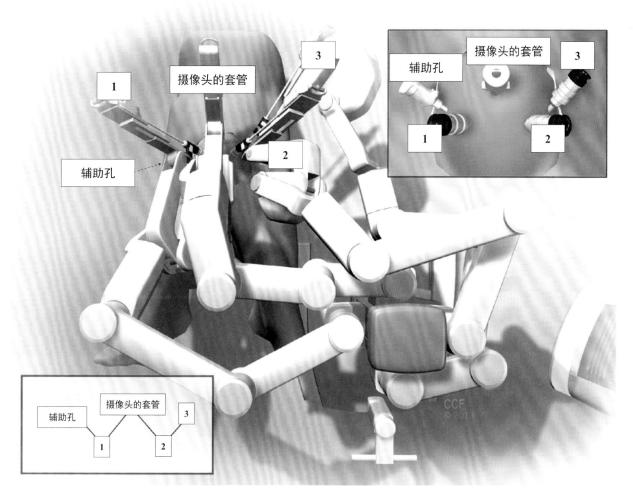

▲ 图 17-4　机器人推车的对接

接。床旁助手通常站于机器人推车的对侧，即机器人推车在患者左侧，而助手在右侧；如果选择机器人推车在患者右侧的对接方案，则助手应位于患者左侧。

校准后的摄像镜头放置入脐部套管中，定位镜头机械臂后，其他机器臂与相应的套管一一连接并定位，尽量避免机械臂间碰撞的风险（图 17-5）。使用 Xi 系统时，则使用 "targeting（对接）" 功能来达到机械臂及器械间距离的最大化。使用 Si 系统时，则推荐将各器械的机械臂与镜头的机械臂保持 30°～45° 夹角（最佳为 45°）。因为与患者的角度较低。通常最后完成最左侧（最靠近推车）机械臂与套管的连接。

手术最常用是的 30° 斜面机器人摄像头，当

分离膀胱阴道间隙和直肠阴道间隙时，30° 斜面向上的镜头有利于直肠阴道间隙内、会阴体和双侧肛提肌及会阴部后份的缝合。此外，在膀胱松弛覆盖阴道顶端并包绕到子宫直肠陷凹时，30° 斜面向上的镜头更利于膀胱阴道间隙解剖。30° 斜面向下更适用于骶岬前区解剖和阴道前壁缝合。使用 Xi 系统时，主刀医生可在控制台上改变镜头斜面方向而不需要拆卸摄像头。

在使用 Si 和 Xi 系统中，一般习惯将单极剪刀安置于右侧的机械臂，双极器械（PK 钳或其他双极钳）安置于左侧靠内侧的机械臂，另安置一 ProGrasp 钳于最左侧机械臂。当阴道骶骨固定术分离步骤完成（见第 8 章），可将最右侧机械臂电剪更换为带剪刀持针器，左侧靠内侧机械臂

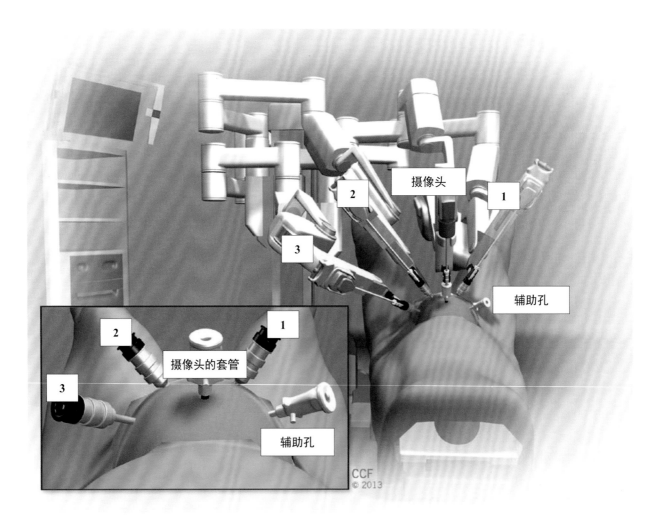

▲ 图 17-5　机器臂与穿刺套管的连接

安置普通持针器，进行机器人下缝合。机器人阴道骶骨固定术都使用体内缝合打结技术。相比于超大号持针器，大号的带剪刀持针器更便于体内缝合打结，但持针器和缝线选择最终取决于主刀医生。Matthews 等进行的一项前瞻性随机对照研究显示，2-0 不可吸收缝线和 2-0 延迟可吸收缝线用于网片与阴道壁的固定缝合时，并不影响术后 12 个月随访时网片或缝线的暴露率[25]。其他可吸收倒刺缝合线的使用尚在探索中[26, 27]。机器人阴道骶骨固定术移植物的放置位置和缝合方法与腹腔镜手术相同（图 17-6）。

缺乏触觉反馈是机器人手术与腹腔镜手术很重要的区别。因此，主刀医生必须密切关注在组织和缝线上施加的张力并判断缝合的深度，这在分辨骶岬及骶前区解剖时尤为重要。辨识右侧输尿管、$L_4 \sim L_5$ 水平的腹主动脉分叉、髂总血管并向侧方拨开乙状结肠后，可让床旁助手使用器械触碰骶岬。在缝合 S_1 水平前纵韧带时也必须谨慎，缝针不能穿透椎体骨膜或缝到椎间盘内。术中需避免使用 ProGrasp 钳牵拉乙状结肠和大网膜等组织，尽量使用肠钳将肠管向头侧和两侧拨开。若需使用 ProGrasp 钳拨开乙状结肠时，建议钳口闭合，尖端指向骶骨，温和地持续向外侧推拨。术中也通过缝合悬吊方法牵拉乙状结肠，缝合肠脂垂后用 Carter-Thomason 缝合器将其悬吊于左上或左下象限套管位置。用止血钳钳夹外面缝线以较小的张力向外牵拉乙状结肠，或者使用 T'LIFT 手术牵开器暴露手术视野。

机器人阴道骶骨固定术的其他注意事项：①若使用 Si 系统，一旦机器人系统对接完成，患者体位和床位不能改变，除非先拆卸器械和机器臂。Xi 系统则可以连接到专用手术床（Trumpf Model 7000dv），通过保持手术床和机械臂的整体运动（联动）改变患者体位。②机器人镜头需取出腹腔后擦拭。③在不同的达·芬奇机器人手术系统中，控制、切换器械的能力，镜头对焦和单双极能量模式转换的方式不同。因此，手术医生应该在正式手术开始前适应并熟悉其特点。

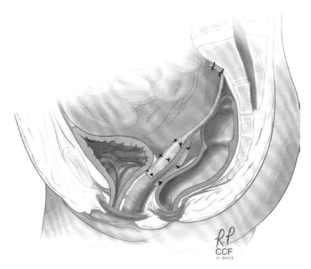

▲ 图 17-6 阴道骶骨固定术聚丙烯网片的放置与缝合

（二）机器人阴道骶骨固定术的效果和并发症

与经阴道各种自体组织顶端悬吊手术相比，经腹的阴道骶骨固定术曾被奉为"金标准"术式。Maher 等发表于 Cochrane 的关于盆腔器官脱垂手术治疗系统评价表明，与经阴道手术相比，经腹的阴道骶骨固定术后阴道顶端脱垂复发率更低（3.5% vs. 15%，RR=0.23，95%CI 0.07～0.77），其他部位未纠正脱垂程度更低（5.7% vs. 20%，95%CI 0.09～0.97）且性交痛发生率较低（16% vs. 36%，RR=0.39，95%CI 0.18～0.86）。然而，与经阴道的非网片手术相比，经腹的阴道骶骨固定术手术时间较长，平均差异（mean deviation，MD）21min（95%CI 12～30），所需的恢复时间也较长（MD 为 8.3 天，95% CI 3.9～12.7），并且医疗费用较高（加权平均差 1334 美元，95%CI 1027～1641）[25]。Paraiso[28]、Freeman[29]、Maher[30]等的随机研究，比较了腹腔镜阴道骶骨固定术与机器人[31]、开腹[29]或其他所有经阴道植入网片[30]手术，这些研究均被纳入了上述的系统评价中。

尽管微创手术量显著增加，但只有少数设计良好的对照试验对机器人阴道骶骨固定术进行了探究，而且一些研究使用了不同的客观和主观结局指标。来自著者机构的一项单中心单盲随机对照试验，纳入子宫切除术后阴道顶端脱垂 2～4 期的患者，将其随机分为腹腔镜阴道骶骨固定术组和机器人手术组[28]。其主要结局指标是手术总时间（即从切开皮肤到缝合关闭皮肤切口的时间），次要结局指标为术后疼痛、功能活动、肠道和膀胱症状、生活质量、阴道解剖复位及医疗成本。结果显示机器人手术组的手术总时间明显延长（$227 \pm 47min$ vs. $162 \pm 47min$，$P < 0.001$），其中设备对接时间平均需 14min。此外，机器人手术组的阴道骶骨固定缝合打结所需时间更长（$98 \pm 22min$ vs. $68 \pm 16min$，$P < 0.001$）。两组术中和术后并发症发生率无显著差异[28]，最常见的并发症是泌尿道感染，腹腔镜手术组有 3 例感染，机器人手术组有 5 例感染（9% vs. 14%，$P=0.71$）。两组分别都发生了 2 例术中膀胱损伤。机器人手术组有 1 例肠道损伤，2 例网片暴露（6% vs. 0%，$P=0.49$），3 例发生腹壁疼痛需扳机点注射治疗（9% vs. 0%，$P=0.24$）[28]。尽管两组在术后第 1 天疼痛评分没有显著差异，但机器人手术组在术后 6 周内报道发生休息时疼痛和某些正常活动时疼痛的情况较多。随访 6～12 个月，两组解剖复位情况和生活质量没有差异。著者认为机器人手术组疼痛明显的原因可能与缝合套管部位筋膜引起的肌肉疼痛有关。因此，建议将套管直径从原来的 10mm 或 12mm 减小到 8mm，以降低术后伤口处肌肉疼痛和神经损伤的风险。此外，可以在手术开始前使用布比卡因脂质体进行腹横肌平面的阻滞麻醉（TAP）以辅助减轻术后疼痛。注射剂由 1.3% 布比卡因脂质体 20ml、0.25% 布比卡因 30ml 和 50ml 注射用水混合而成，证据显示这种脂质体配方可有效减少术后阿片类药物的使用和降低疼痛评分[32, 33]。此外，还有一项前瞻性随机对照研究证实了上述发现，该研究纳入 100 例患者，同样得出机器人阴道骶骨固定术比腹腔镜手术耗时更长的结论，两组患者术中和术后并发症也无明显差异[34]。

大多数将机器人和腹腔镜骶骨固定术与开放式骶骨固定术比较的研究，都来自一个或两个机构的回顾性研究，随访时间为 3～44 个月。总的来说，机器人和腹腔镜骶骨固定术的解剖恢复和主观治愈率相当。类似于 Paraiso 等[28] 的随机试验，Antosh 的回顾性队列研究比较了机器人和腹腔镜骶骨固定术，其在围术期和术后并发症方面没有显著差异[35]。两组的膀胱损伤次数（3 次 vs. 1 次，$P=1.0$）或输血次数（1 次 vs. 2 次，$P=0.17$）均无差异。两组均无中转开腹。两组间尿路感染（9 例 vs. 6 例，$P=0.020$）、发热（两组各 1 例，$P=0.046$）、伤口感染／脓肿（2 例 vs. 1 例，$P=1.0$）或网状物侵蚀（2 例 vs. 0 例，$P=1$）也没有显著差异。

Anger 等随机将 78 例女性患者分为腹腔镜手术组 38 例和机器人手术组 40 例，发现机器人手术组平均初始住院费用较高（19 616 美元 vs. 11 573 美元，$P < 0.001$），但在调控了机器人设备购买和维护费用后，两组费用相近（12 586 美元 vs. 11 573 美元，$P=0.160$），说明两组成本差异主要归因于机器人维护和采购成本[36]。

2016 年，一项系统评价和 Meta 分析（纳入了上述研究）证实机器人手术耗费时间更长（245.9min vs. 205min，$P < 0.0001$），两组术中出血量（114.4ml vs. 160.1ml）及术中／术后并发症无明显差异。此外，有 3 个研究比较了不同手术方式的成本，结果发现机器人手术成本更高（$P < 0.001$）[37]。

2020 年，Culligan 等报道了一项为期 5 年的前瞻性研究，连续入组了 253 例接受机器人阴道骶骨固定术的患者，均使用聚四氟乙烯缝线（TH-26 针带 CV4 Gore-Tex 线）将 1 型轻质 Y 形网片间断缝合固定于阴道上，手术成功率为 89.3%，无网片暴露且手术时间较短（$146.54 \pm 25min$）[38]。随着技术和产品的不断发展改进，并发症和网片暴露率远低于最初报道的水平。

（三）骶骨阴道会阴固定术

机器人系统下行骶骨阴道会阴固定术在解剖和缝合阴道下段、会阴体、肛提肌筋膜和肌肉时，有特别优势，尤其推荐将摄像头 30° 斜面向上进行解剖。著者通常使用右侧的单极剪刀、左内侧双极器械和左外侧 ProGrasp 钳进行操作。

　　腹腔镜或机器人直肠膨出修补术、腹侧直肠固定术和骶骨阴道 / 会阴固定术的解剖标志为直肠阴道隔，主要由 Denonvilliers 筋膜及其两侧与肛提肌内面的附着处构成。直肠阴道筋膜、直肠阴道隔和 Denonvilliers 筋膜其实是同义词。骶骨阴道会阴固定术首先使用单极剪刀或超声刀打开直肠阴道隔，如果阴道和直肠内放置一个端端吻合器、Breisky-Navratil 拉钩或其他阴道操作器，会使操作更为便利。在分离直肠阴道隔下部接近会阴体和肛提肌的部分，可采用钝性分离、水分离和锐性分离的方法。如果解剖层次正确，操作过程几乎不出血。直肠阴道隔是阴道骶骨固定术网片后部的附着部位。相反，骶骨阴道会阴固定术中后部的 T 形网片与会阴体及两侧的肛提肌筋膜和肌肉固定附着。大多数医生更喜欢经阴道修补直肠远端的膨出。对于出口梗阻性便秘患者且合并会阴体下降或需同时行腹侧直肠固定术的患者，可以选择将骶骨阴道会阴固定术的后部网片固定于耻尾肌和髂尾肌筋膜上（图 17-7）；也可以使用可吸收缝线将直肠阴道肌层进行折叠缝合以修补直肠阴道筋膜缺损造成的直肠膨出。

　　一些擅长微创阴道骶骨固定术的医生会常规做骶骨阴道会阴固定术来矫治直肠膨出和会阴体下降。1997 年，Cundiff 团队首次报道了该手术，由开腹和经阴道联合完成[39]。经阴道作切口，将阴道后壁网片放置在阴道直肠隔内，并铆钉在阴道侧会阴休上，然后经腹将网片缝合在阴道后壁及前纵韧带上，目前该技术已经被应用于腹腔镜手术[40]。一项回顾性队列研究比较了开腹（n=17）和经阴道（n=51）放置后部聚丙烯网片 Pelvicol。先将网片缝合附着于会阴体及阴道直肠隔，然后在腹腔镜下将另一网片固定在阴道前壁，最后将两部分网片固定在前纵韧带上[40]。经过 6 个月随访，两组围术期结局和客观解剖治愈率没有显著差异。经腹组有 4 例患者出现复发症状，经阴道组有 1 例出现复发症状（P=0.01）。经

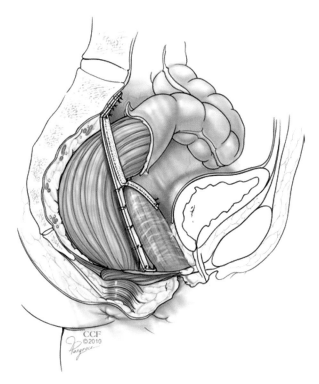

▲ 图 17-7　腹侧直肠固定术联合阴道骶骨固定术的后部网片固定于耻尾肌和髂尾肌

腹组没有患者发生网片暴露，但经阴道组有 4 例发生网片暴露（P=0.6），其中 1 例位于阴道顶端，其余 3 例位于阴道后壁远端且都需要手术清除。骶骨阴道会阴固定术网片暴露率估计为 6%[41, 42]，但与是否同时行子宫切除术的网片暴露率不一致[41, 43, 44]。

　　关于机器人辅助下微创骶骨阴道会阴固定术的数据有限。Paraiso 等报道了一项病例研究，10 例直肠脱垂合并阴道脱垂的患者接受机器人骶骨阴道会阴固定术，结果显示手术可行且手术并发症率低[45]。Wehbe 等发表的回顾性队列研究，比较了 56 例机器人阴道骶骨固定术和 28 例经阴道植入聚丙烯网片的骶骨阴道会阴固定术[46]，结果显示术后 5 个月阴道顶端和阴道后壁解剖复位率相似，但机器人骶骨阴道会阴固定术阴道前壁脱垂复发率较高。此外，骶骨阴道会阴固定术组术中出血量比阴道骶骨固定术组多 [125ml（50～1000ml）vs. 50ml（50～400ml），P=0.020]。阴道骶骨固定术组阴道网片暴露率为 23%，骶

骨阴道会阴固定术组为 7%。网片高暴露率与阴道前壁切开、手术医生的机器人手术经验和 Ethibond 缝线使用等有关。目前尚没有更大规模对机器人辅助阴道会阴骶骨固定手术长期随访的研究。

（四）腹侧直肠固定术

直肠脱垂（直肠全层从肛门口脱出）（图 17-8）和直肠套叠（直肠全层折叠到肛管内）可以通过微创的阴道骶骨固定术中同时行直肠腹侧固定术进行治疗[47, 48]。结直肠外科医生可以在阴道骶骨固定术中分离阴道和骶前区前或后进行相应的解剖。如果是在腹腔镜下进行手术，2 个 5mm 的穿刺套管分别置于两侧下腹部，1 个 12mm 套管置于耻骨上中线右侧，用于乙状结肠牵拉。当进行机器人手术时，则利用前面阴道骶骨固定术部分提到的 W 形套管布局，有其他术者报道使用"阳光照射"形布局，将 2 个机器人套管分别置于患者右下（右外侧臂）和右上象限（左内侧臂）。第三个套管放在左上象限（左外侧臂）。1 个 12mm 的辅助孔套管置于左下象限，1 个 5mm 辅助孔置于耻骨上方用于牵拉乙状结肠[49]。其他布局也可将所有的 8mm 套管摆在一个水平面上或根据患者体态稍作调整。

利用角度较陡峭的头低臀高位可以将肠管向头侧缩拢，如有需要，子宫可以向前牵拉。骶前和直肠阴道间隙分离与阴道骶骨固定术相似。对于大多数腹侧直肠固定术或存在会阴体下降的患者，解剖范围通常向尾部延伸到会阴体和双侧耻尾肌。宽 8～9cm、长 15～20cm 的聚丙烯或生物网片通过 12mm 套管放入盆腔，使用 2-0 polydiaxone 缝线将网片固定到两侧的盆底肌肉上（图 17-9 和图 17-10）。根据骨盆的大小选择网片的宽度和长度，网片要无张力地放置。有经验的医生从辅助套管放入尺子测量双侧耻尾肌的距离，此距离即是网片底部的宽度。间断缝合 6～12 针将网片固定到直肠前壁的浆肌层上，避免穿透肠壁，然后将网片固定到阴道后壁的顶端，阴道和直肠之间预留 3cm 长度的网片，然后将网片固定到骶骨前纵韧带上，确保网片尽量无张力，最后关闭腹膜将直肠固定和阴道骶骨固定的网片完全覆盖（图 17-7）。

一些病例研究讨论了腹腔镜联合经阴道行直肠脱垂手术的可行性和安全性[50, 51]。Slawik 等报道了一项 74 例腹腔镜腹侧直肠固定术的临床研究，患者同时接受阴道骶骨固定术和阴道后壁修补术[50]。中位手术时间为 125min（50～210min），其中只有 1 例患者中转开腹手术。所有患者只有轻微的术后并发症（3 例便秘、1 例套管穿刺部位感染、1 例尿路感染、1 例肺部感染），平均随访时间为 54 个月（20～96 个月）。尽管未发现全层直肠脱垂复发，但有 4 例患者出现术后直肠黏膜肥厚脱垂，91% 的患者 Wexner 便秘评分改善，

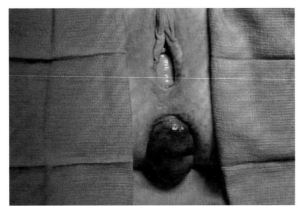

▲ 图 17-8　直肠全层脱垂

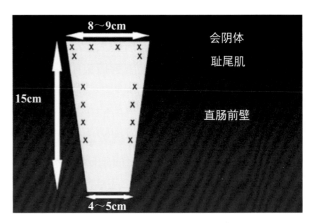

▲ 图 17-9　腹侧直肠固定术网片大小及固定点

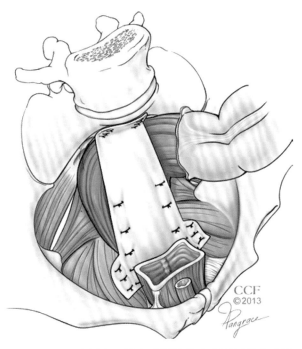

▲ 图 17-10　腹侧直肠固定术网片缝合在两侧的盆底肌和直肠前壁浆肌层

80% 以上的患者梗阻性排便障碍得到缓解，3 例患者有轻微的新发排便问题，未报道客观或主观的阴道脱垂、尿失禁或网片暴露问题。

一项系统评价纳入 12 项病例研究，共 728 例直肠脱垂或直肠套叠的患者接受腹侧直肠固定术治疗[52]，其中粪失禁缓解率平均为 45%（95%CI，35.6%～54.1%）、便秘缓解率平均为 24%（95%CI，6.8%～40.9%）。术后随访 3～106 个月直肠脱垂复发率为 0%～15.4%。常见的并发症为尿路感染（$n=11$）、穿刺部位感染或切口疝（$n-16$），有 4 例患者出现网片相关并发症（1 例网片暴露、2 例网片脱落、1 例尼龙网片导致败血症死亡）。然而，微创腹侧直肠固定术的长期随访数据仍非常有限。

机器人辅助腹腔镜使盆腔深部的缝合和打结更为容易，在腹侧直肠固定术中可以帮助不擅长腹腔镜下缝合的外科医生更轻松地缝合打结。一些研究比较了腹腔镜和机器人的腹侧直肠固定术的手术结局和费用[49, 53, 54]。一项小样本量的对照研究，对比了两者围术期并发症没有差异；一项

研究发现机器人和腹腔镜手术的短期结局相似；还有一个前瞻性队列研究入组 82 例患者，结果显示腹腔镜和机器人手术后直肠脱垂复发率较开腹手术高（三组复发率分别为 27%、20% 和 2%，$P=0.008$）；两项 Meta 分析认为，机器人直肠固定术的手术时间比腹腔镜手术长，平均时间差 22.8～27.9min。机器人手术组患者，虽然住院时间明显较短（平均差 –0.36 天，95%CI –0.66～–0.07）[55, 56]，但费用更高（4910 美元 vs. 4165 美元，$P=0.012$）[49, 53, 57]。

（五）其他机器人脱垂手术

机器人子宫骶骨韧带阴道穹窿悬吊术、子宫固定术、子宫骶骨固定术和直肠膨出修补术都与腹腔镜手术相似（见第 8 章），而机器人所有的缝合都采用体内操作。机器人套管放置位置与前述的机器人阴道骶骨固定术相似，对于较大的子宫则需将其摆放成较大的拱形结构（更靠近头侧），但当机器人套管太靠头侧端时，则可能增加阴道后间隙解剖的困难度。

四、尿失禁手术

（一）Burch 库伯韧带悬吊术和阴道旁缺陷修补术

虽然机器人和单孔腹腔镜技术已应用于盆腔器官脱垂修复，但还没有广泛应用于库伯韧带悬吊术。对于不愿意接受经阴道植入网片的患者，可以通过耻骨后途经进行手术。机器人 Burch 库伯韧带悬吊术与腹腔镜手术相似（见第 8 章），但由于机器人缺少触觉反馈，解剖显露库伯韧带需要小心。尸体解剖研究发现，闭孔血管约位于耻骨联合旁 5.4cm（4.5～6.1cm）及髂耻线下 1.7cm（1.5～2.6cm）[58]。此外，髂外血管位于闭孔管外侧 1cm，并在耻骨联合外侧 7.3cm（6.3～8.5cm）（图 17-11）[59]。

暴露 Retzius 间隙后，阴道侧或床边助手放置两个手指到阴道内，通过牵拉 Foley 尿管辨识尿道与膀胱交界处。床旁助手通过钝头器械抬高尿道旁及阴道旁组织，显露膀胱颈旁的阴道组

织。0 号单股不可吸收缝线通过 CT-2 或 SH 针进行库伯韧带缝合，然后 8 字形穿过尿道旁的骨盆内筋膜，然后再穿过库伯韧带，最后在韧带上方打结。手术医生必须注意缝合位置应该在靠近尿道中段和膀胱颈的阴道侧壁，但不要穿透阴道黏膜（图 17-12）。通常在尿道中段水平缝合第一针，在缝完后立即打结以避免线结缠绕。阴道旁组织与库伯韧带间形成一个 1.5～2cm 的缝线桥。当阴道旁缺陷需要同时进行修复时，阴道旁组织缝合要在 Burch 手术前进行，方法和腹腔镜下的 Burch 缝合术类似，以便更好地显露手术野（图 8-7、图 8-8）。

（二）Burch 库伯韧带悬吊术的临床结局和并发症

除了一小样本量的病例研究外，目前尚缺乏机器人辅助腹腔镜下库伯韧带悬吊术的文献数据[60]。一项更新于 2017 年的 Cochrane 系统评价对比了腹腔镜和开腹 Burch 手术[61]，纳入 12 项随机对照研究，共 1260 例患者，其结论表明两组短期成功率均较佳（RR=0.97，95%CI 0.79～1.18），但受到主观压力性尿失禁综合估计的限制，置信区间较宽。腹腔镜手术组和开腹手术组的压力性尿失禁相关的客观临床数据无差异，包括短期（6 项研究）和中期（7 项研究）结果。另一项纳入 64 例患者的试验进行了长期的随访[62]，腹腔镜手术组似乎更有优势（RR=1.89，95%CI 0.99～3.59），但该结果并无统计学意义。该研究中的开腹组术后尿失禁仍然存在的比例超过 50%，此数据比其他研究稍高。

针对机器人辅助 Burch 库伯韧带悬吊术，一项 76 例样本量的病例研究表明，其治疗成功率约为 85%[63]，手术并发症有 3% 膀胱损伤、16% 的术后尿路感染和 10% 的术后尿潴留，单独 Burch 手术的平均手术时间为 143 ± 58min[64]。在 4 项比较手术时间的研究中，有 3 项提示开腹 Burch 手术的手术时间比腹腔镜手术短（时间差为 15～41min）[65-68]。有 5 项[66-70]研究显示开腹 Burch 手术的住院时间较长，2 项研究显示两

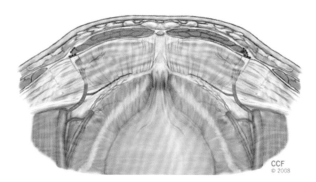

▲ 图 17-11　耻骨后间隙的血管解剖

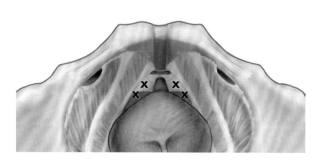

▲ 图 17-12　Burch 库伯韧带悬吊术的缝合位置

者住院时间无明显差异[71, 72]，4 项研究显示腹腔镜 Burch 手术的膀胱穿孔率较高（0.6% vs. 3%，RR=0.22，95%CI 0.06～0.87）[67, 69, 70, 72]；6 项研究提示开腹和腹腔镜 Burch 手术的术后新发逼尿肌过度活动（8% vs. 11%，RR=0.82，95%CI 0.48～1.38）或排尿困难（10% vs. 9%，RR=1.12，95%CI 0.70～1.79）的风险无明显差异[62, 66, 68, 71-73]；2 项研究报道了 39 例新发或复发脱垂，腹腔镜组发生率为 11%，开腹组为 9%，两组间无统计学差异（RR=0.76，95%CI 0.39～1.52）[71, 72]。

五、总结

机器人辅助腹腔镜是一种侵袭性更小的手术入路，但不应被视为一种独特的手术方式。著者认为，微创和开腹治疗盆腔器官脱垂或尿失禁手术的方式应相同，微创手术更有希望在解剖结构的暴露和微小切口等方面做出改进，尤其对于肥胖患者。微创手术术后能有更少的并发症、更短的住院时间、更快的康复和更早的复工等潜在优势，但这些优势会被延长的手术时间部分抵消，

并且在很多情况下，医疗成本也会增加。虽然过去 10 年里，关于盆腔器官脱垂和尿失禁的微创手术的临床研究质量有所提高，但仍缺乏针对盆底重建领域的机器人手术的多中心前瞻性随机试验的长期随访数据。在将来的研究中，我们需要扩展研究数据，特别是针对肥胖患者的结局，子宫切除的类型（子宫全切术 vs. 子宫次全切除术）和腹腔内网片固定缝合类型及健康相关生活质量等方面。在我们培训下一代微创盆底重建手术医生时，需要强调和关注以患者为中心的结局、手术效率和成本控制等因素。

参考文献

[1] Di Marco DS, Chow GK, Gettman MT, Elliott DS. Robotic-assisted laparoscopic sacrocolpopexy for treatment of vaginal vault prolapse. Urology. 2004;63:373-6.

[2] Geller EJ, Siddiqui NY, Wu JM, Visco AG. Shortterm outcomes of robotic sacrocolpopexy compared with abdominal sacrocolpopexy. Obstet Gynecol. 2008;112:120-6.

[3] Nosti PA, Umoh U, Kane S, et al. Outcomes of minimally invasive and abdominal sacrocolpopexy: a Fellows' Pelvic Research Network Study (abstract). Female Pelvic Med Reconstr Surg. 2012;18:S18.

[4] Akl MN, Long JB, Giles DL, Cornella JL, Pettit PD, Chen AH, Magtibay PM. Robotic-assisted sacrocolpopexy: technique and learning curve. Surg Endosc. 2009;23:2390-4.

[5] Lim PC, Kang E, Park DH. Learning curve and surgical outcome for robotic-assisted hysterectomy with lymphadenectomy: case-matched controlled comparison with laparoscopy and laparotomy for treatment of endometrial cancer. J Minim Invasive Gynecol. 2010;17:739-48.

[6] Kho R. Comparison of robotic-assisted laparoscopy versus conventional laparoscopy on skill acquisition and performance. Clin Obstet Gynecol. 2011;54:376-81.

[7] Lawson EH, Curet MJ, Sanchez BR, Schuster R, Berguer R. Postural ergonomics during robotic and laparoscopic gastric bypass surgery: a pilot project. J Robot Surg. 2007;1:61-7.

[8] Lee EC, Rafq A, Merrell R, Ackerman R, Dennerlein JT. Ergonomics and human factors in endoscopic surgery: a comparison of manual vs telerobotic simulation systems. Surg Endosc. 2005;19:1064-70.

[9] Berguer R, Smith W. An ergonomic comparison of robotic and laparoscopic technique: the infuence of surgeon experience and task complexity. J Surg Res. 2006;134:87-92.

[10] van der Schatte Olivier RH, Van't Hullenaar CD, Ruurda JP, Broeders IA. Ergonomics, user comfort, and performance in standard and robot-assisted laparoscopic surgery. Surg Endosc. 2009;23:1365-71.

[11] Linder BJ, Anand M, Weaver AL, et al. Assessing the learning curve of robotic sacrocolpopexy. Int Urogyn J. 2016;27(2):239-46.

[12] Geller EJ, Lin FC, Matthews CA, et al. Analysis of robotic performance times to improve operative effciency. J Minim Invasiv Gynecol. 2013;20(1):43-8.

[13] Akl MN, Long JB, Giles DL, et al. Robotic-assisted sacrocolpopexy: technique and learning curve. Surg Endo. 2009;23:2390-4.

[14] Sharma A, Calixte R, Finamore PS. Establishing the learning curve of robotic sacral colpopexy in a startup robotics program. J Minim Invasive Gynecol. 2016;23:89-93.

[15] Falabella A, Moore-Jeffries E, Sullivan MJ, Nelson R, Lew M. Cardiac function during steep Trendelenburg position and CO_2 pneumoperitoneum for roboticassisted prostatectomy: a trans-oesophageal Doppler probe study. Int J Med Robot. 2007;3:312-5.

[16] Ogunnaike BO, Jones SB, Jones DB, Provost D, Whitten CW. Anesthetic considerations for bariatric surgery. Anesth Analg. 2002;95:1793-5.

[17] Danic MJ, Chow M, Alexander G, et al. Anesthesia considerations for robotic-assisted prostatectomy: a review of 1,500 cases. J Robot Surg. 2007;1:119-23.

[18] Baltayian S. A brief review: anesthesia for robotic prostatectomy. J Robot Surg. 2008;2:59-66.

[19] Blecha S, Harth M, Zeman F, Seyfried T, Lubnow M, Burger M, Denzinger S, Pawlik MT. The impact of obesity on pulmonary deterioration in patients undergoing robotic-assisted laparoscopic prostatectomy. J Clin Monit Comput. 2019;33(1):133-43.

[20] London ET, Ho HS, Neuhaus AM, Wolfe BM, Rudich SM, Perez RV. Effect of intravascular volume expansion and renal function during prolonged CO_2 pneumoperitoneum. Ann Surg. 2000;231:195-201.

[21] Tekelioglu UY, Erdem A, Demirhan A, Akkaya A, Ozturk S, Bilgi M, et al. The prolonged effect of pneumoperitoneum on cardiac autonomic functions during laparoscopic surgery: are we aware? Eur Rev Med Pharmacol Sci. 2013;17:895-902.

[22] Murdock CM, Wolff AJ, Van Geem T. Risk factors for hypercarbia, subcutaneous emphysema, pneumothorax, and pneumomediastinum during laparoscopy. Obstet Gynecol. 2000;95:704-9.

[23] Routh JC, Bacon DR, Leibovich BC, Zincke H, Blute ML,

Frank I. How long is too long? The effect of the duration of anesthesia on the incidence of nonurological complications after surgery. BJU Int. 2008;102:301-4.

[24] Carter-Brooks CM, Du AL, Ruppert KM, Romanova AL, Zyczynski HM. Implementation of a urogynecology-specifc enhanced recovery after surgery (ERAS) pathway. Am J Obstet Gynecol. 2018;219(5):495.e1-495.e10. https://doi.org/10.1016/j.ajog.2018.06.009. Epub 2018 Jun 18.

[25] Matthews CA, Geller EJ, Henley BR, Kenton K, Myers EM, Dieter AA, Parnell B, Lewicky-Gaupp C, Mueller MG, Wu JM. Permanent compared with absorbable suture for vaginal mesh fxation during Total hysterectomy and sacrocolpopexy: a randomized controlled trial. Obstet Gynecol. 2020;136(2):355-64.

[26] Tan-Kim J, Nager CW, Grimes CL, Luber KM, Lukacz ES, Brown HW, Ferrante KL, Dyer KY, Kirby AC, Menefee SA. A randomized trial of vaginal mesh attachment techniques for minimally invasive sacrocolpopexy. Int Urogynecol J. 2015;26(5):649-56.

[27] Bazzi AA, Osmundsen BC, Hagglund KH, Aslam MF. Anatomical outcomes based on suturing technique during vaginal mesh attachment in robotic sacrocolpopexy. Female Pelvic Med Reconstr Surg. 2019;25(2):105-8.

[28] Paraiso MF, Jelovsek JE, Frick A, Chen CC, Barber MD. Laparoscopic compared with robotic sacrocolpopexy for vaginal prolapse. Obstet Gynecol. 2011;118:1005-13.

[29] Freeman RM, Pantazis K, Thomson A, Frapell J, Bombieri L, Moran P, et al. A randomised controlled trial of abdominal versus laparoscopic sacrocolpopexy for the treatment of post-hysterectomy vaginal vault prolapse: LAS study. Int Urogynecol J. 2013;24:377-84.

[30] Maher CF, Feiner B, DeCuyper EM, Nichlos CJ, Hickey KV, O'Rourke P. Laparoscopic sacral colpopexy versus total vaginal mesh for vaginal vault prolapse: a randomized trial. Am J Obstet Gynecol. 2011;204:360.e1-7.

[31] Maher C, Feiner B, Baessler K, Schmid C. Surgical management of pelvic organ prolapse in women. Cochrane Database Syst Rev. 2013;4:CD004014. https://doi.org/10.1002/14651858.CD004014.pub5.

[32] Moon RC, Lastrapes L, Wier J, Nakajima M, Gaskins W, Teixeira AF, Jawad MA. Preoperative transversus abdominis plane (TAP) block with liposomal bupivacaine for bariatric patients to reduce the use of opioid analgesics. Obes Surg. 2019;29(4):1099-104.

[33] Nedeljkovic SS, Kett A, Vallejo MC, Horn JL, Carvalho B, Bao X, Cole NM, Renfro L, Gadsden JC, Song J, Yang J, Habib AS. Transversus abdominis plane block with liposomal bupivacaine for pain after cesarean delivery in a multicenter, randomized, double-blind, controlled trial. Anesth Analg. 2020;131(6):1830-9.

[34] Illiano E, Ditonno P, Giannitsas K, De Rienzo G, Bini V, Costantini E. Robot-assisted vs laparoscopic Sacrocolpopexy for high-stage pelvic organ prolapse: a prospective, randomized, single-center study. Urology. 2019;134:116-23. https://doi.

org/10.1016/j. urology.2019.07.043. Epub 2019 Sep 26.

[35] Antosh DD, Grotzke SA, McDonald MA, Shveiky D, Park AJ, Gutman RE, Sokol A. Short-term outcomes of robotic versus conventional laparoscopic sacral colpopexy. Female Pelvic Med Reconstr Surg. 2012;18:158-61.

[36] Anger JT, Mueller ER, Tarnay C, Smith B, Stroupe K, Rosenman A, Brubaker L, Bresee C, Kenton K. Robotic compared with laparoscopic sacrocolpopexy: a randomized controlled trial. Obstet Gynecol. 2014;123(1):5-12.

[37] Pan K, Zhang Y, Wang Y, Wang Y, Xu H. A systematic review and meta-analysis of conventional laparoscopic sacrocolpopexy versus robot-assisted laparoscopic sacrocolpopexy. Int J Gynaecol Obstet. 2016;132(3):284-91.

[38] Culligan PJ, Lewis C, Priestley J, Mushonga N. Longterm outcomes of robotic-assisted laparoscopic sacrocolpopexy using lightweight Y-mesh. Female Pelvic Med Reconstr Surg. 2020;26(3):202-6.

[39] Cundiff GW, Harris RL, Coates K, Low VH, Bump RC, Addison WA. Abdominal sacral colpoperineopexy: a new approach for correction of posterior compartment defects and perineal descent associated with vaginal vault prolapse. Am J Obstet Gynecol. 1997;177:1345-53.

[40] McDermott CD, Park J, Terry CL, Woodman PJ, Hale DS. Laparoscopic sacral colpoperineopexy: abdominal versus abdominal-vaginal posterior graft attachment. Int Urogynecol J. 2011;22:469-75.

[41] Nosti PA, Lowman JK, Zollinger TW, Hale DS, Woodman PJ. Risk of mesh erosion after abdominal sacral colpoperineopexy with concurrent hysterectomy. Am J Obstet Gynecol. 2009;201:541.e1-4.

[42] Su KC, Mutone MF, Terry CL, Hale DS. Abdominovaginal sacral colpoperineopexy: patient perceptions, anatomical outcomes and graft erosions. Int Urogynecol J Pelvic Floor Dysfunct. 2007;18:503-11.

[43] Cundiff GW, Varner E, Visco AG, Zyczynski HM, Nager CW, Norton PA, et al. Risk factors for mesh/suture erosion following sacral colpopexy. Am J Obstet Gynecol. 2008;199:688.e1-5.

[44] Visco AG, Weidner AC, Barber MD, Myers ER, Cundiff GW, Bump RC, Addison WA, et al. Vaginal mesh erosion after abdominal sacral colpopexy. Am J Obstet Gynecol. 2001;184:297-302.

[45] Reddy J, Ridgeway B, Gurland B, et al. Robotic sacrocolpoperineopexy with ventral rectopexy for the combined treatment of rectal and pelvic organ prolapse: initial report and technique. J Robot Surg. 2011;5:167-73.

[46] Wehbe SA, El-Khawand D, Arunachalam D, et al. Comparative outcomes of robotic assisted sacrocolpopexy and sacrocolpoperineopexy. A cohort study (abstract). Neurourol Urodyn. 2012;31:261-2.

[47] Cullen J, Rosselli JM, Gurland BH. Ventral rectopexy for rectal prolapse and obstructed defecation. Clin Colon Rectal Surg. 2012;25:34-5.

[48] D'Hoore A, Cadoni R, Penninckx F. Long-term outcome of

laparoscopic ventral rectopexy for total rectal prolapse. Br J Surg. 2004;91:1500-5.

[49] Wong MT, Meurette G, Rigaud J, Regenet N, Lehur PA. Robotic versus laparoscopic rectopexy for complex rectocele: a prospective comparison of shortterm outcomes. Dis Colon Rectum. 2011;54:342-6.

[50] Slawik S, Soulsby R, Carter H, Payne H, Dixon AR. Laparoscopic ventral rectopexy, posterior colporrhaphy and vaginal sacrocolpopexy for the treatment of recto-genital prolapse and mechanical outlet obstruction. Color Dis. 2007;10:138-43.

[51] Sagar PM, Thekkinkattil DK, Heath RM, Woodfeld J, Gonsalves S, Landon CR. Feasibility and functional outcome of laparoscopic sacrocolpopexy for combined vaginal and rectal prolapse. Dis Colon Rectum. 2008;51:1414-20.

[52] Samaranayake CB, Luo C, Plank AW, Merrie AE, Plank LD, Bissett IP. Systematic review on ventralrectopexy for rectal prolapse and intussusception. Color Dis. 2009;12:504-14.

[53] Heemskerk J, de Hoog DENM, van Gemert WG, Baeten CG, Greve JW, Bouvy ND. Robot-assisted vs conventional laparoscopic rectopexy for rectal prolapse: a comparative study on costs and time. Dis Colon Rectum. 2001;50: 1825-30.

[54] de Hoog DE, Heemskerk J, Nieman FH, van Gemert WG, Baeten CG, Bouvy ND. Recurrence and functional results after open versus conventional laparoscopic versus robot-assisted laparoscopic rectopexy for rectal prolapse: a case-control study. Int J Color Dis. 2009;24:1201-6.

[55] Ramage L, Georgiou P, Tekkis P, Tan E. Is robotic ventral mesh rectopexy better than laparoscopy in the treatment of rectal prolapse and obstructed defecation? A meta-analysis. Tech Coloproctol. 2015;19(7):381-9.

[56] Albayati S, Chen P, Morgan MJ, Toh JWT. Robotic vs. laparoscopic ventral mesh rectopexy for external rectal prolapse and rectal intussusception: a systematic review. Tech Coloproctol. 2019;23(6):529-35.

[57] Mäkelä-Kaikkonen J, Rautio T, Ohinmaa A, Koivurova S, Ohtonen P, Sintonen H, Mäkelä J. Costanalysis and quality of life after laparoscopic and robotic ventral mesh rectopexy for posterior compartment prolapse: a randomized trial. Tech Coloproctol. 2019;23(5);461-70.

[58] Drewes PG, Marinis SI, Schaffer JI, Boreham MK, Corton MM. Vascular anatomy over the superior pubic rami in female cadavers. Am J Obstet Gynecol. 2005;193:2165-8.

[59] Pathi SD, Castellanos ME, Corton MM. Variability of the retropubic space anatomy in female cadavers. Am J Obstet Gynecol. 2009;201:524.e1-5.

[60] Khan MS, Challacombe B, Rose K, Dasgupta P. Robotic colposuspension: two case reports. J Endourol. 2007;21: 1077-9.

[61] Lapitan MCM, Cody JD, Mashayekhi A. Open retropubic colposuspension for urinary incontinence in women. Cochrane Database Syst Rev. 2017;7(7):CD002912. https://doi. org/10.1002/14651858.CD002912.pub7.

[62] Morris AR, Reilly ET, Hassan A, et al. 5-7 year follow up of a randomized trial comparing laparoscopic colposuspension and open colposuspension in the treatment of genuine stress incontinence (abstract). Int Urogynecol J. 2001;12 Suppl 3:S6.

[63] Lee TG, Unlu BS, Petruzzi VA, Borahay MA, Dursun F, Saad AF, Kilic GS. Safety and effcacy of roboticassisted Burch for pure stress urinary incontinence: a large case series. J Obstet Gynaecol. 2020;16:1-4.

[64] Paraiso MF, Walters MD, Karram MM, Barber MD. Laparoscopic Burch colposuspension versus tension-free vaginal tape: a randomized trial. Obstet Gynecol. 2004;104(6):1249-58.

[65] Ankardal M, Ekerydh A, Crafoord K, Milsom I, Stjerndahl JH, Engh ME. A randomized trial comparing open Burch colposuspension using sutures with laparoscopic colposuspension using mesh and staples in women with stress urinary incontinence. BJOG. 2004;111:974-81.

[66] Fatthy H, El Hao M, Samaha I, Abdallah K. Modifed Burch colposuspension: laparoscopic versus laparotomy. J Am Assoc Gynecol Laparosc. 2001;8:99-106.

[67] Stangel-Wojcikiewicz K. Laparoscopic Burch colposuspension compared to laparotomy for treatment of urinary stress incontinence. Neurourol Urodyn. 2007;27:714. (Abstract).

[68] Su TH, Wang KG, Hsu CY, Wei HJ, Hong BK. Prospective comparison of laparoscopic and traditional colposuspension in the treatment of genuine stress incontinence. Acta Obstet Gynecol Scand. 1997;76:576-82.

[69] Kitchener HC, Dunn G, Lawton V, Reid F, Nelson L, Smith AR, COLPO Study Group. Laparoscopic versus open colposuspension—results of a prospective randomized controlled trial. BJOG. 2006;113:1007-13.

[70] Tuygun C, Bakirtas H, Eroglu M, Alisir I, Zengin K, Imamoglu A. Comparison of two different surgical approaches in the treatment of stress urinary incontinence: open and laparoscopic Burch colpopsuspension. Turk Uroloji Dergisi. 2006;32:248-53.

[71] Cheon WC, Mak JH, Liu JY. Prospective randomized controlled trial comparing laparoscopic open colposuspension. Hong Kong Med J. 2003;9:10-4.

[72] Carey MP, Goh JT, Rosamilia A, Cornish A, Gordon I, Hawthorne G, et al. Laparoscopic versus open Burch colposuspension: a randomized controlled trial. BJOG. 2006;113:999-1006.

[73] Ustun Y, Engin-Ustun Y, Gungor M, Tezcan S. Randomized comparison of Burch urethropexy procedures concomitant with gynecologic operations. Gynecol Obstet Investig. 2005;59:19-23.

第18章 机器人输卵管吻合术
Techniques for Robotic Tubal Reanastamosis

Salomeh Salari　Rebecca Flyckt　著
王 乔 译　杨小芸 校

机器人微创手术平台使年资较低的腔镜手术医生也可以完成微创输卵管吻合术。在机器人系统辅助下，主刀可以更容易地分离出输卵管断端、更清晰地辨认管腔、更灵巧地钳夹组织，以及更精细地缝合。现有数据显示机器人输卵管吻合术与传统开腹显微输卵管吻合术的妊娠结局相当。因此，对于输卵管结扎术后仍有生育需求的女性，机器人输卵管吻合术是体外受精（IVF）之外的一种可靠替代方案，尤其是对于相对年轻的女性。

一、概述

输卵管结扎术是美国已婚和30岁以上女性最常用的避孕措施之一[1]，这是一种安全且高效的避孕方案，但输卵管绝育后女性有转变生育意愿的可能，1%~2%的女性在绝育后会选择输卵管复通以求再次生育[2]。绝育时年龄越低，发生绝育意愿逆转的可能性越大[3]。输卵管绝育术后的夫妻可以选择手术复通输卵管或IVF助孕。

传统输卵管吻合术通过经腹横切口的显微外科手术来完成。显微技术下输卵管复通成功率可高达85%，但开腹手术存在恢复时间长、术后疼痛明显、易形成粘连等局限性。一般情况下，患者需要住院治疗且至少在手术后2周才能恢复工作和正常生活[4]。在微创手术崛起的20世纪90年代，腹腔镜下输卵管吻合术也开始被推广[5]。

但是，该术式对主刀医生的腹腔镜手术操作和缝合技术要求高，需主刀和助手在经过高阶腹腔镜手术培训并掌握腹腔镜下精细缝合技巧后才能顺利完成，且手术持续时间通常较长（2~4h）。因此，数十年来随着IVF技术成功率的提高，一些生殖中心放弃通过外科手术治疗输卵管结扎术后的不孕。

然而，与IVF相比，输卵管吻合术可显著降低发生双胎及多胎妊娠等辅助生育技术的相关医疗风险及支出成本，并且可以通过一次手术实现以后可能多次的生育需求。机器人输卵管吻合术则兼顾了高成功率和微创的优势。机器人比传统腹腔镜手术对主刀的经验要求相对较低。机器人手术系统帮助主刀能更清晰地看见输卵管管腔、更轻松地缝合和打结、更精细地操作和解剖。患者恢复快，可手术当日出院。

二、术前注意事项

术前应充分评估其他可能影响复孕成功率的不孕因素。丈夫需完成精液检查。年龄较大的女性选择该术式前需评估卵巢储备功能。术前知情同意时应告知患者手术治疗与IVF的优劣，若患者存在导致输卵管性不孕的其他影响因素（如盆腔炎性疾病、子宫内膜异位症等）可能对输卵管复通手术效果带来不利影响等情况，也应充分与患者沟通。

术前咨询及评估应遵循个体化原则。患者年龄是恢复自然生育能力成功率的重要因素，但输卵管吻合术的适术对象并不仅限于年轻女性[5]。前次绝育术后残留输卵管长度是影响重新吻合成功率的另一重要因素。术前应充分告知患者，受限于患者输卵管情况，手术可能无法复通单侧或双侧输卵管。建议术前应获得患者既往手术的相关记录及病理报告，以了解前次绝育术的具体术式（如切除输卵管的长度）和病理情况等。由于输卵管复通术的成功率与 IVF 的成功率很难比较，前者为手术患者的妊娠率，后者为每个周期的成功妊娠率，因此术前建议进行生殖及孕前咨询。

三、患者体位及器械安置

（一）患者体位及穿刺孔选择

患者体位以截石位为宜，可使用能通液的举宫器。由于术前往往不能准确评估患者的输卵管情况是否适合手术，术中可先选择在脐部安置 5mm 穿刺套管，置入 5mm 腹腔镜以探查盆腔和输卵管情况。当确认残留输卵管长度合适（> 4cm）、排除严重粘连、评估手术可行后，可在脐部扩大穿刺孔并安置 8～12mm 的机器人套管[6]。另 2 个 8mm 机器人套管分别安置于左、右下腹部距离脐部穿刺口 8～10cm、脐部水平线 10°～15° 的位置。

有条件的机构可选择 5mm 机器人套管。该术式还需要在一侧的下腹部另设 1 个 5mm 或 10mm 的辅助孔。考虑到输卵管吻合用的细小缝合针一旦遗失，非常难以寻找，需要术中由助手需在摄像镜头直视下经辅助孔将缝合针放入手术区域，以防缝针丢失。

（二）机器人对接

机器人推车位于患者的一侧（助手对侧），便于助手操作。脐部套管对接摄像镜头。如果是使用第二代或第三代机器人系统，在两侧的套管分别对接 1 号和 3 号机械臂，可获得更好的操作角度。该手术较少使用最后一个机械臂。最新一代机器人系统体积减小、运动范围扩大，对接时具有更强的灵活性。

（三）机器人器械选用

机器人对接完成后需在可视下安置操作器械。该手术需要的机器人操作器械可选择单极电钩或电剪，以及连接双极能量的 PK 钳。右利手主刀通常将 PK 钳安装在左侧，单极能量器械安装在右侧。如果最后一个机械臂也使用了，可以安装 Prograsper 抓持器。缝合时推荐使用黑钻微型钳作为持针钳。

四、手术步骤

机器人输卵管吻合术的手术步骤与开腹手术一致。

（一）处理吻合处的近端及远端

切开覆盖的腹膜，暴露输卵管残端之后分离输卵管周围粘连，并移除可能存在的结扎夹或环。可在输卵管系膜内注射稀释后的垂体后叶加压素（20U 加入 100～200ml 生理盐水），以帮助减少术中出血和辨识组织层次。使用靛洋红等染料行通液术以检查输卵管近端的通畅性并帮助识别需要切除的输卵管近端断端。

用单极电剪切开并剥离输卵管断端表面覆盖的腹膜，暴露输卵管断端（图 18-1）。冷刀切除输卵管断端处瘢痕组织并暴露出输卵管腔（图 18-2）。在切开输卵管管腔时，不带能量使用电剪，并且尽量以轻微电凝进行止血，以尽可能避免术后瘢痕形成和管腔再梗阻。同法处理输卵管远端断端。输卵管远端通畅性可通过伞端置入软管通液检查。

机器人系统具有放大视野和减少震颤等优点，允许更精细分离并解剖输卵管断端，故完成该术式具有明显的优势。系统显示设置应在手术开始时设定，推荐选择 4 倍放大。

（二）对齐并缝合输卵管系膜

按照以上步骤准备好输卵管断端后，输卵管两断端的系膜通常会形成较宽的裂隙。为了帮助对齐输卵管断端管腔并减少吻合的张力，需用

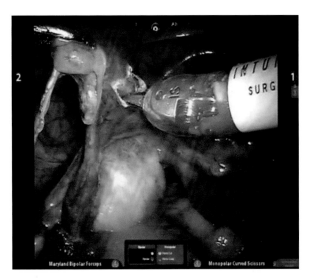

▲ 图 18-1　剪开腹膜，暴露输卵管断端

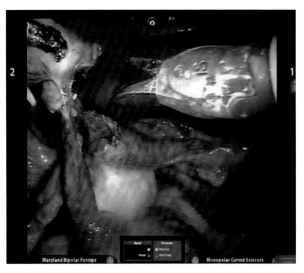

▲ 图 18-2　电剪切开并暴露输卵管管腔（避免使用能量）

6-0 带针可吸收抗菌薇乔缝线缝合并对齐输卵管断端两侧输卵管系膜（图 18-3）。缝合时应避免形成组织的绞窄。缝合目标是使得输卵管断端两侧尽量相互靠近，减少输卵管吻合口的张力。

进行后续步骤前，可先在输卵管近远端内安置支架以帮助后续的管腔吻合（图 18-4）。支架可使用裁剪为长 6～9cm 的 Novy Cornual 插管装置的塑料内芯。其他更经济的支架替代方案在各种文献中也有报道，如将 1-0 不可吸收缝线或 0 号可吸收抗菌薇乔缝线裁剪为长约 6cm，作为支架使用。

（三）吻合输卵管管腔

通常使用 8-0 带针可吸收抗菌薇乔缝线间断缝合吻合输卵管肌层，并使覆盖其表面的浆膜层相互靠拢（图 18-5）。为了避免缝合针的丢失，应避免在视野外传递缝合针，并尽量减少更换新的缝针。缝合时，按照输卵管管腔的 6 点钟、3 点钟、9 点钟、12 点钟方位依次缝合，进行体内打结，线结应留在输卵管管腔外侧。应在完成 12 点钟方位的缝合后再打结 3 点钟和 9 点钟方位的缝线，因为提前打结可能影响缝合 12 点钟方位时的定位及管腔辨认。

精准缝合是机器人手术的显著优势，但机器人手术无法利用触觉反馈，需使用视觉反馈帮助完

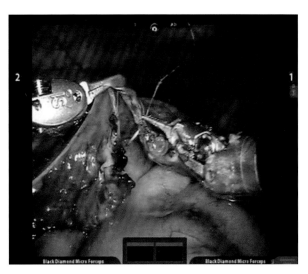

▲ 图 18-3　对齐并缝合输卵管系膜

成组织的牵拉和提供张力，因此缝合时需格外注意操作轻柔，避免过度牵拉组织或缝针，以免损坏缝针或是撕裂组织。管腔吻合后再次行通液术检查输卵管通畅性。若有漏液，需要在漏液处加缝 1 针；若通液不畅，则需要拆除缝线重新吻合。

（四）缝合输卵管浆膜层

输卵管浆膜层的缝合步骤与吻合管腔相似，使用 8-0 带针可吸收抗菌薇乔缝线间断缝合（图 18-6，图 18-7）。缝合完成后应再次行输卵管通液，检查输卵管通畅性。如果管腔缝合后通畅但

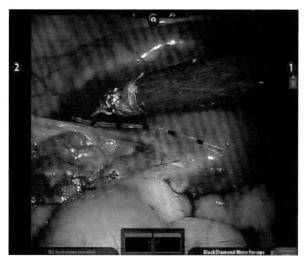

▲ 图 18-4 置入输卵管支架

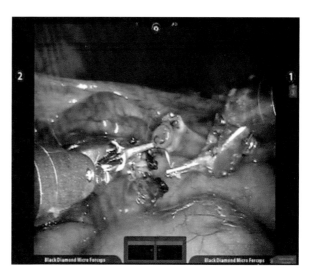

▲ 图 18-5 使用染料的输卵管通液术

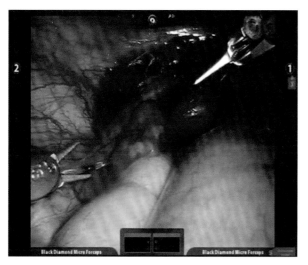

▲ 图 18-6 输卵管浆膜的缝合

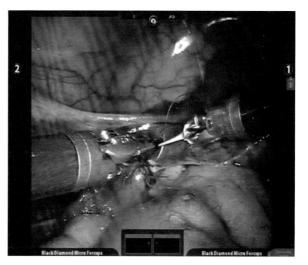

▲ 图 18-7 多点环形缝合修补输卵管浆膜层

浆膜层缝合后出现阻塞，也需拆除缝线重新缝合浆膜层。

五、术后管理

机器人输卵管吻合术术后可予以口服镇痛药物，大部分患者可当日出院。术后 6 周内进行随访。患者在 2 个月经周期后可开始备孕，6 个月经周期后仍未受孕者建议行子宫输卵管造影检查。

六、讨论

与开腹显微输卵管吻合术相比，机器人输卵管吻合术实现了微创手术和快速康复，可当日出入院。相比传统腹腔镜下输卵管吻合术，机器人手术平台能帮助更多的主刀完成输卵管吻合术，是输卵管结扎后女性除 IVF 外的首选助孕方式。

机器人输卵管吻合术后累积妊娠率与女性年龄相关，据文献报道 35 岁以上或以下的患者术后成功妊娠率分别为 60% 和 90%[5-8]。近期一项大样本量的研究表明，即使年龄为 40—42 岁的女性，接受机器人输卵管吻合术后的临床妊娠率仍可达 50%，成功分娩率约 44%[7]。成功受孕率最高的时间段为术后 12～18 个月[8]，术后发生异位妊娠的风险为 2%～3%[2, 4, 9, 10]。其他可能影响吻合成功率的因素包括成形输卵管的总长度（最好长于 4～5cm）、吻合部位（输卵管峡部吻合成功率高于壶腹部或宫角部）[8]。

两项小样本量的研究对比了机器人和开腹路径下的输卵管吻合术[5, 11]。两者成功妊娠率及异位妊娠率相近。虽然机器人手术组相较开腹组需要更长的手术时间和更高的花费，但接受机器人手术患者享有更短的住院时间和康复时间。在 37 岁以下的女性患者中，相较于 IVF 助孕，机器人输卵管吻合术后累积妊娠率更高，单次妊娠花费更低[12]。因此，在临床决策中权衡 IVF 和输卵管吻合术的利弊时应个体化。预期 IVF 技术成功率及手术主刀医生的能力，均是需权衡的因素。

七、总结

机器人输卵管吻合术为输卵管绝育后需要恢复生育的女性，提供了开腹手术及 IVF 以外的替代治疗方案。由于输卵管吻合术需要精细的组织识别和处理，以及精细的体内缝合技术，这类手术非常适合在机器人手术平台下完成。新一代机器人在对接、运动和视野范围等各方面均有改进，帮助主刀能更容易地完成手术。现有研究数据虽然有限，但仍支持机器人输卵管吻合术的安全性和有效性。

参考文献

[1] Zite N, Borrero S. Female sterilisation in the United States. Eur J Contracep Reprod Health Care. 2011;16:336-40.

[2] Yoon TK, Sung HR, Kang HG, Cha SH, Lee CN, Cha KY. Laparoscopic tubal anastomosis: fertility outcome in 202 cases. Fertil Steril. 1999;72:1121-6.

[3] Hillis SD, Marchbanks PA, Tylor LR, Peterson HB. Poststerilization regret: fndings from the United States Collaborative Review of Sterilization. Obstet Gynecol. 1999;93:889-95.

[4] Dubuisson JB, Chapron C, Nos C, Morice P, Aubriot FX, Garnier P. Sterilization reversal: fertility results. Hum Reprod. 1995; 10(10):1145-51.

[5] Dharia Patel SP, Steinkampf MP, Whitten SJ, Malizia BA. Robotic tubal anastomosis: surgical technique and cost effectiveness. Fertil Steril. 2008;90:1175-9.

[6] Rock JA, Guzick DS, Katz E, Zacur HA, King TM. Tubal anastomosis: pregnancy success following reversal of Falope ring or monopolar cautery sterilization. Fertil Steril. 1987;48:13-7.

[7] Caillet M, Vandromme J, Rozenberg S, Paesmans M, Germay O, Degueldre M. Robotically assisted laparoscopic microsurgical tubal reanastomosis: a retrospective study. Fertil Steril. 2010;94:1844-7.

[8] Gomel V. The place of reconstructive tubal surgery in the era of assisted reproductive techniques. Reprod Biomed Online. 2015;31(6):722-31.

[9] Kim JD, Kim KS, Doo JK, Rhyeu CH. A report on 387 cases of microsurgical tubal reversals. Fertil Steril. 1997;68:875-80.

[10] Gordts S, Campo R, Puttemans P, Gordts S. Clinical factors determining pregnancy outcome after microsurgical tubal reanastomosis. Fertil Steril. 2009;92:1198-202.

[11] Rodgers AK, Goldberg JM, Hammel JP, Falcone T. Tubal anastomosis by robotic compared with outpatient minilaparotomy. Obstet Gynecol. 2007;109:1375-80.

[12] Boeckxstaens A, Devroey P, Collins J, Tournaye H. Getting pregnant after tubal sterilization: surgical reversal or IVF? Hum Reprod. 2007;22:2660-4.

第 19 章　机器人附件手术
Techniques for Robotic Adnexal Surgery

Kristina A. Butler　Javier F. Magrina　著

郭　娜　译　　李征宇　校

一、综述

在美国，5%～10% 的女性可能会接受附件手术[1]。与开腹手术相比，腹腔镜和机器人更适合进行附件手术。机器人和腹腔镜手术有各自的适应证。与腹腔镜相比，机器人具有操作优势，但在非复杂性附件手术和巨大卵巢囊肿手术方面存在劣势。

（一）术前管理

对于患有卵巢肿物的患者，妇科医生需要考虑 3 个问题，即是否需要手术、是良性还是恶性、如果有手术指征哪一个是最佳手术途径。

（二）功能性囊肿

功能性附件囊肿除非引起疼痛，如发生破裂、扭转或严重粘连时，一般无须手术治疗。在绝经前女性中，70%～80% 的卵巢囊肿为功能性的[1]。在绝经后女性中，70% 的单房卵巢囊肿会自发消退，30% 为复杂性或持续性囊肿，恶变率 <1%[1]。不过，对于复杂性附件肿物，恶变率为 6%～39%[1]。一旦决定需要手术，首先要考虑该附件肿物良性或恶性哪一个可能性更大。

（三）良性或恶性

附件囊肿的恶性风险随着患者年龄和囊肿体积的增大而提高。在青春期前发现的卵巢肿物，8%～12% 为恶性[2]。绝经前患者中，<2% 为恶性，绝经后患者中，25%～30% 为恶性[1]。大多数卵巢恶性肿瘤的直径 >5cm。术前辅助检查包括经直肠阴道的专科查体、盆腔多普勒超声和肿瘤标志物，不能将单独一项的检查作为确诊指标。在绝经后患者中，即使经直肠阴道专科查体、盆腔多普勒超声和血清 CA125 检测均为阴性，也有 1/720 的可能为恶性[3]。ACOG 建议将专科查体、盆腔超声和血清肿瘤学检测（如 CA125 和 HE4）联合作为肿瘤性质的初步评估[4]。如果 3 项检查中有 1 项或以上呈阳性，则建议进行其他血清学检测及进一步检查。

二、微创附件手术

微创手术（如腹腔镜、手术机器人）行附件肿物切除术，在降低术中出血、减少并发症发生、缩短住院时间和加快康复时间等方面优于开腹手术[5]。

（一）腹腔镜或机器人手术

医生应根据附件肿物的病理类型和患者 BMI 等因素，来决定微创手术的途径是腹腔镜还是机器人。

（二）适应证

1. 机器人

机器人手术在以下情况下更有优势：①严重粘连的卵巢肿物或合并其他情况，如合并输尿管梗阻或子宫内膜异位症；②腹膜后卵巢囊肿和残余卵巢组织切除；③卵巢肿瘤怀疑恶性；④严重粘连的输尿管积水；⑤卵巢囊肿剥除术（机器人手术操作更加精细，根据著者的经验，机器人系统下剥除卵巢囊肿时发生囊肿破裂的风险更低）。对于肥胖患者，机器人与腹腔镜相比，手术时间相似，但术中出血量更少[6]。对于卵巢恶性肿瘤，机器人分期手术可以降低手术医生的疲劳感，而传统腹腔镜手术＞120min 会增加术者的"姿势疲劳"[7]。

2. 腹腔镜

腹腔镜是非恶性输卵管切除术或输卵管卵巢切除术的首选手术方法，一般可选用直径 3mm穿刺套管。对于体积巨大的卵巢囊肿，也可在腹腔镜下先行封闭式的囊肿穿刺减压后进行手术。

（三）对比

2003—2008 年，美国梅奥诊所对 176 例附件切除的患者进行了腹腔镜与机器人手术回顾性分析，其中单侧附件切除占 14.2%，双侧附件切除占 85.8%[6]。85 例患者采用达·芬奇机器人附件切除术，91 例患者采用腹腔镜手术。

与腹腔镜相比，机器人手术的平均手术时间约延长 12min（83min vs. 71min，$P=0.01$）。机器人手术时间延长可能是因为机器臂对接和器械装卸等耗时，并与手术团队对机器人系统的熟练度有关。对于 $BMI \geq 30kg/m^2$ 的患者，机器人与腹腔镜手术的手术时间、术中失血量、术中并发症、术后并发症、住院时间等均无明显差异。两组术中均未中转开腹及输血。此外，一项回顾性研究也有相似结论[8]，与腹腔镜手术相比，机器人卵巢囊肿剥除术或附件切除术的平均手术时间约延长 20min，两组在术中出血量、并发症、住院时间等方面均无明显差异，均未中转开腹。

三、机器人手术技术

（一）机器人 Si 与 Xi 系统

相比之下，达·芬奇 Xi 系统更适合为恶性肿瘤患者进行手术。其机械臂系统可旋转 180°，

在完成盆腔手术后，可在原有套管位置上继续针对上腹部进行分期手术。而在达·芬奇 S 或 Si 系统中，则需机械臂在解除对接情况下旋转推车或手术床才能完成盆腔与腹腔的手术区域改变，需重新对接机械臂。目前 FDA 尚未批准达·芬奇单孔手术系统用于妇科手术。

达·芬奇 Xi 系统的机械臂立柱约位于患者的中腹部水平，垂直于手术床（图 19-1）。Si 系统机械臂立柱位于患者一侧下肢的膝盖水平（图 19-2）。

（二）穿刺套管及器械的安置

一般需要设置 4～5 个穿刺孔，对于达·芬奇 Xi 系统，穿刺孔一般排列于平行于经脐部的一条横线上（图 19-3）；而对于 Si 系统，向患者头侧看去时穿刺孔排列分布呈 M 形（图 19-4）。对于 Xi 系统，在脐部放置 1 个直径 8mm 穿刺套管用于放置摄像镜头，另 2 个 8mm 穿刺孔位于脐部水平向两侧距脐约 10cm 处。助手的辅助孔一般位于左侧穿刺孔与脐部之间。左侧穿刺套管

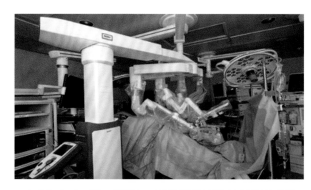

▲ 图 19-1　达·芬奇 Xi 系统垂直于患者中腹部对接

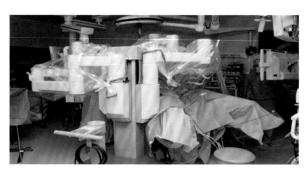

▲ 图 19-2　达·芬奇 Si 系统在患者一侧膝盖处对接

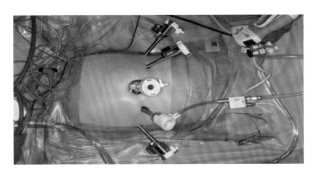

▲ 图 19-3　达·芬奇 **Xi** 系统穿刺孔排列在平行于脐部的同一直线上

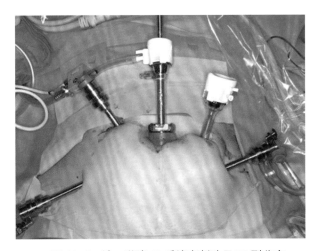

▲ 图 19-4　达·芬奇 **Si** 系统穿刺孔呈 **M** 型分布
2 个外侧的穿刺孔位于水平于脐部的两侧，另有 2 个穿刺孔位于脐部的侧上方

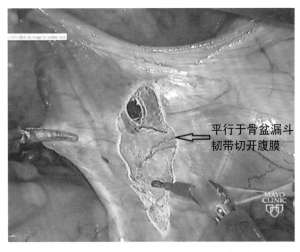

平行于骨盆漏斗韧带切开腹膜

▲ 图 19-5　在骨盆漏斗韧带外侧切开腹膜，辨别输尿管，分离骨盆漏斗韧带时避免损伤输尿管

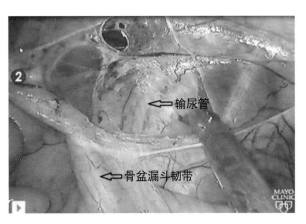

输尿管
骨盆漏斗韧带

▲ 图 19-6　输尿管位于髂外动脉的内侧

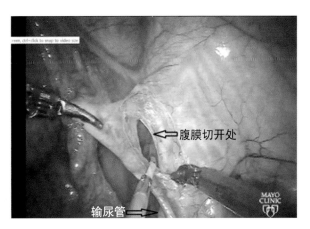

腹膜切开处
输尿管

▲ 图 19-7　距离卵巢至少 **2cm**，在腹膜切开处（输尿管安全区域）用血管夹夹闭骨盆漏斗韧带，避免卵巢组织残留

放置双极抓钳，右侧穿刺套管放置单极器械（如单极电剪）。如果需要第 3 个机械臂，则在脐部的右侧增加第 5 个穿刺孔和套管，对接机械臂放置抓钳器械，帮助牵拉组织。

四、手术步骤

（一）单侧或双侧输卵管卵巢切除术

平行于卵巢血管，在圆韧带与侧骨盆处切开腹膜（图 19-5）。暴露髂外血管、腰大肌，以及输尿管进入盆腔的位置（图 19-6）。辨认解剖结构后自卵巢向远处分离骨盆漏斗韧带。分离骨盆漏斗韧带和输尿管（图 19-7）。距离卵巢至少 2cm 处床旁助手使用血管夹夹闭骨盆漏斗（IP）韧带（图 19-7）。然后向输卵管 - 卵巢韧带方向延长腹膜窗。用血管密封器将横切的骨盆漏斗韧带向腹侧提起，有助于输卵管和卵巢远端韧带的分离。如果附件区有粘连（图 19-8），则需在行输卵管卵巢切除之前分离粘连，游离骨盆漏斗韧带，避免输尿管损伤（图 19-9）。

（二）卵巢囊肿剥除术

卵巢良性囊肿和有生育要求的卵巢交界性肿瘤首选卵巢囊肿剥除术。暴露卵巢组织，用单极在远离卵巢门的位置上做一个线性切口（图 19-10），对于较大的卵巢囊肿，在囊肿表面卵巢组织变薄弱的地方做一个椭圆形切口，以安全、快速、完整地剥除囊肿，恢复解剖，如遇到小血管，单极即可凝固止血。

在剥离囊肿过程中，尽可能抓住卵巢组织部分（而非囊肿壁），防止在剥离过程中囊肿破裂（图 19-10）。一旦囊肿破裂，进一步分离残留的薄弱卵巢组织就会比较困难。一个简单的方法是将已经剥离的卵巢皮质折叠多层钳夹，尽可能靠近囊肿边缘重新抓提卵巢皮质来分离囊肿（图 19-11）。另一种方法是直接切除一部分薄弱的卵巢组织。

囊肿剥除后，用双极轻柔短暂的止血，以尽量避免卵巢组织的热损伤。若选择不缝合卵巢组织，会增加卵巢粘连形成的可能（图 19-12）。

（三）降低风险输卵管卵巢切除术

降低风险（预防性）输卵管卵巢切除术适用于因 *BRCA1* 和 *BRCA2* 遗传基因突变而增加卵巢癌风险的患者。值得注意的是，527 例接受降低风险输卵管卵巢切除术的患者，卵巢、输卵管或腹膜恶性肿瘤的患病率为 2.3%，术前完全无可疑病变的患者为 1.7%[9]。降低风险输卵管卵巢切除术主要注意 5 个方面。

- 先进行盆腔冲洗液细胞学检查。
- 游离骨盆漏斗韧带距离卵巢至少 2cm（图 19-7）。
- 切除输卵管至峡部。
- 靠近子宫位置切除卵巢韧带。
- 病理科医生需要对附件标本进行仔细检查，

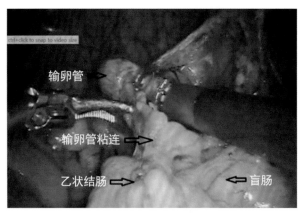

▲ 图 19-8 在切除附件之前必须充分分离附件区域的粘连，完全暴露输尿管和骨盆漏斗韧带

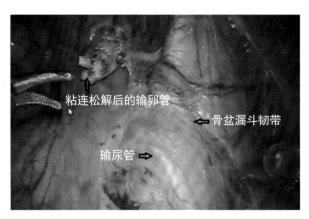

▲ 图 19-9 分离输卵管 – 盲肠 – 乙状结肠粘连，充分暴露输尿管和骨盆漏斗韧带，从而可以安全地切断骨盆漏斗韧带

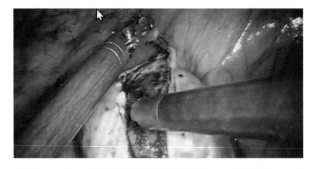

▲ 图 19-10 在远离卵巢门位置上做一个线性切口，此部位剥离囊肿比较安全，尽可能贴近囊肿壁分离囊肿

必要时做冰冻切片检查。

需要距离卵巢 2cm 处切除骨盆漏斗韧带，因为镜下发现有 14% 的患者在距离骨盆漏斗韧带断

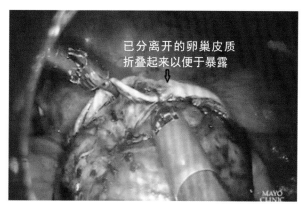

▲ 图 19-11 已剥离的薄弱卵巢组织被折叠起来

钳夹与囊肿连接处的卵巢皮质，以便于分离囊肿避免囊肿破裂

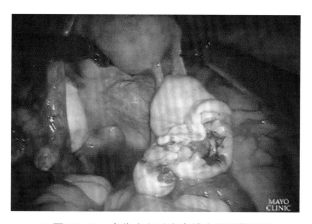

▲ 图 19-12 充分止血后尚未缝合的卵巢组织

端 14mm 处发现卵巢组织[10]。如果未切除足够长度的骨盆漏斗韧带（图 19-13），患者发生恶性肿瘤的风险增高，这解释了为什么有些患者在降低风险输卵管卵巢切除术后仍会发生浆液性恶性肿瘤。所以，所有接受卵巢切除术的患者需要切除相同长度的骨盆漏斗韧带，以防止卵巢残留。对于骨盆漏斗韧带游离过短的患者（图 19-13），腹膜切口需向头侧延伸至骨盆边缘，以获得足够长度的骨盆漏斗韧带。

五、卵巢残留

（一）预防

不完全的卵巢切除会造成卵巢残留，其主要原因是盆腔粘连，尤其是子宫内膜异位症。大多数患者有因附件切除术中发现粘连的病史。粘连

使卵巢分界不清，粘连带中可能存在少许卵巢组织，因此必须分离卵巢周围所有粘连（图 19-14）。此外，卵巢残留还有一个重要原因，即在太过靠近卵巢切断骨盆漏斗韧带（见上文）[10]，其可能发生在腹膜内卵巢切除术。

（二）切除

残留卵巢侵入后腹膜，并且粘连于后腹膜周围组织，通常累及输尿管。因残留卵巢会产生强烈的炎性反应，进而与周围组织致密粘连和瘢痕形成，从而导致严重的周期性或持续性疼痛（图 19-15）。切除时因完全分离卵巢周围的粘连和瘢痕组织，腹膜切口从残留组织上方向侧方，在未受累或无粘连的组织中辨别骨盆漏斗韧带及输尿管。反复确认骨盆漏斗韧带后完整分离并切除残留卵巢组织（图 19-16）。所有粘连组织需完全分离并切除，以保证无残留的卵巢组织，这是防止再次复发的唯一方法。

（三）结果

美国梅奥诊所对 187 例开腹手术、18 例腹腔镜手术和 17 例机器人手术患者进行的回顾性研究，结果显示微创手术方式的围术期结局明显改善[11]。在开腹、腹腔镜和机器人手术三组中，手术时间和术中并发症无明显差异。微创手术组出血量和住院时间更低。在三组中，机器人

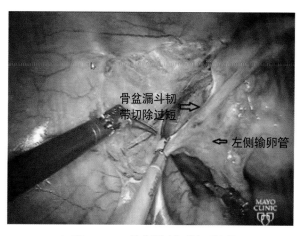

▲ 图 19-13 骨盆漏斗韧带切除过短

输卵管伞端是恶性肿瘤好发部位，若过短切除骨盆漏斗韧带，其与血管夹相邻，这就造成了输卵管卵巢组织残留的风险

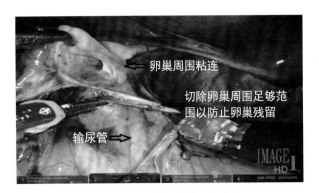

▲ 图 19-14　避免卵巢组织残留

卵巢周围所有粘连都必须分离，卵巢完全暴露，以保证卵巢完全切除。在卵巢旁（靠近骨盆边缘）找到输尿管，切除足够的腹膜以防止卵巢残留

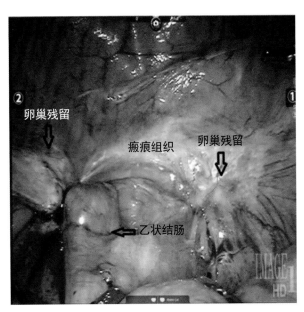

▲ 图 19-15　双侧卵巢腹膜后残留，左侧输尿管和乙状结肠受累

卵巢残留处、阴道断端和膀胱腹膜上可见大量瘢痕组织

手术组术后并发症发生率增加、疼痛缓解率较低，这可能是因为机器人手术组严重粘连和子宫内膜异位症患者更多。开腹手术组的并发症严重程度更高，输血率为 12.1%，而微创手术组无输血。三组的再次手术率相似，平均随访时间为 21.1±32.4 个月。

（四）腹膜后卵巢囊肿或腹膜后卵巢

腹膜后卵巢囊肿手术类似于卵巢残留手术方

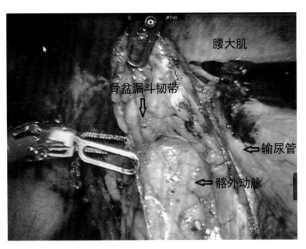

▲ 图 19-16　从远端开始分离骨盆漏斗韧带至卵巢残留部位

输尿管位置改变，位于骨盆漏斗韧带外侧

式，不同的是腹膜后卵巢囊肿存在完整的卵巢和骨盆漏斗韧带。这是既往保留卵巢的妇科手术的结果。卵巢囊肿剥除术、输卵管卵巢脓肿切除术、附件粘连或卵巢子宫内膜异位症等手术可能导致术后粘连形成，卵巢被包埋在腹膜后（图19-17）。若不能完全剥除卵巢囊肿将会导致腹膜后卵巢囊肿残留（图 19-15）。

腹膜切口类似于输卵管卵巢切除术的切口，从卵巢远侧辨别骨盆漏斗韧带和输尿管。分离骨盆漏斗韧带至卵巢，暴露腹膜后卵巢囊肿。需对腹膜后粘连组织完全分离，尤其是输尿管，以达到完全切除（图 19-17）。对腹膜后卵巢或卵巢囊肿完全分离暴露直到未受累组织处（图 19-18）。仔细分离所有粘连以确认未受累组织，最大限度地降低卵巢残留的风险。

六、卵巢恶性肿瘤

（一）术中肿瘤破裂的处理

肿瘤破裂时需避免头低臀高位，并且尽可能吸尽流出的囊液。将囊液送细胞学检查（但并非所有恶性肿瘤囊液都可检测到恶性肿瘤细胞）。冲洗盆腔，进行手术分期。手术结束前再次进行盆腔冲洗液细胞学检查。比较囊肿破裂前后及手

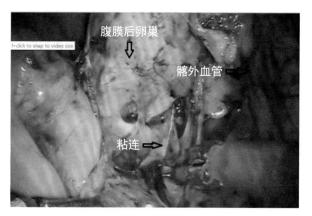

▲ 图 19-17 腹膜后卵巢囊肿伴腹膜后重度致密粘连

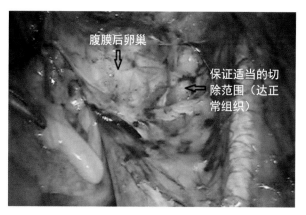

▲ 图 19-18 腹膜后卵巢囊肿
分离粘连直到正常组织，以确保切除所有卵巢组织

术结束时的盆腔冲洗液细胞学检查结果。腹壁切口缝合之前，应冲洗穿刺部位。

（二）术中肿瘤破裂的后果

术中肿瘤破裂会导致分期从ⅠA期转变为ⅠC$_1$期，2014 年 FIGO 将ⅠC期分为手术导致肿瘤破裂（ⅠC$_1$）、术前肿瘤已破裂或卵巢表面有肿瘤（ⅠC$_2$）、腹水或冲洗液发现肿瘤细胞（ⅠC$_3$）。因此，手术记录中需清楚描述手术开始前探查的情况。

（三）术中肿瘤破裂是否需要术后化疗

在手术中发生肿瘤破裂的ⅠC$_1$患者术后不需要化疗。最近有一项对手术中肿瘤破裂的ⅠC$_1$期患者进行术后随访观察与化疗比较，研究表明两者对于任何组织类型的卵巢癌患者的生存率无明显差异性影响[12]。

（四）在无肉眼肿瘤转移情况下进行分期手术的必要性

彻底的手术分期对于决定肿瘤分期、保留生育功能可能性及术后是否需要化疗是必要的。

1. 保留生育功能可行性

ⅠA 和ⅠC 期希望保留生育功能的患者，可以行单侧输卵管卵巢切除术的保留生育分期手术，其生存率与子宫切除加对侧附件切除术的患者无明显差异。52 例ⅠA 期和ⅠC 期（既往 FIGO 分期）的患者，行单侧输卵管卵巢切除术

和完全手术分期时，5 年和 10 年生存率分别为 98% 和 93%[13]，这个结论在最近的研究中得到了验证[14]。

2. 辅助化疗

约 1/3 的Ⅰ期卵巢癌患者在经过手术分期后提高了术后病理分期。单个转移种植病灶的发现（图 19-19），否决了保留生育功能的可能，需行术后化疗，生存率降低。

（五）延迟手术分期

分期手术的延迟有导致疾病进展的风险，对于高级别肿瘤的患者，当延迟手术的间隔时间可能超过 6 周时建议期间补充化疗。

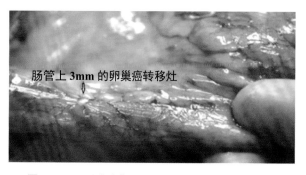

▲ 图 19-19 手术分期可以发现孤立的卵巢癌转移病灶
图例即是通过手术分期将Ⅰ期改变为了Ⅲ期，从而改变了化疗决策和预后

参考文献

[1] Hilger WS, Magrina JF, Magtibay PM. Laparoscopic management of the adnexal mass. Clin Obstet Gynecol. 2006;49:535-48.

[2] Kirkham YA, Lacy JA, Kives S, Allen L. Characteristics and management of adnexal masses in a Canadian pediatric and adolescent population. J Obstet Gynaecol Can. 2011;33: 935-43.

[3] Schutter EM, Kenemans P, Sohn C, Kristen P, Crombach G, Westermann R, et al. Diagnostic value of pelvic examination, ultrasound, and serum CA 125 in postmenopausal women with a pelvic mass. An international multicenter study. Cancer. 1994;74:1398-406.

[4] American College of Obstetricians, Gynecologists' Committee on Practice Bulletins-Gynecology. Practice Bulletin No. 174: evaluation and management of adnexal masses. Obstet Gynecol. 2016;128:e210-e26.

[5] Medeiros LR, Stein AT, Fachel J, Garry R, Furness S. Laparoscopy versus laparotomy for benign ovarian tumor: a systematic review and meta-analysis. Int J Gynecol Cancer. 2008;18:387-99.

[6] Magrina JF, Espada M, Munoz R, Noble BN, Kho RMC. Robotic adnexectomy compared with laparoscopy for adnexal mass. Obstet Gynecol. 2009;114:581-4.

[7] Butler KA, Kapetanakis VE, Smith BE, Sanjak M, Verheijde JL, Chang YH, et al. Surgeon fatigue and postural stability: is robotic better than laparoscopic surgery? J Laparoendosc Adv Surg Tech A. 2013;23:343-6.

[8] El Khouly NI, Barr RL, Kim BB, Jeng CJ, Nagarsheth NP, Fishman DA, et al. Comparison of roboticassisted and conventional laparoscopy in the management of adnexal masses. J Minim Invasive Gynecol. 2014;21:1071-4.

[9] Blok F, Dasgupta S, Dinjens WNM, Roes EM, van Beekhuizen HJ, Ewing-Graham PC. Retrospective study of a 16year cohort of BRCA1 and BRCA2 carriers presenting for RRSO: prevalence of invasive and in-situ carcinoma, with follow-up. Gynecol Oncol. 2019;153:326-34.

[10] Fennimore IA, Simon NL, Bills G, Dryfhout VL, Schniederjan AM. Extension of ovarian tissue into the infundibulopelvic ligament beyond visual margins. Gynecol Oncol. 2009; 114:61-3.

[11] Zapardiel I, Zanagnolo V, Kho RM, Magrina JF, Magtibay PM. Ovarian remnant syndrome: comparison of laparotomy, laparoscopy and robotic surgery. Acta Obstet Gynecol Scand. 2012;91:965-9.

[12] Matsuo K, Machida H, Yamagami W, Ebina Y, Kobayashi Y, Tabata T, et al. Intraoperative capsule rupture, postoperative chemotherapy, and survival of women with stage I epithelial ovarian cancer. Obstet Gynecol. 2019;134:1017-26.

[13] Schilder JM, Thompson AM, DePriest PD, Ueland FR, Cibull ML, Kryscio RJ, et al. Outcome of reproductive age women with stage IA or IC invasive epithelial ovarian cancer treated with fertility-sparing therapy. Gynecol Oncol. 2002;87:1-7.

[14] Ditto A, Martinelli F, Bogani G, Lorusso D, Carcangiu M, Chiappa V, et al. Long-term safety of fertility sparing surgery in early stage ovarian cancer: comparison to standard radical surgical procedures. Gynecol Oncol. 2015;138:78-82.

第 20 章 并发症的管理
Management of Complications

Ghiara A. Lugo Diaz　Mikel Gorostidi Pulgar　Pedro F. Escobar　著

吴雨珂　译　　杨小芸　校

数十年来，腹腔镜手术应用快速普及，接受腹腔镜手术操作培训的临床医生也呈现快速增长的趋势。腹腔镜手术相关并发症发生率为 0.1%～10%，其中约 50% 发生在进腹过程中 [1]，约 1/4 的并发症在术中未能被发现。腹腔镜手术并发症是指手术预期过程中不应发生的任何不良后果 [1]。在本章中，著者对腹腔镜手术中常见并发症的诊断和治疗进行介绍。

一、进腹相关并发症

不同的腹腔镜手术进腹入路的损伤发生率没有明显差别。腹腔镜入路损伤包括疝、尿道、血管、肠道及神经的损伤。大多数的进腹相关损伤（50%～65%）发生在第一个套管穿刺器置入过程中。在穿刺过程中避免过早的头低臀高仰卧位（Trendelenburg 位）对于预防损伤非常重要，因为 Trendelenburg 位会导致正常解剖结构的改变，并使腹膜后结构更靠近腹壁，从而增加血管损伤发生的风险 [1]。35%～50% 的进腹损伤发生在第二个套管穿刺器置入过程中。

进腹技术分为开放式和封闭式两种。一种封闭式穿刺技术使用气腹针盲穿进入腹腔制造气腹，然后使用套管穿刺器穿透筋膜和腹膜进入腹腔。另一种封闭式技术则在建立气腹前使用由观察镜和穿刺器组合而成的可视穿刺器直接穿刺进

入腹腔。开放式进腹技术也叫 Hasson 技术，术中先行打开筋膜及腹膜，然后在直视下插入钝性的穿刺器。当两次气腹针穿刺均失败或患者曾有腹部手术史的情况下，应当尝试从左上腹或 Palmer 点进行穿刺（图 20-1 和图 20-2）[1]。

目前研究并未提示任何一种进腹技术在避免肠道或血管损伤方面具有显著优势。2019 年 Cochrane 数据库的综述，回顾了 57 项随机对照试验及 9865 例参与者，分析表明不同腹腔镜技术对大血管或肠道损伤并发症的发生并无明显差异 [2]，但有证据表明直接使用可视穿刺器进入技术与气腹针穿刺技术相比可以降低进腹失败的风险（OR=0.24）[2]。

二、血管并发症

血管损伤是腹腔镜手术最严重的并发症之一，发生率为 0.01%～1%，死亡率可达 15% [3]。血管损伤最常发生于首次穿刺时。最近的 Meta 分析并未证明不同进腹技术在血管损伤的发生率方面存在差异 [4]。血管损伤分为大血管损伤和小血管损伤。大血管损伤包括腹主动脉、下腔静脉及髂血管的损伤，而腹壁及肠系膜的血管损伤则为小血管损伤。外科医生还应当重视盆腔血管畸形及解剖变异。例如，女性盆腔血管发生畸形和变异，可导致进腹及手术过程中发生血管损伤的

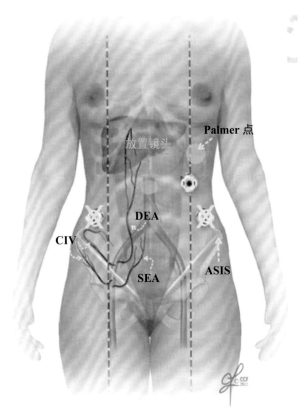

▲ 图 20-1 在穿刺器置入时保持 Trendelenburg 位可能导致解剖结构的改变，使腹膜后组织前移更加靠近腹壁，增加血管损伤的风险

ASIS. 髂前上棘；SEA. 腹壁下浅动脉；DEA. 腹壁下深动脉；CIV. 旋髂浅动脉和旋髂浅静脉

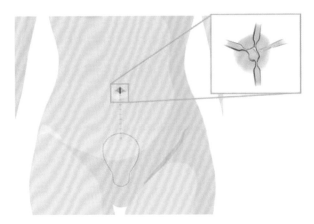

▲ 图 20-2 体表解剖位置及穿刺器放置

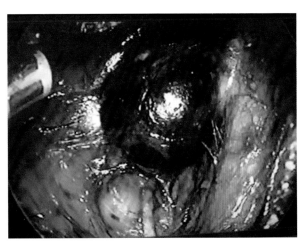

▲ 图 20-3 髂外静脉
血管发育异常

风险显著上升（图 20-3）。

（一）大血管损伤

大血管损伤较为罕见，常由于腹腔镜手术中对于重要血管与腹前壁距离的感知错误而发生。穿刺前需充分熟悉脐部及腹膜后血管的解剖关系。大多数的血管损伤发生在动脉，以腹主动脉和髂总动脉的损伤最为常见。血管损伤多发生于使用气腹针或第一个穿刺器进入腹腔时[3]。在进行穿刺前先行评估患者体重是非常重要的。对于不肥胖的女性，建议将器械倾斜 45° 经脐部穿刺以增加穿刺成功率，此时的腹壁厚度为 2～3cm，可最大限度地降低血管损伤的风险。对于肥胖患者，当穿刺器以 45° 进入时，腹壁厚度可达 11cm，而以 90° 进入时，肚脐与腹膜后结构的距离＞13cm。因此建议肥胖女性穿刺将器械以

近 90° 的方式经脐穿刺。在穿刺过程中保持患者处于水平位，尽量避免 Trendelenburg 位导致的血管损伤。Trendelenburg 位通常将患者臀部及双足升高 30°，此时将穿刺器以 45° 放置时实际角度为 75°，这可能导致严重的损伤（图 20-4）[5]。

大血管损伤在手术中即可得到诊断，由于其较高的死亡率，要求术中快速识别并处理。若放置气腹针或穿刺器后观察到血液经针管或鞘管回流，则提示血管损伤发生。腹膜后血管的撕伤通常导致快速出血或快速长大的血肿。若患者出现血流动力学不稳定，应考虑是否存在大血管损伤（图 20-5）。

若发生了大血管的损伤，应立即使用钝性的

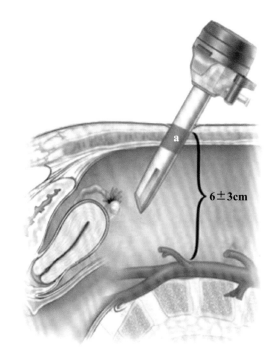

▲ 图 20-4　穿刺器穿刺角度与体重及腹膜后大血管关系
a. 2 ± 2cm

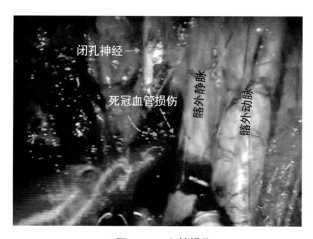

▲ 图 20-5　血管损伤

死冠血管是一种解剖变异，指闭孔血管与髂外动脉或腹壁下动脉 / 静脉间的交通支

腹腔镜器械压迫损伤部位。若出血由套管放置时穿入大血管引起，应当将器械保持原位。此时应立即通知麻醉团队进行液体复苏，必要时准备开腹和通知血管外科医生。腹腔镜镜头应当远离出血点以避免视野损失同时争取手术时间[1]。

动脉源性的损伤更常见，也更易被观察到。若确实需要手术修补，建议首先抓住动脉的周围

组织或外膜，使用非可吸收缝线从近心端向远心端进行单针缝合[1]。静脉源性损伤相对少见且更难修复。保持适合的容量控制非常重要，高容量负荷会加重出血，保持低容量负荷可有效降低静脉回流，更利于血管的缝合。脱下静脉曲张袜或者短暂调整腹内压至 20～25mmHg 可减少静脉回流，有助于控制出血并进行血管缝合[1]（图 20-6）。

（二）小血管损伤

小血管损伤多发生于腹壁两侧的穿刺器置入过程中，其发生率为 0.5%，使用钝性的穿刺器较锋利的穿刺器可降低损伤发生的风险。腹壁下动脉是最常发生损伤的血管，其次是大网膜和肠系膜血管。辅助穿刺器的置入位置应位于腹直肌鞘的外侧以避免血管损伤。穿刺器部位血液流入腹腔或形成局部血肿通常提示腹壁下血管损伤。判断出血部位对于电凝或钳夹损伤血管非常重要，或者将 Foely 尿管插入穿刺孔，球囊膨胀后压迫止血。

在某些情况下，术中未能发现腹壁下血管的损伤。患者术后可能出现穿刺孔周围的剧烈疼痛、瘀斑、可触及的包块等，这些表现提示可能发生了腹直肌鞘的血肿。此时应对患者进行连续的血常规检查，以监测血红蛋白和红细胞压积水平。对于血流动力学稳定的患者可采取保守治疗。对于血流动力学不稳定、红细胞压积持续降低或血肿长大的患者应进行手术治疗，探查伤口情况并结扎出血的血管[6]。

三、泌尿系统并发症

（一）膀胱损伤

最常见的膀胱损伤是膀胱破裂，常发生于腹腔镜下子宫切除术中[7]。放置气腹针和套管穿刺器时均可能导致膀胱损伤，前者造成较小的穿刺伤，后者常导致更严重的损伤。在放置耻骨上穿刺器时可能导致严重的膀胱损伤，尤其是当术前未行导尿时。在子宫切除术中，分离膀胱与子宫下段时的热损伤也可能导致膀胱损伤。因此，在

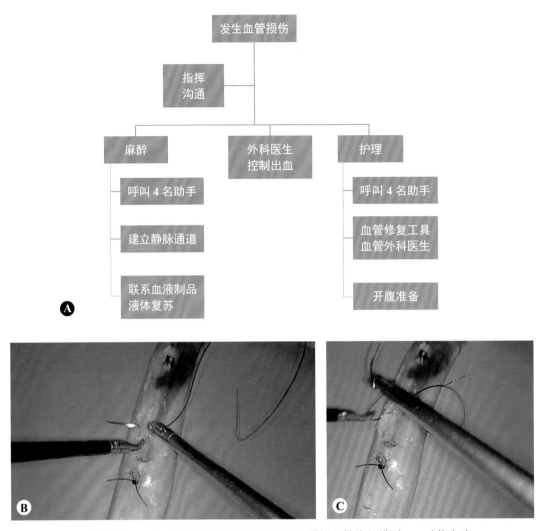

▲ 图 20-6　**A.** 大血管损伤处理流程；**B** 和 **C.** 模拟血管修复模型——动物实验

手术正式开始前就安置导尿管是非常重要的。

　　膀胱损伤可通过术中出现血尿或尿袋膨胀充气来诊断。此外，若术中在腹腔内看见 Foley 导管球囊或尿液渗出也可诊断膀胱损伤。若怀疑存在膀胱损伤，可使用靛胭脂红、亚甲蓝或无菌牛奶行膀胱灌注以辅助诊断并判断膀胱受损情况。热损伤通常较难在术中发现，多于术后数天才出现症状。当患者出现无尿、腹痛、腹胀或肌酐水平升高时应考虑膀胱延迟损伤。在这种情况下，推荐行膀胱造影术以辅助诊断。小的膀胱损伤可通过留置导尿管来等待膀胱的自行修复，但较大的损伤可能需要进行手术修补。

　　气腹针通常导致 3～5mm 的膀胱底穿刺伤，

可不行修补术，通过留置 7～10 天的导尿管来等待膀胱的自我修复。但对于＞1cm 的较大损伤，需使用 3-0 可吸收缝线进行 1～2 层的连续缝合。第一层旨在缝合黏膜层和肌层，第二层缝合浆膜层以加强缝合效果[1]。膀胱三角区的损伤通常需要更多的时间来愈合。尿管应留置 4～14 天，在取出前需行膀胱造影确保愈合。在发生膀胱损伤时，如果手术医师缺乏相关方面的专业知识，应当咨询泌尿外科医师。

（二）输尿管损伤

　　腹腔镜下子宫切除术导致的输尿管损伤可发生于 3 个部位，即靠近子宫动脉处、骨盆漏斗韧带及子宫骶骨韧带附近[1, 3]，其中最常发生损伤的部位为子宫动脉与输尿管交叉处，此时输尿管在子宫颈外侧 1.5～2cm 处，距子宫动脉不到 1cm。利用举宫器进行适当的牵引可增加子宫动脉与输尿管的距离，减少离断子宫动脉时发生输尿管损伤的风险[1]。

输尿管的损伤可由于横断、挤压或热损伤等导致。一些手术技巧可以帮助避免输尿管损伤。熟练掌握盆腔解剖是手术顺利的基础，了解患者既往手术史可以帮助外科医生术前制订合适的手术计划并为可能的解剖变异做好准备。美国妇科腹腔镜医师协会指出，术中使用膀胱镜检查发现输尿管损伤的敏感性为 80%～90%，推荐在腹腔镜下子宫切除术中使用膀胱镜检查。静脉注射靛蓝胭脂红（蓝色染料）可协助诊断输尿管损伤。如果未发现腹腔蓝染，则应进行膀胱镜检查。这将协助外科医生识别被挤压或被结扎的输尿管或完全的横断损伤。正常情况下应从双侧输尿管开口观察到快速流出的蓝色染料，若流出较缓慢，则提示可能存在输尿管损伤。放置输尿管支架也有助于输尿管损伤的识别和（或）处理。

如果在术中发现输尿管损伤，应当咨询泌尿外科医师。修补的方式取决于损伤的位置及严重程度。输尿管吻合术适用于输尿管上段的损伤，无张力的输尿管吻合术可用于输尿管中段的损伤，输尿管膀胱再植术适用于靠近膀胱的输尿管损伤。部分撕裂伤和局部热损伤可使用输尿管支架[6]。当发生完全的输尿管结扎、挤压损伤及热损伤时通常需要完整切除受累输尿管节段[6, 8]。

四、胃肠道损伤

肠道损伤是可能危及生命的一种并发症，其发生率约为 0.1%，死亡率可达 3.6%。一些损伤在术中无法发现，而延迟诊断可使其死亡率升高至 20%～25%[1]。小肠是最常受损的部位，其次是结肠、直肠、胃及十二指肠[1]。Picerno 等最近的一项系统回顾研究表明，机器人辅助的妇科手术中肠道损伤的整体发生率为 1/160[9]。在可

确定肠道损伤位置时，最常发生损伤的部位为结肠和直肠，并且大多可以通过微创手段进行治疗（图 20-7）。

（一）损伤及预防

大多数的肠道损伤发生在气腹针或穿刺器进腹过程中。此外，其他损伤可能发生于分离粘连时、使用单双极造成的热损伤、分粘过程中不合适的组织抓握方式或张力过高[10]。约 1/3 的肠道损伤发生在进腹时[3, 11]。在出现肠道损伤的女性患者中，87% 的患者存在粘连性疾病，而粘连多继发于子宫内膜异位症[11]。损伤相关风险因素包括既往手术史、放疗史、当前疾病的情况及手术医生的经验（图 20-8 和图 20-9）[1]。

对于有既往手术史、怀疑粘连的患者，因气腹针会增加肠道损伤的风险，建议使用开放式进腹方式（Hasson 技术）或经 Palmer 点进腹。然而，目前并无明确研究结论表明哪种进腹方式更好，文献研究对于开放式及封闭式进腹方式也无侧重推荐。大多数研究报道表明，在妇科微创手术中通过气腹针或穿刺器进腹是一个相对高风险的关键步骤[9]。

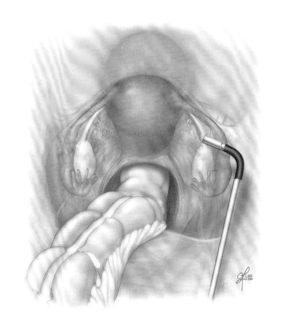

▲ 图 20-7　乙状结肠与直肠

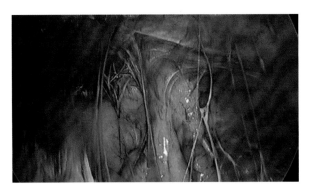

▲ 图 20-8　术中粘连，继发于子宫内膜异位症

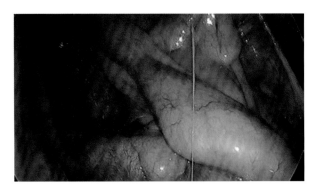

▲ 图 20-9　放疗所致粘连

对于复杂病例而言，术前影像学评估非常重要，然而目前并未能得到广泛应用。Tu 等的研究表明，进入手术室后利用超声仪器在术前进行超声检查，有助于发现既往手术史或感染患者的肠粘连[12]。这项技术有助于避免在建立气腹过程中造成医源性肠道损伤。

胃损伤最常发生于气腹针或穿刺器放置过程中。利用 Palmer 点穿刺或存在胃部膨胀时会增加胃损伤的风险。在术前放置口胃管或鼻胃管有助于减轻胃部压力，降低胃损伤的风险[6]。

应注意避免电外科损伤。器械与肠道直接接触及电极长时间激活会增加电容耦合风险，应尽量予以避免。只有当能量器械与目标组织直接接触并处于直视下时方可激活电极。电灼前需分离电灼区域与周围组织，以避免直接灼伤或耦合反应造成损伤。必要时可尽量使用剪刀分离肠粘连以减少热损伤。

（二）诊断和处理

大多数肠道损伤在术中难以及时发现。预后取决于损伤发现的时间，在术后超过 72h 才发现肠道损伤会增加死亡风险。气腹针放置过程中发生肠道损伤的征象包括吸出粪便、腹部膨隆不对称及监测到充气压力过高（尽管气体进入腹膜外空间也可能导致充气压力过高）。当怀疑发生肠道损伤时，应放置第二个穿刺器并置入腹腔镜镜头，以评估第一个穿刺器是否造成损伤。应进行全面盆腹腔检查，以评估是否有出血或肠内容物的漏出。

如果在手术过程中发现小肠损伤，应全面检查整个肠道以排除其他部位的损伤。若怀疑乙状结肠损伤，应进行"结肠充气试验"。将无菌水充满盆腔，随后使用注射器将 60ml 以上空气注入直肠。然后使用钝性器械压住乙状结肠近段，以保持气体位于乙状结肠远端。如果存在乙状结肠损伤，将会观察到气泡出现在充满液体的盆腔中。一项可供选择的试验则可将靛胭脂红染色的盐水灌入直肠，若观察到蓝色液体溢出，则肯定存在肠道穿孔，此时应及时进行肠道修补。

穿透性损伤通常在 24～48h 内出现症状，而热损伤的相关症状通常要到术后 4～10 天才会出现。损伤的初始症状通常是非特异性的，包括恶心、呕吐、腹胀或者剧烈的疼痛，还可能出现低热、白细胞计数减少或增多，也可能继续进展为腹膜炎或感染性休克。腹腔游离气体的增加提示可能存在肠穿孔，但因为腹腔镜手术后 2 周内仍可能存在气腹，因此腹部 X 线片检查并不能完全确定肠道损伤[6]。可在口服造影剂后行盆腹腔 CT 检查，存在损伤时可能发现造影剂流入腹腔。若影像学检查结果不明确但临床高度怀疑肠道损伤时，可以请普外科会诊并行诊断性腹腔镜探查。

（三）治疗

若术中发现肠道损伤应及时修补，同时冲洗盆腹腔并使用抗菌药物预防感染。对于气腹针造成的损伤，在没有出血的情况下可采用期待治疗。但对于更大的损伤，其修补方式取决于具体的损伤程度，可能需要进行缝合修补或者肠切除肠吻合[1]。较小的损伤可以通过腹腔镜修补，但对于较大的损伤，52%～90%的患者可能需要中转开腹手术，同时建议请普外科医生会诊[3]。最终修补应当是无张力的，并保持良好的血供和肠道完整性。

小肠损伤缝合应垂直于肠轴方向以避免狭窄，分层缝合修补。受损的肠道可以通过腹腔镜切口取出并在体外进行修补。可以采用延迟可吸收缝线间断缝合黏膜层和肌层，然后丝线缝合浆膜层来进行修补。如果发现受损长度超过小肠周径的50%，则应进行肠切除肠吻合[9]。

热损伤可能造成非常严重的后果，因为在手术当时肉眼看起来外观正常组织可能已经发生了凝固性坏死。应在肉眼可见的损伤外1～2cm处，进行更广泛切除以确保切除所有可能的坏死受损组织[10]。

除了由气腹针穿刺造成的损伤外，胃损伤均需要使用可吸收缝线进行双层缝合。应对腹腔进行彻底冲洗以避免胃液造成的损伤，术后留置鼻胃管[10]。

大量粪便进入腹腔不应影响术中治疗方案的选择。目前研究并未发现大量粪便的存在会增加感染风险。

五、穿刺孔疝

穿刺孔疝的发生率为1.9%～3.2%，多与筋膜层缝合不当或未缝合相关[1]。穿刺孔疝可能与使用含内螺纹器械、单个或多个穿刺孔及较大的穿刺孔直径相关。肥胖、慢性咳嗽、糖尿病、吸烟、既往疝气史及手术时间过长都是穿刺孔疝相关的危险因素[1]。大部分的穿刺孔疝是Richter氏疝，仅累及腹膜层或腹膜、筋膜层。肠管嵌顿是穿刺孔疝较高危的并发症，可能导致肠道坏死、腹膜炎和缺血[3]。患者可出现恶心、呕吐、腹胀、发热及急腹症相关症状。CT或超声检查可辅助诊断。穿刺孔疝可通过腹腔镜或开腹手术来进行修补。如果发生了肠道嵌顿，应仔细检查肠道以评估损

伤情况。对于直径>10mm的穿刺孔缝合关闭筋膜及在可视状态下取出穿刺器均可以防止腹腔内容物的嵌顿，从而降低穿刺孔疝的发生风险[1,3]。

六、尿瘘

尿瘘是术后远期并发症的一种。患者常自觉尿失禁或发现尿液自阴道中流出。瘘管通常是由于术中未发现的肠道、泌尿系损伤或者热损伤所致的坏死导致[1]。可口服吡啶或膀胱灌注亚甲蓝、胭脂靛，然后将卫生棉条放入阴道留置1h后取出，观察卫生棉条的颜色。蓝染提示膀胱阴道瘘，若变为橙色则提示输尿管阴道瘘。损伤后的修复通常需延迟至术后2～6个月，修补时需定位并切除瘘管，在瘘管两端利用正常组织进行2～3层缝合修补[1]。

七、神经损伤

术中错误的体位或不恰当的移动均可能导致神经损伤。高危因素包括过度的Trendelenburg位、手掌姿势异常、手术时间过长、肥胖及术中频繁调整腿部位置。上肢神经损伤较常发生于臂丛神经和尺神经。臂丛神经损伤发生率约为0.16%，多由于手臂和肩部的过度外展所致[13]。损伤通常与臂丛颈神经分支的受压、过度伸展或炎症有关[13]。其症状包括疼痛、麻痹、整个上肢的无力。尺神经的损伤多由托板压迫肘外侧引起，患者通常会有第4指或第5指的麻木及刺痛，肘部和手部肌力下降并出现肌肉萎缩。

下肢神经中股神经、坐骨神经和腓神经较易受损，其损伤多继发于手术体位摆放。股神经损伤可能由于髋关节极度屈曲导致腹股沟韧带压迫股神经，或者腿部外旋拉伸引起股神经牵拉所致。患者可能会有股四头肌无力，可能步行和上台阶困难。查体时可观察到髌骨反射的降低。坐骨神经损伤可能继发于截石位时腿部的过度牵拉或手术时间较长造成的压迫。常见症状包括腿部后侧的无力和疼痛。腓总神经穿透腓骨头外侧下行，其在腓骨头外侧处易受到马镫腿架的压迫，

从而发生损伤。损伤症状包括足下垂、拇指背伸无力和（或）麻木感。在手术期间定期评估患者体位有助于降低神经损伤的发生风险。可通过将上臂固定于功能位并垫高肘、腕及手的位置来降低上肢神经损伤的风险。

当患者处于截石位时，保持足踝与膝和肩部对齐非常重要，这可以有效避免下肢神经损伤。同时，髋关节角度不应 > 170°，膝盖应弯曲为 90°～120°，双腿的角度应 < 90°。神经损伤时应进行支持治疗，因为肌肉需要 3～4 个月才能修复。物理治疗是保持适当活动度和肌肉力量的主要治疗方法。神经性疼痛药剂可用于疼痛管理，如果治疗后患者没有改善，应当转诊至神经科继续治疗（图 20-10）。

八、阴道断端裂开

阴道断端裂开是子宫切除术并发症之一，阴式手术时发生率为 0.7%，而微创手术时发生率为 1.3%。研究表明使用连续式和间断式缝合时，阴道断端裂开的发生率并无明显差异。高危因素包括高龄、放化疗及其他可能导致腹腔内压力增高的情况。子宫全切术后 6～8 周建议避免性生活。此类患者术后多会出现阴道分泌物异味、阴道出血、盆腔疼痛及阴道压力增加。阴道断端裂

开时小肠最易脱出，尤其是远端回肠。肠道嵌入阴道可能导致肠道的坏死、穿孔、腹膜炎和败血症。一旦发现肠道进入阴道时应进行外科急诊手术解除嵌顿。手术方式取决于脱出肠道的类型和状态。术中应仔细检查脱出或嵌顿的肠管，如果出现了血循环障碍应进行肠道的节段切除。推荐使用不可吸收线缝合阴道断端。当确认肠管没有损伤时，推荐经阴道进行阴道断端的缝合修补[1]。

九、腹腔镜手术相关死亡

腹腔镜手术相关死亡是一种罕见的严重并发症，发生率约为 4.4/10 万[13]，死亡主要与手术范围相关。手术并发症和麻醉相关风险是导致死亡的主要原因。血管和肠道的并发症是导致死亡的最常见手术并发症。

十、总结

与腹腔镜手术相关的并发症相对少见，但由于现代社会肥胖人群增加及有既往手术史的患者不断增多，未来各种并发症的发生风险可能越来越高。有约 50% 的腹腔镜手术并发症发生于进腹时，20%～25% 的并发症在术后才得以发现。全面了解手术并发症对其预防和治疗相当重要。正确的围术期管理和手术技巧有助于预防并发症发生。

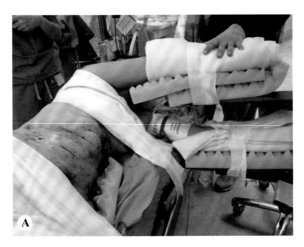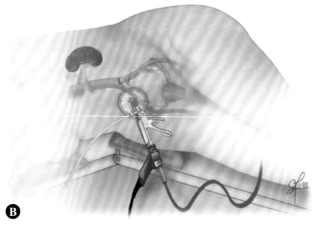

▲ 图 20-10　A 和 B. 体位性血管神经损伤，盆腔微创手术并发症之一
手术室中应采用团队协作保持患者舒适体位、增加垫衬、保持无受压点以降低风险因素

参考文献

[1] Gorostidi Pulgar M. Complicaciones más comunes en ginecología y su manejo. In: SECLA. Sociedad Española de Cirugía Laparoscópica y Robótica, Ortiz Oshiro E, de Agustín Asensio JC, Moreno Sierra J, editors. Experto en Cirugía Laparoscópica, Toracoscópica y Robótica. Madrid: Editorial Médica Panamericana; 2021. Módulo 4, Tema 23. ISBN: 9788491108535.

[2] Ahmad G, Baker J, Finnerty J, Phillips K, Watson A. Laparoscopic entry techniques. Cochrane Database Syst Rev. 2019;1(1):CD006583. Published 2019 Jan 18.

[3] Magrina J. Complications of laparoscopic surgery. Clin Obstet Gynecol. 2002;45:469-80.

[4] King NR, Lin E, Yeh C, Wong JMK, Friedman J, Traylor J, Tsai S, Chaudhari A, Milad MP. Laparoscopic major vascular injuries in gynecologic surgery for benign indications: a systematic review. Obstet Gynecol. 2021;137(3):434-42.

[5] Pickett SD, Rodewald KJ, Billow MR, Giannios NM, Hurd WW. Avoiding major vessel injury during laparoscopic instrument insertion. Obstet Gynecol Clin N Am. 2010; 37: 387-97.

[6] Capelouto CC, Kavoussi LR, Blebea J, Altose MD, Hurd WW. Complications of laparoscopic surgery. Urology. 1993;42:2-12.

[7] Aarts JW, Nieboer TE, Johnson N, et al. Surgical approach to hysterectomy for benign gynaecological disease. Cochrane Database Syst Rev. 2015;2015(8):CD003677. Published 2015 Aug 12.

[8] Elmira M, Cohen SL, Sandberg EM, Kibel AS, Einarsson J. Ureteral injury in laparoscopic gynecologic surgery. Rev Obstet Gynecol. 2012;5:106-11.

[9] Picerno T, Sloan NL, Escobar P, Ramirez PT. Bowel injury in robotic gynecologic surgery: risk factors and management options. A systematic review. Am J Obstet Gynecol. 2017;216(1):10-26. https://doi. org/10.1016/j.ajog. 2016.08.040. Epub 2016 Sep 15. PMID: 27640938.

[10] Sharp HT, Swenson C. Hollow viscus injury during surgery. Obstet Gynecol Clin N Am. 2010;37:461-7.

[11] Smilen HT, Weber AM, ACOG Committee on Practice Bulletins - Gynecology. ACOG practice bulletin no. 85: pelvic organ prolapse. Obstet Gynecol. 2007;110:717-29.

[12] Tu FF, Lamvu GM, Hartmann KE, Steege JF. Preoperative ultrasound to predict infraumbilical adhesions: a study of diagnostic accuracy. Am J Obstet Gynecol. 2005;192(1):74-9. https://doi. org/10.1016/j.ajog.2004.07.034. PMID: 15672006.

[13] Makai G, Isaacson K. Complications of gynecologic laparoscopy. Clin Obstet Gynecol. 2009;52:401-11.

第 21 章　机器人手术的新技术

Novel Technology in Robotic Surgery

Mahmoud Abou Zeinab　Jihad Kaouk　著

刘舰鸿　陈宇　译　　王乔　校

2000 年，FDA 首次批准机器人平台应用于外科手术，开启了微创外科的新纪元。如今，达·芬奇机器人手术平台已在世界范围内广泛应用于大多数外科领域。在 3D 图像显示和可弯曲器械的辅助下，机器人手术可以克服传统腹腔镜的一些局限性[1]。单孔腹腔镜也随之发展，并在康复时间、术后疼痛及美观等方面具有潜在优势[2]，但器械间的外部碰撞和未充分形成手术三角等固有技术困难限制了该技术的推广[2]。近年来的技术创新引领了专门为单孔手术设计的单通道（single port，SP）机器人平台的发展。FDA于 2018 年批准达·芬奇 SP 机器人手术平台用于泌尿外科，并于 2019 年批准其用于耳鼻喉科[3]。本章节将以泌尿外科手术应用为例重点介绍 SP平台。

一、SP 平台

（一）设置

达·芬奇 SP 机器人手术平台由 3 个基本部分组成，即医生控制台、床旁机械臂和影像处理平台（图 21-1）。医生控制台和影像处理平台和既往达·芬奇机器人手术平台相似，而床旁机械臂具有独特的构造（图 21-2），通过 1 个直径27mm 的入路空间（独臂）安置并固定 3 个直径6mm 的可弯曲、双关节器械和 1 个直径 8mm 的可弯曲、双关节、可灵活调整的摄像镜头，模拟人肘关节和腕关节的活动（图 21-3）。所有器械各自占据入口通道内的 1/4 象限（12 点钟、3 点钟、6 点钟、9 点钟方位），并可进行独立旋转和自由切换。此外，该平台的机械臂连同所有器械可在手术操作野内旋转 360°，允许多象限手术（图 21-4）。

（二）器械

SP 平台常用器械包括马里兰双极钳、单极电凝、持针器、单极弯剪和中大号持夹钳等。SP 常用装置包括一个达·芬奇 SP 单孔穿刺套管、1 个25mm 多通道套管和 1 个 12mm 辅助穿刺套管（图21-5）。在手术过程中可使用远程操作吸引冲洗装置（Remotely Operated Suction Irrigation, ROSI, Vascular Technology Inc, Nashua, NH）进行冲洗和吸引，可经多通道套管对接，由主刀在控制台进行操作。

（三）悬浮对接技术

"悬浮对接技术"可进一步增加操作空间，有效地避免器械在体内碰撞[4]。使用 Alexis® 切口牵开器和 GelPoint Mini（图 21-6A），可使操作空间增加 390%，尤其体现在体表浅层的手术空间[4]。Intuitive Surgical 公司也开发了新的嵌入式悬浮技术，如一种"气泡样"的穿刺套管（图21-6B）。

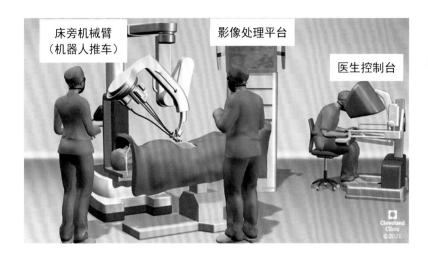

◀ 图 21-1　SP 机器人设置
床旁机械臂、影像处理平台和医生控制台

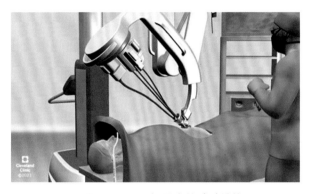

▲ 图 21-2　SP 机器人的独臂结构

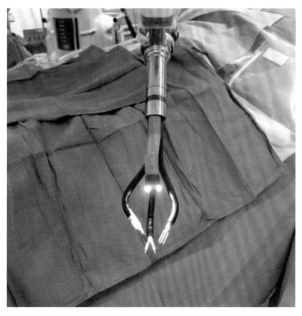

▲ 图 21-3　SP 机器人镜头和器械的双关节特性

二、为什么选择 SP

任何技术创新要最终被成功采纳，都需要证明它在自己领域具有卓越性和有利性。与现有机器人平台相比，一个新的手术机器人必须具有应用于外科领域的额外及独特价值。目前已知传统的多孔机器人在微创手术中发挥了重要作用，减少了并发症、实现了患者快速康复。单孔机器人为手术更微创而设计，具有进一步减少并发症、改善外科医生的人体工程学、加快患者康复等优势。此外，SP 机器人仅有一个机械臂，所有操作器械经同一个切口入路，即可实现狭窄入路及区域内的手术操作，如经腹膜外、腹膜后、会阴、阴道、肛门、口腔、腋窝等入路[3, 5, 6]，这些入路如果采用传统的多孔机器人操作，将具有挑战性。

三、临床前经验

在 SP 平台应用于人体之前已经进行了充分的临床前评估，以确定其可行性和安全性[5, 7-11]。

四、临床经验

SP 平台在 2018 年获 FDA 批准后逐渐被广泛使用。由于其可在狭小的空间内进行操作并获得了优越的临床前和临床结局，该平台在泌尿外

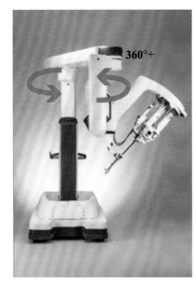
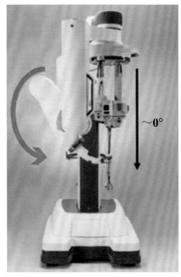
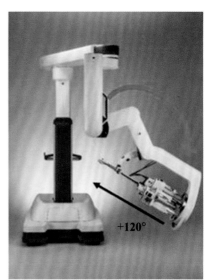

▲ 图 21-4　SP 机器人的多象限特性

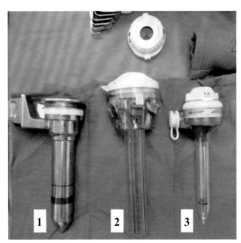
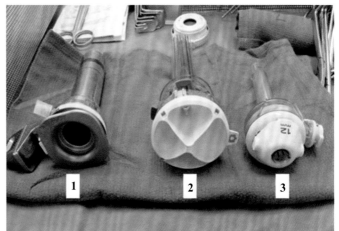

▲ 图 21-5　达·芬奇 SP 工具箱
1. SP 穿刺套管；2. 25mm 多通道套管；3. 12mm 辅助穿刺套管

科、耳鼻喉科、整形外科、普外科、结直肠外科、妇科和胸外科等不同外科领域进行了临床前和临床研究。著者在这里重点介绍 SP 机器人在泌尿外科手术中的不同应用情况，包括数据结果、优势及缺点。

（一）SP 机器人根治性前列腺切除术

根治性前列腺切除术是治疗肿瘤局限于前列腺癌组织内的早期（Ⅰ／Ⅱ期）前列腺癌（prostate cancer, PCa）的金标准方案。在过去的数十年中，机器人辅助腹腔镜前列腺切除术（roboticassisted laparoscopic prostatectomy, RARP）已经显著改善了早期（Ⅰ／Ⅱ期、病灶局限于前列腺）PCa 患者的预后。利用 SP 机器人行 RARP 可采用不同的手术入路，以期减轻患者围术期负担。在此，著者讨论 SP 机器人行 RARP 时采用的多种手术入路及其优缺点（图 21-7）。

1. 经腹腔入路

在新型 SP 机器人中采用的手术步骤与多孔平台相同，学习曲线短[12]。与多孔 RARP 相比，单孔 RARP 在手术操作时间或总手术时间方面

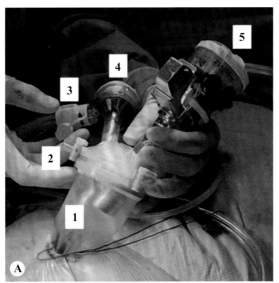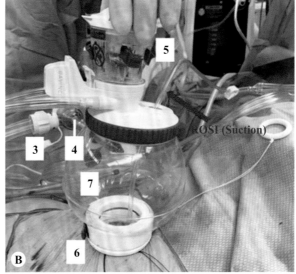

▲ 图 21-6 悬浮对接技术（A）和新的达·芬奇穿刺套管（B）对比

1. Alexis 切口牵开器；2. 硅胶密封盖；3. 气密装置；4. 12mm 辅助穿刺套管；5. 25mm 多通道套管；6. 达·芬奇切口牵开器；7. 达·芬奇"气泡样"穿刺套管

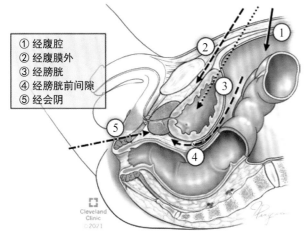

① 经腹腔
② 经腹膜外
③ 经膀胱
④ 经膀胱前间隙
⑤ 经会阴

▲ 图 21-7 RARP 可能采用的不同入路

无显著差异，但可减轻术后疼痛和缩短住院时间 [13]；但一些最初在多孔 RARP 中面临的问题（如患者术中需要长时间处于 Trendelenburg 体位）在新的单孔 RARP 中仍然没有得到解决。

2. 经腹膜外入路

腹膜外路径的手术优势在早期多孔腹腔镜手术相关研究中早已得到证明 [13-17]。腹膜外入路不进入腹腔，可缩小 Trendelenburg 位的患者与地面角度，从而降低术中呼吸道及眼内相关并发症，

并减少术后切口疝形成的风险。此外，SP 机器人腹膜外入路行手术的患者术后疼痛评分显著下降，同多孔腹腔镜 RARP 相比阿片类药物使用率减少了 50%。这些优势使经 SP 机器人腹膜外入路在不影响肿瘤学结局的前提下减少手术时间和住院时间（95% 的病例可从 1～2 天出院缩短到当天出院）。因此，利用腹膜外间隙进行 SP 机器人腹膜外 RARP 可进一步改善患者预后，可以广泛应用（图 21-8 和图 21-9）。

此外，有报道认为，腹膜外入路发生淋巴囊肿风险增加，可能与手术操作间隙狭窄有关 [17]。为避免此类并发症，术者优化了手术方式，推荐在手术结束时进行腹膜开窗以促进淋巴液重吸收，该步骤可将淋巴囊肿发生率降低至零。尽管这种方法早期疗效显著，但仍需要长时间的随访来评估未来的肿瘤学和功能学结局。

3. 经膀胱入路

经膀胱 RARP 是一种使用 SP 机器人的创新式入路，经耻骨联合上 3.5cm 切口进入膀胱，以切除前列腺（图 21-10），可用于单纯性前列腺切除术或根治性前列腺切除术。单纯性前列腺切除

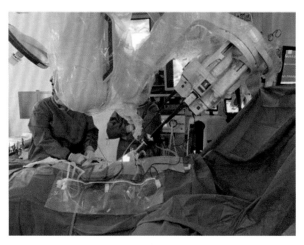

▲ 图 21-8　SP 机器人在腹膜外 RARP 中的对接

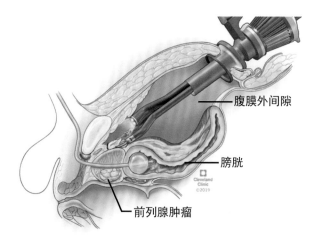

▲ 图 21-9　经腹膜外 RARP 图示

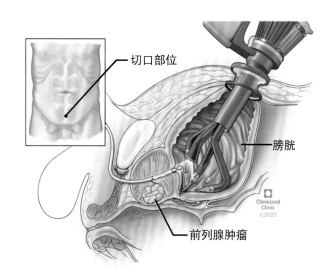

▲ 图 21-10　经膀胱 RARP 图示

术适用于良性的重度前列腺增生而导致下尿路梗阻且药物治疗或其他治疗无效的患者[18]。该术式仅切除前列腺腺瘤而保留前列腺包膜。经膀胱根治性前列腺切除术适用于 PCa，在有指征的病例中需同时切除包膜并进行淋巴结清扫。

该入路主要优势在于可避开腹腔及膀胱前间隙，直接进入膀胱。第一，对既往有多次腹部手术史以致腹腔广泛粘连，无法经腹腔或经腹膜外入路完成手术的患者，该入路更可行；第二，患者术中处于平卧位，从而避免了 Trendelenburg 位所导致的各种风险；第三，该入路可降低术中出血量，并将术后疼痛降至最低，患者甚至无须使用任何阿片类药物镇痛，术后当日出院，上述优势使该手术成为一项门诊手术；第四，术后第 3 天拔除 Foley 尿管，即时控尿率可超过 65%，Foley 尿管拔除 7 天内的完全控尿率可超过 75%[19]；第五，在有指征的病例中进行局限性淋巴结切除时，手术切缘阳性率与其他手术入路无显著差异；第六，在报道的早期病例中，仅几例发生轻度易管理的并发症；第七，患者对功能恢复及美容效果非常满意（图 21-11）。

然而，尽管该技术有许多优势，但文献报道的样本量小，随访时间短。未来需要更大样本量的研究来验证其效果。此外，目前仅证明了局限性淋巴结切除是可行的，因此现有纳入标准仅限

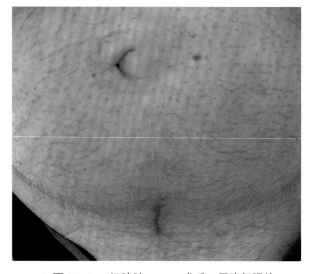

▲ 图 21-11　经膀胱 RARP 术后 6 周腹部照片

制在淋巴结转移低风险的患者。

4. 保留膀胱前间隙入路

保留膀胱前间隙的根治性前列腺切除术是通过打开后腹膜暴露前列腺并进行切除，其相关临床前及临床研究尚有限[20, 21]。早期经验表明，在可到达性、可操作性及早期控尿情况等方面，利用 SP 平台经保留膀胱前间隙入路进行手术操作是安全且适用的，但该技术仍需要更多研究来验证其可重复性及功能学、肿瘤学结局。

5. 经会阴入路

经会阴根治性前列腺切除术最早由 Hugh Hampton Young 在 1904 年实施，并被认为是前列腺癌的首选手术入路。SP 经会阴入路 RARP 被认为是传统耻骨后入路的一种替代方案，对既往因盆腹部手术史而造成严重腹腔粘连的患者尤为重要（图 21-12）。采用单一切口和避免头低臀高位可以减少围术期并发症，保留膀胱前间隙可改善早期控尿情况并获得等效的肿瘤学结局[22, 23]。此外，该入路更容易行盆腔淋巴结切除。然而，该术式具有一定挑战性，需要术者有丰富经验。

（二）SP 机器人上尿路手术

SP 平台的多象限特性允许经单切口腹膜后入路施行肾部分切除，无须考虑肾肿瘤的部位。同样，也可以经单个 Pfannenstiel 腹部切口施行肾盂成形术。

1. SP 机器人腹膜后肾部分切除术

将患者置于侧卧位，取髂前上棘上方与腋前线交叉处作 1 个 2.5cm 切口，经该切口实施手术（图 21-13）利用 SP 平台可达多个部位（上极、下极、两极之间）、不同生长特性的肿瘤（外生型、内生型）[24]。此外，与多臂机器人相比，SP 机器人器械的双关节设计能减少器械间的碰撞[25-27]。但是，SP 机器人器械的抓持能力较弱且器械装卸较困难。SP 机器人腹膜后肾部分切除术手术复杂，需要术者有丰富经验。

2. 经 Pfannenstiel 腹部切口 SP 机器人肾盂成形术

Pfannenstiel 切口是将患者置于侧卧位，在耻

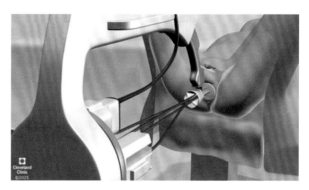

▲ 图 21-12　经会阴 RARP 图示

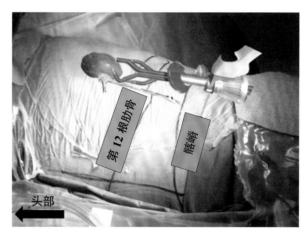

▲ 图 21-13　SP 机器人腹膜后肾部分切除术

骨结节上方作 1 个 2.5cm 横切口，连接机器人平台（图 21-14）。鉴于仅有单个小切口，患者术后几乎无疼痛、住院时间段、康复快且美容效果极佳[28, 29]。此外，SP 机器人作为一个体积小、可多象限操作的平台，适宜作为儿科患者治疗选择。但是，经 Pfannenstiel 切口行肾盂成形术是一种新颖的手术方式，在施行该术式的早期阶段可能极具挑战性，因此需要术者经验的积累及更多与其他机器人平台的对比研究。

3. SP 机器人辅助肾移植术及自体肾移植术

SP 机器人平台的初步应用获得了令人满意的结果，激励我们继续探索这一技术在肾移植领域的创新。SP 机器人肾移植适用于终末期肾病患者，而 SP 机器人自体肾移植适用于慢性肾区疼痛合并复杂或近端输尿管狭窄的患者（图 21-15）。患者取仰卧位，轻微侧旋并保持 Trendelenburg 位。

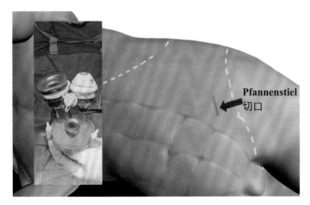

▲ 图 21-14　经 Pfannenstiel 切口 SP 机器人肾盂成形术

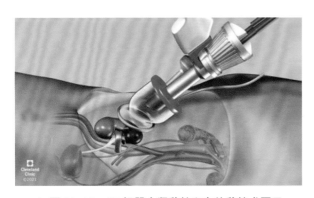

▲ 图 21-15　SP 机器人肾移植和自体移植术图示

手术采用腹膜外入路，SP 机器人通过 1 个 5cm 的脐部中线切口进行对接 [30]。

肾移植术和自体肾移植术步骤复杂，包括双侧肾、上泌尿道及盆腔操作。SP 机器人平台体积较小且具有多象限操作能力，故可实现在不移动机器或不重新对接的情况下完成手术，这正解决了既往在多孔机器人肾移植术中所面临的重要问题。迄今为止，与开腹路径和多孔路径相比，SP 机器人肾移植术和自体肾移植术在围术期结局、缩短住院时间及快速康复等方面表现出了良好的早期结局 [30]。但是，目前关于该类手术的文献报道非常有限，未来需要更大样本的研究和对比、更长时间的随访来验证其效果。

五、其他领域和专业的应用

达·芬奇 SP 机器人已在泌尿外科多种手术中获得了成功的临床前和临床研究成果，并被许多其他领域采用且获得了优异的、令人期待的结果。SP 机器人手术继泌尿外科之后获得 FDA 批准的专业领域是耳鼻喉科，用于扁桃体或舌等经口腔进行的手术操作，而在其他专业仍处于临床前或临床早期试验阶段。在此，著者总结了 SP 机器人在不同领域的应用。

（一）泌尿外科

除了在上述术式外，有团队实施了 SP 机器人辅助腹膜代阴道成形术，可缩短手术时间，改善视野，并为外科医生提供更充足的操作空间 [31]。

（二）耳鼻喉科

已有多种手术在 SP 机器人辅助下完成，包括经口扁桃体切除术、舌肿瘤切除术、下咽切除术、涎石摘除术、甲状腺切除术和经上颌肿瘤切除术等 [6, 32-34]。

（三）整形重建外科

利用 SP 机器人平台施行经腋窝（临床）或经脐（临床前）入路行保留乳头的乳房切除术和网膜淋巴结移植术 [5, 35]。

（四）普外科和结直肠外科

一例关于采用 Pfannenstiel 切口行小儿 SP 机器人脾切除术病例报道表明，与传统开腹或多孔平台相比，SP 机器人手术可减轻术后疼痛，消除脾组织种植风险，且具有更好的美容效果 [36]。其他应用包括 SP 机器人胆囊切除术、部分结肠切除术和经肛门直肠肿瘤切除术，都获得了令人满意的结果 [37-39]。

（五）妇科手术

2000 年报道了第一例妇科机器人手术——输卵管吻合术 [40]。FDA 在 2005 年批准将达·芬奇机器人应用于妇科手术。现已有很多关于 SP 机器人经脐子宫切除术的病例系列报道，均得到了满意的疗效，达到了可手术当日出院和近乎为零的并发症风险 [41, 42]。

（六）胸心外科手术

临床前数据表明 SP 机器人经颈食管切除术已成功实施 [43]。

六、总结

单孔机器人手术是一项新兴技术并迅速在泌尿外科和其他外科领域中被应用及推广。SP机器人与其他机器人平台相比具有其独特的特性，如独臂、单切口、双关节器械和多象限特征等。这些特性有助于达到更好的、令人满意的结局，如住院时间更短、疼痛程度最轻、不使用麻醉镇痛药物、并发症发生率低、术后康复更快，且对功能学和肿瘤学结局无任何不良影响。与其他机器人平台相比，SP平台为可选方案有限或需要进行多个部位操作的患者扩大了选择范围。然而，SP机器人手术的学习曲线在这个新系统实施的早期阶段可能具有挑战性，并且需要更多的临床研究和对比研究来评估和验证其效果。

参考文献

[1] Leal Ghezzi T, Campos Corleta O. 30 years of robotic surgery. World J Surg. 2016;40(10):2550-7.

[2] Nelson RJ, Chavali JSS, Yerram N, Babbar P, Kaouk JH. Current status of robotic single-port surgery. Urol Ann. 2017;9(3):217-22.

[3] Kaouk J, Aminsharif A, Sawczyn G, Kim S, Wilson CA, Garisto J, etal. Single-port robotic urological surgery using purpose-built single-port surgical system: single-institutional experience with the frst 100 cases. Urology. 2020;140:77-84.

[4] Lenfant L, Kim S, Aminsharif A, Sawczyn G, Kaouk J.Floating docking technique: a simple modifcation to improve the working space of the instruments during single-port robotic surgery. World J Urol. 2021;39(4):1299-305.

[5] Joo OY, Song SY, Park HS, Roh TS.Single-port robot-assisted prosthetic breast reconstruction with the da Vinci SP Surgical System: frst clinical report. Arch Plast Surg. 2021;48(2):194-8.

[6] Holcomb AJ, Richmon JD. Robotic and endoscopic approaches to head and neck surgery. Hematol Oncol Clin North Am. 2021;35(5):875-94.

[7] Kaouk J, Abaza R, Davis J, Eun D, Gettman M, Joseph J, etal. Robotic one access surgery (R-1): initial preclinical experience for urological surgeries. Urology. 2019;133:5-10.e1.

[8] Eltemamy M, Garisto J, Miller E, Wee A, Kaouk J.Single port robotic extra-peritoneal dual kidney transplantation: initial preclinical experience and description of the technique. Urology. 2019;134:232-6.

[9] Garisto J, Bertolo R, Kaouk J. Transperineal approach for intracorporeal ileal conduit urinary diversion using a purpose-built single-port robotic system: stepby-step. Urology. 2018;122:179-84.

[10] Kaouk JH, Sagalovich D, Garisto J.Robotassisted transvesical partial prostatectomy using a purpose-built single-port robotic system. BJU Int. 2018;122(3):520-4.

[11] Holsinger FC. A fexible, single-arm robotic surgical system for transoral resection of the tonsil and lateral pharyngeal wall: next-generation robotic head and neck surgery. Laryngoscope. 2016;126(4):864-9.

[12] Kaouk J, Garisto J, Bertolo R. Robotic urologic surgical interventions performed with the single port dedicated platform: frst clinical investigation. Eur Urol. 2019;75(4):684-91.

[13] Vigneswaran HT, Schwarzman LS, Francavilla S, Abern MR, Crivellaro S.A comparison of perioperative outcomes between single-port and multiport robot-assisted laparoscopic prostatectomy. Eur Urol. 2020;77(6):671-4.

[14] Uy M, Cassim R, Kim J, Hoogenes J, Shayegan B, Matsumoto ED.Extraperitoneal versus transperitoneal approach for robot-assisted radical prostatectomy: a contemporary systematic review and meta-analysis. J Robot Surg. 2021; https://doi. org/10.1007/s11701-021-01245-0.

[15] Sawczyn G, Lenfant L, Aminsharif A, Kim S, Kaouk J.Predictive factors for opioid-free management after robotic radical prostatectomy: the value of the SP® robotic platform. Minerva Urol Nefrol. 2021;73(5):591-9.

[16] Kaouk J, Aminsharif A, Wilson CA, Sawczyn G, Garisto J, Francavilla S, et al. Extraperitoneal versus transperitoneal single port robotic radical prostatectomy: a comparative analysis of perioperative outcomes. J Urol. 2020; 203(6): 1135-40.

[17] Wilson CA, Aminsharif A, Sawczyn G, Garisto JD, Yau R, Eltemamy M, et al. Outpatient extraperitoneal single-port robotic radical prostatectomy. Urology. 2020;144:142-6.

[18] Kaouk J, Sawczyn G, Wilson C, Aminsharif A, Fareed K, Garisto J, etal. Single-port percutaneous transvesical simple prostatectomy using the SP robotic system: initial clinical experience. Urology. 2020;141:173-7.

[19] Kaouk J, Beksac AT, Zeinab MA, Duncan A, Schwen ZR, Eltemamy M.Single port transvesical robotic radical prostatectomy: initial clinical experience and description of technique. Urology. 2021;155:130-7.

[20] Ng CF, Chan ESY, Teoh JYC. The use of the da Vinci SP system for Retzius-sparing radical prostatectomy in cadaveric model. Urology. 2019;125:260.

[21] Agarwal DK, Sharma V, Toussi A, Viers BR, Tollefson MK, Gettman MT, et al. Initial experience with da Vinci single-port robot-assisted radical prostatectomies. Eur Urol.

2020;77(3):373-9.

[22] Tuğcu V, Akça O, Şimşek A, Yiğitbaşı İ, Şahin S, Yenice MG, et al. Robotic-assisted perineal versus transperitoneal radical prostatectomy: a matched-pair analysis. Turk J Urol. 2019;45(4):265-72.

[23] Lenfant L, Garisto J, Sawczyn G, Wilson CA, Aminsharif A, Kim S, et al. Robot-assisted radical prostatectomy using single-port perineal approach: technique and single-surgeon matched-paired comparative outcomes. Eur Urol. 2021;79(3):384-92.

[24] Fang AM, Saidian A, Magi-Galluzzi C, Nix JW, RaisBahrami S.Single-port robotic partial and radical nephrectomies for renal cortical tumors: initial clinical experience. J Robot Surg. 2020;14(5):773-80.

[25] Maurice MJ, Ramirez D, Kaouk JH. Robotic laparoendoscopic single-site retroperitioneal renal surgery: initial investigation of a purpose-built single-port surgical system. Eur Urol. 2017;71(4):643-7.

[26] Kaouk J, Garisto J, Eltemamy M, Bertolo R.Pure single-site robot-assisted partial nephrectomy using the SP surgical system: initial clinical experience. Urology. 2019;124: 282-5.

[27] Na JC, Lee HH, Yoon YE, Jang WS, Choi YD, Rha KH, et al. True single-site partial nephrectomy using the SP surgical system: feasibility, comparison with the Xi single-site platform, and step-by-step procedure guide. J Endourol. 2020;34(2):169-74.

[28] Abaza R, Murphy C, Bsatee A, Brown DH, Martinez O.Single-port robotic surgery allows same-day discharge in majority of cases. Urology. 2021;148:159-65.

[29] Lenfant L, Wilson CA, Sawczyn G, Aminsharif A, Kim S, Kaouk J. Single-port robot-assisted dismembered pyeloplasty with mini-pfannenstiel or periumbilical access: initial experience in a single center. Urology. 2020;143: 147-52.

[30] Kaouk J, Eltemamy M, Aminsharif A, Schwen Z, Wilson C, Abou Zeinab M, et al. Initial experience with single-port robotic-assisted kidney transplantation and autotransplantation. Eur Urol. 2021;80(3):366-73.

[31] Dy GW, Jun MS, Blasdel G, Bluebond-Langner R, Zhao LC.Outcomes of gender affrming peritoneal fap vaginoplasty using the da Vinci single port versus xi robotic systems. Eur Urol. 2021;79(5):676-83.

[32] Mendelsohn AH, Lawson G.Single-port transoral robotic surgery hypopharyngectomy. Head Neck. 2021; 43(10):

3234-7.

[33] Park YM, Choi EC, Kim SH, Koh YW. Recent progress of robotic head and neck surgery using a fexible single port robotic system. J Robot Surg. 2021; https://doi.org/10.1007/s11701-021-01221-8.

[34] Turner MT, Topf MC, Holsinger FC, Chan JY. Robotic transmaxillary approach to the lateral infratemporal fossa: a preclinical cadaveric study using a nextgeneration single-port robotic system. Head Neck. 2021;43(6):1964-70.

[35] Sarfati B, Toesca A, Roulot A, Invento A.Transumbilical single-port robotically assisted nipple-sparing mastectomy: a cadaveric study. Plast Reconstr Surg Glob Open. 2020; 8(5):e2778.

[36] Klazura G, Sims T, Rojnica M, Koo N, Lobe T. Single port robotic splenectomy for pyruvate kinase defciency in a fve-year-old patient, a case report of a surgical frst. Int J Surg Case Rep. 2021;84:106122.

[37] Song SH, Kim HJ, Choi GS, Park JS, Park SY, Lee SM, et al. Initial experience with a suprapubic singleport robotic right hemicolectomy in patients with colon cancer. Tech Coloproctol. 2021;25(9):1065-71.

[38] Kim HJ, Choi GS, Song SH, Park JS, Park SY, Lee SM, et al. An initial experience with a novel technique of single-port robotic resection for rectal cancer. Tech Coloproctol. 2021;25(7):857-64.

[39] Marks JH, Kunkel E, Salem JF, Martin CT, Anderson B, Agarwal S.First clinical experience with singleport robotic transanal minimally invasive surgery: phase II trial of the initial 26 cases. Dis Colon Rectum. 2021;64(8):1003-13.

[40] Falcone T, Goldberg JM, Margossian H, Stevens L.Robotic-assisted laparoscopic microsurgical tubal anastomosis: a human pilot study. Fertil Steril. 2000;73(5):1040-2.

[41] Misal M, Magtibay PM, Yi J.Robotic LESS and reduced-port hysterectomy using the da Vinci SP surgical system: a single-institution case series. J Minim Invasive Gynecol. 2021;28(5):1095-100.

[42] Shin HJ, Yoo HK, Lee JH, Lee SR, Jeong K, Moon HS.Robotic single-port surgery using the da Vinci SP® surgical system for benign gynecologic disease: a preliminary report. Taiwan J Obstet Gynecol. 2020;59(2):243-7.

[43] van der Sluis P, Egberts JH, Stein H, Sallum R, van Hillegersberg R, Grimminger PP.Transcervical (SP) and transhiatal DaVinci robotic esophagectomy: a cadaveric study. Thorac Cardiovasc Surg. 2021;69(3):198-203.